La thérapie du diable

Le guide essentiel du praticien en hypnose : Réussir une régression efficace en hypnothérapie

Wendie Webber

TribeofHealers.com

La thérapie du diable : Le guide essentiel du praticien en hypnose : Réussir une régression efficace en hypnothérapie

Wendie Webber

Première impression : 2010

Livre électronique ISBN : 978-1-0688514-3-8

ISBN Livre imprimé : 978-1-0688514-2-1

Des parties de ce livre ont été initialement publiées sous le titre de livre électronique La thérapie du diable : de l'hypnose à la guérison.

www.TribeofHealers.com

Pour ma mère, Olive Webber (1924 – 2019), et mon mari, Robert, sans qui je n'aurais jamais eu le courage de me lancer dans ce voyage.

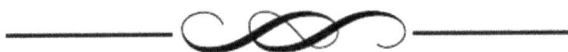

POURQUOI LIRE CE LIVRE

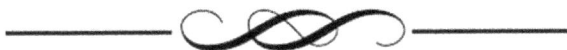

Lorsqu'on demande aux hypnothérapeutes de régression : « Quel problème rencontrez-vous le plus dans votre pratique ? » La réponse est toujours la même : les résultats.

Même s'ils disposent de tous les outils et techniques de l'hypnothérapie de régression, ils ont toujours du mal à obtenir des résultats durables en travaillant avec de vrais clients qui ont de réels problèmes.

Les gens ne paient pas pour de l'hypnose. Ils paient pour des résultats. Si vous avez déjà eu du mal à animer un programme de guérison... ou, je ne sais pas, par où commencer... ou que faire ensuite dans une session... ou vous avez douté de votre capacité à tenir vos promesses de résultats... ce livre est pour vous.

Si vous n'êtes pas formé à « l'hypnothérapie de régression à la cause », ce livre n'est pas fait pour vous. Ce n'est pas un livre « comment faire » sur l'hypnose. Il n'y a pas d'inductions, d'approfondissements ou de scripts. Nous allons au-delà de l'hypnose.

Ce n'est pas un « monde » pour les non-initiés. Si vous avez suivi une formation en hypnothérapie de régression, ce livre changera votre façon de penser le processus de guérison de l'hypnose thérapeutique, de régression à la cause. Il vous aidera à mieux comprendre les concepts et les méthodes que vous possédez déjà afin de pouvoir les utiliser plus efficacement lors de vos séances avec les clients.

Ici, l'accent est mis sur le fait de vous donner les bases théoriques dont vous avez besoin, afin de faciliter, en toute confiance, les programmes de guérison centrés sur le client. Pour obtenir des résultats durables, vous devez comprendre le pourquoi de l'hypnose de régression vers la cause. La « Thérapie du Diable » répond à la question : pourquoi faisons-nous ce que nous faisons quand nous le faisons ?

Voulez-vous vous sentir en confiance pour guider le processus de guérison ?

Voulez-vous tenir votre promesse de résultats ?

Êtes-vous prêt à transformer vos séances d'hypnose en séances de guérison ?

C'est beaucoup plus simple que vous ne l'imaginez. La réponse réside dans les trois phases essentielles de l'hypnose thérapeutique et un protocole en sept étapes qui peuvent transformer vos séances d'hypnose de régression en séances de guérison.

À PROPOS

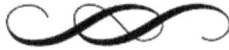

Je n'ai jamais été particulièrement intéressé par l'hypnose. Je ne viens pas d'une longue lignée de mesméristes. Ce n'est qu'après avoir terminé ma première formation en hypnothérapie que j'ai assisté à mon premier spectacle d'hypnose sur scène, et je l'ai trouvé plutôt ennuyeux.

Ce qui m'a vraiment attiré vers l'hypnose, c'est un livre.

Le Pouvoir de guérison de la maladie [1], qui traite des causes psychologiques du mal-être. L'auteur y affirme : « Les symptômes sont des expressions corporelles de conflits psychologiques, capables, par leur symbolisme, de révéler les véritables problèmes du patient. » J'étais accro. En fait, j'étais en train de lire le livre pour la cinquième fois avant de réaliser qu'il était basé sur des recherches menées lors de séances de régression.

Attends une minute, me suis-je dit, régression ? N'est-ce pas de l'hypnose ? À ce moment-là, c'était comme si les nuages se séparaient, un chœur d'anges chantait, et j'ai su.

---

[1] Thorwald Dethlefsen et Rudiger Dahlke, MD, *The Healing Power of Illness: The Meaning of Symptoms & How to Interpret Them (1997).*

J'ai su ce que je voulais faire.

Ce n'était pas l'hypnose qui m'intéressait, mais ce qu'on pouvait en faire. En quelques semaines, j'étais inscrite à mon premier cours de certification en hypnose.

La formation promettait 160 heures de cours en classe et une formation croisée dans plusieurs disciplines de l'hypnothérapie. En réalité, le programme se concentrait principalement sur les tests de suggestibilité, les inductions de relaxation et la lecture de scénarios. L'accent était fortement mis sur la mémorisation de théories inutiles nécessaires pour réussir l'examen écrit. Et, rien sur la régression.

Ensuite, j'ai eu mon premier client.

Sherry avait survécu à un horrible accident de voiture alors qu'elle était adolescente. Sa voiture avait quitté la route tard dans la nuit et avait fait plusieurs tonneaux, finissant en un amas de tôles froissées au fond d'un ravin. Elle a eu la chance de s'en sortir vivante et a dû passer des mois à l'hôpital pour se rétablir.

Personne ne croyait que Sherry marcherait à nouveau. Lorsqu'elle l'a fait, elle avait besoin d'une attelle de jambe et d'une canne pour la soutenir. Le fait est que les médecins ont dit qu'il n'y avait aucun problème médical chez elle. Quand Sherry est venue me voir, elle était sûre qu'elle marcherait à nouveau.

Sherry avait fait quelques lectures et était persuadée que le problème était lié au traumatisme de l'accident. Elle était convaincue que l'hypnose était la solution.

Le problème est que je n'avais aucune idée de ce qu'il fallait faire.

Je savais que pour résoudre un souvenir traumatique, il fallait une hypnose de régression. Mais on ne m'avait pas appris cela. En fait, en classe, il nous était fortement conseillé d'éviter de faire des régressions d'âge. « Mieux vaut ne pas y aller ! » nous a-t-on dit : « Vous pouvez faire beaucoup de choses avec une bonne relaxation progressive. » Pouah.

Mon enthousiasme initial à l'idée d'accepter un nouveau client a été rapidement étouffé, par la sombre réalité de mon manque de préparation, et à la nécessité d'aider de vrais clients avec de réels problèmes. Tout ce qu'on m'avait appris c'était des inductions de relaxation, des approfondissements, et lire un script. Cela n'allait pas faire le travail pour Sherry.

Il semble que mes titres ne valaient pas le papier sur lequel ils étaient imprimés. Mais je savais quoi faire. Juste avant d'obtenir leur diplôme d'école d'hypnose, un groupe d'étudiants s'était réuni pour regarder une vidéo d'un hypnotiseur professionnel montrant une véritable séance d'hypnothérapie. C'était en fait la première fois que j'assistais à une séance d'hypnothérapie. Et j'ai été époustouflé !

L'hypnotiseur, Gerald Kein, a montré une induction instantanée, testé le somnambulisme et fait régresser le client dans un événement de l'enfance. Je savais que c'était ce que je voulais faire (quoi que ce soit). Je me suis inscrite au programme de formation à distance en hypnothérapie de base et avancée, pour apprendre l'hypnose thérapeutique de régression à la cause.

C'est ainsi qu'a commencé un très long voyage.

J'ai étudié et pratiqué, l'approche « Omni-Hypnosis, l'hypnothérapie de régression vers la cause » pendant les neuf mois suivants. Durant cette période, je me suis inscrite à des modules supplémentaires, en suivant des cours d'introduction au conseil, un cours de théâtre et une formation en soins palliatifs. Cela m'a donné les bases dont j'avais besoin pour être une hypnothérapie efficace. Mais quand j'ai trouvé Stephen Parkhill, j'ai su que j'avais trouvé ce que je cherchais.

Parkhill, un protégé de Gerald Kein, est l'auteur d'« Answer Cancer » et le créateur d'« Healing with the Mind », une approche très rapide et agressive pour guérir des maladies graves en utilisant l'hypnose en régression à la cause. Lorsque l'opportunité s'est présentée, d'assister à une formation en direct avec Stephen Parkhill, j'ai sauté le pas. Je me suis même porté volontaire pour être « sujet de démonstration » du cours parce que je voulais vivre l'expérience de l'hypnothérapie de régression de l'intérieur.

Ce n'était pas ce à quoi je m'attendais !

La séance d'hypnothérapie a commencé par une abréaction puissamment induite, suivie d'un voyage en montagnes russes émotionnel à couper le souffle, rapide et profondément perspicace, vers le passé, qui a abouti à l'ablation d'une grosseur au sein. Je ne plaisante pas.

C'était en 2003, sans récidive des symptômes depuis. Donc, je ne crois pas seulement au pouvoir de guérison de l'esprit. Je sais que l'hypnothérapie de régression à la cause est LE MOYEN d'aider les gens à se guérir eux-mêmes, à transformer leurs relations et leur vie.

J'ai continué à apprendre, en étudiant l'hypnothérapie alchimique, une approche plus spirituelle de l'hypnothérapie, qui met l'accent sur le travail intérieur de l'enfant. J'ai suivi des cours de guérison somatique et de travail sur les sous-personnalités (alias l'état du moi ou la thérapie des parties). Plus tard, j'ai obtenu une certification en thérapie systémique transformationnelle Satir (STST), connue sous le nom de méthode Satir, apprenant l'approche de Virginia Satir en matière de travail avec les différents membres d'une famille interne.

Je me suis entraîné au 5-PATH[2] avec Cal Banyan. Il s'agit d'une approche plus clinique de l'hypnose de régression, qui m'a appris à être cohérente dans mon approche. J'ai pratiqué le 5-PATH exclusivement pendant les deux années suivantes, période pendant laquelle j'ai découvert la nouvelle médecine allemande (GNM – German New Medicine).

GNM affirme que les symptômes sont des expressions corporelles de conflits psychologiques, faisant écho à ce qui m'a amené à l'hypnose de guérison en premier lieu : *le pouvoir de guérison de la maladie.*

La théorie des conflits biologiques de GNM s'est avérée très utile lors des séances de régression, en m'aidant à identifier la cause psychologique du problème physiologique d'un client. Cela a également contribué à consolider l'un des axiomes de Parkhill selon lequel « la maladie n'est pas le corps qui se déchaîne ». Le corps ne peut pas prendre de décisions. Seul l'esprit peut prendre des décisions.

---

[2] À cette époque, 5-PATH signifiait thérapie de régression abréactive en 5 phases *(5-Phase Abreactive Regression Therapy)*, mais il a depuis été modifié pour être plus politiquement correct

La maladie, qu'elle soit physique, mentale ou émotionnelle, est toujours le résultat d'une expérience de vie. C'est là qu'il faut chercher à résoudre le problème. C'est la base de la régression vers la cause de l'hypnose. Mais l'hypnothérapie de régression ne consiste pas à changer le passé. Il ne s'agit pas non plus de supprimer les symptômes.

L'hypnothérapie de régression consiste à guérir la conscience qui nécessite des symptômes. La « Thérapie du Diable » concerne cela.

Stephen Parkhill a déclaré : « N'importe qui peut parler de la façon dont cela se fait. » Eh bien, c'est exactement ce que je m'apprête à faire !

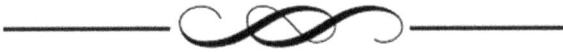

QUE LES AUTRES DISENT

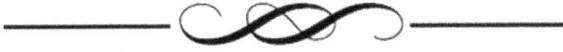

Oh mon Dieu... C'est absolument incroyable ! Je ne peux pas m'arrêter de lire !

« Après avoir échoué à obtenir les résultats que j'espérais, j'ai commencé à chercher. Je me sentais tellement découragé que j'ai envisagé d'abandonner. Ensuite j'ai trouvé ce programme. C'est incroyable, juste ce dont j'avais besoin. Il y a tellement d'informations incluses, que cela m'a donné la confiance nécessaire pour aller de l'avant avec mes clients, sachant qu'ils vivront davantage grâce à la guérison ». *Reagan O'Neal, hypnothérapeute certifié, Victoria, Colombie-Britannique*

Un cadeau pour les hypnothérapeutes de régression du monde entier

« La Thérapie du Diable est une ressource à chérir ! L'approche claire, concise et intelligente de Webber aide le praticien à comprendre comment utiliser l'hypnothérapie de régression pour guérir efficacement les traumatismes physiques, mentaux et émotionnels au niveau conscient, qui produit les symptômes. Elle comble les lacunes en matière de connaissances que trop d'hypnothérapeutes n'acquièrent pas dans leur formation, "de la soupe aux noix", dit-elle avec précision et humour. Webber écrit dans un style charmant, ludique et facile à lire tandis que vous vous émerveillez devant la profondeur de son intellect et son ouverture à partager ses connaissances. La thérapie du diable est un cadeau pour les thérapeutes de la régression du monde entier et une lecture incontournable pour les nouveaux hypnothérapeutes qui souhaitent comprendre les applications complètes et pratiques de la régression. — *Stephanie Conkle, instructrice de somnambulisme profond, Géorgie, États-Unis*

Devrait être une lecture obligatoire dans la certification

« Chaque fois que j'ai des étudiants ou des diplômés en hypnose qui souhaitent approfondir le processus de régression vers la cause, j'ai toujours recommandé la thérapie du diable. Le regard pénétrant, sérieux, mais humoristique et personnel de Wendie sur la façon d'induire un changement profond et durable devrait être une lecture obligatoire dans les cours de certification et de formation avancée en hypnothérapie. » *Béryl Comar. Spécialiste du développement de l'intelligence émotionnelle, Auteur : HypnoDontics*

Mets en lumière l'hypnose, la guérison et la régression

Wendie, livre son travail avec enthousiasme, passion et, par-dessus tout une connaissance et un amour profonds pour le sujet de la guérison. Sa compassion et sa gentillesse n'ont aucune limite. Elle est une source de savoirs et d'expertise dans de nombreux domaines. Une dame remarquable qui met en lumière le monde phénoménal de l'hypnose, de la guérison et de la régression. La meilleure dans sa partie ! *Jacquelyn Haley, JSH Hypnose, Pays de Galles, Royaume-Uni*

Un délice!

« La Thérapie du Diable est un délice ! L'histoire a captivé et retenu mon attention tout au long du livre. J'ai apprécié la transition en douceur vers les leçons que j'ai trouvées fascinantes. J'ai pu utiliser toutes les techniques, car elles me paraissaient tout à fait logiques. Je recommande ce livre à tous ceux qui souhaitent des connaissances pouvant être appliquées à leur thérapie ou simplement pour une lecture très agréable et intéressante. » *Paul Challenger Hypnotherapy, Grand Cayman, Îles Caïmans*

Ne laisse aucun doute sur ce qu'il faut faire

« C'est un travail absolument incroyable. C'est si clair et précis, tout comme un laser. Cela ne laisse aucun doute sur ce qu'il faut faire, comment le faire, et le meilleur : pourquoi le faire !! » *Zoran Pavlovic, Belgrade, Serbie*

L'outil parfait pour obtenir les meilleurs résultats

« Wendie est l'une des enseignantes de régression à la cause des plus remarquables. Sa compréhension sur la façon d'obtenir d'excellents résultats avec R2C est sans égal. Ce livre contient toute sa sagesse et sa compréhension du sujet et constitue l'outil idéal pour les personnes qui souhaitent pouvoir obtenir les meilleurs résultats avec leurs clients ». — *Ines Simpson, Le protocole Simpson, SimpsonProtocol.com*

Promenez-vous du côté sauvage

« Les gars, nous savons tous que la régression à la cause est la Porsche de l'hypnothérapie. Eh bien, préparez-vous à conduire la Porsche en cabriolet. Version — avec Wendie Webber. Montez la musique à la radio - Lou Reed joue « *Take a walk on the wild side* » et préparez-vous à être verbalisé… Vous dépassez peut-être la limite de vitesse ! Rock n'Roll, le diable est assis sur votre siège passager, Ouais ! Bonne balade, mon amour". *Barbara Scholl, instructrice OMNI HypnoKids®, Zurich Suisse.*

Un incontournable pour le thérapeute moderne

« C'est, non seulement, une bonne ressource pour les débutants montrant comment s'installer et quoi faire pour se faire connaître, mais aussi pour les thérapeutes expérimentés et avancés qui recherchent « quelque chose » pour aider avec « ce client gênant ». Wendie a une énorme expérience et ce manuel se trouve bien dans ma bibliothèque lorsque j'en ai besoin. » *Piers Day, instructeur professionnel certifié en hypnose, Suffolk, Royaume-Uni*

Une synthèse remarquable des meilleures techniques en hypnose

« *La Thérapie du Diable* est une remarquable synthèse des meilleures techniques en hypnose, présentant de nombreuses anecdotes instructives recueillies partout, du mythe à la culture pop. Une lecture essentielle pour l'hypnothérapeute contemporain ». *Spencer Todd, Coquitlam, Colombie-Britannique*

Un nouveau regard sur l'hypnothérapie

« *La Thérapie du Diable* est le premier nouveau regard sur l'hypnothérapie que j'ai lu depuis des années. Son style terre-à-terre — « Les gens ne paient pas pour l'hypnose, ils paient pour les résultats », ainsi que ses fondements théoriques, nous permettant d'obtenir des résultats cohérents, font de ce livre un « ajout incontournable » à ma bibliothèque de sujets importants. Livres rédigés par des fournisseurs d'opinion et des leaders d'opinion qualifiés. Je recommande ce livre à toute personne intéressée à en savoir plus sur notre esprit et son fonctionnement ». — Bunny Vreeland, Ph.D. Améliorez votre vie avec le *Dr Bunny, hypnothérapeute clinicien, coach, auteur, Californie, États-Unis*

Les sessions se déroulent plus facilement

« Mes séances se sont mieux déroulées après avoir lu son livre stress. J'avais déjà fait l'expérience qu'il n'est tout simplement plus là. La vie d'hypnothérapeute aurait été infiniment plus facile si j'avais appris les informations de cette manière plus tôt dans ma carrière. » *Jean Conway, hypnothérapeute certifiée, Greenfield, MA*

Des années d'expérience et de formation distillées dans ces pages

« Des années d'expérience et de formation sont distillées dans ces pages. Il est évident que Wendie a consacré beaucoup d'efforts et de travail acharné à cette publication, et je l'en remercie. Il vaut bien l'investissement. » *Bruce Codding, Peninsula Healing Place.*

TABLE DES MATIÈRES

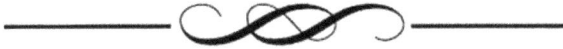

AVANT-PROPOS

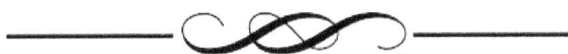

En tant qu'octogénaire à la retraite, je pensais qu'après près de 60 ans de pratique et de recherche dans le domaine de l'hypnothérapie, j'avais déjà lu tout ce qui avait de la valeur et beaucoup de choses qui n'en avaient pas. Pendant cette période, j'ai eu le privilège d'être l'un des rares examinateurs accrédités dans le domaine. C'est ainsi qu'il m'incombait de trouver des failles dans l'argumentation et les faits dans chacun des articles qui m'étaient présentés et de les noter en conséquence. C'est dans ce contexte et ce parti pris que j'ai lu The Devils Therapy de Wendie Webber.

Ce n'est pas dans ma nature de donner des notes élevées sans discernement, mais pour moi, ce livre devrait mériter une haute distinction dans tous les aspects de sa rédaction. Wendie a montré une approche perspicace et érudite de l'hypnothérapie qui, à mon avis, dépasse tout ce que j'ai encore rencontré. Ajoutez à cela un récit très lisible et une explication de chaque étape de ce chef-d'œuvre. Il est extrêmement difficile de faire une pause, même pour une tasse de thé ou de café.

L'histoire de l'hypnothérapie a souvent fait l'objet d'écrits, mais son discours chronologique sur l'histoire a été abordé de manière experte par cette auteure. Son séquençage et ses recherches historiques sont impeccables. J'étais également conscient du fait que les illustrations et les métaphores utilisées étaient très pertinentes par rapport au texte et confirmaient le mot écrit pour rendre les problèmes évoqués doublement mémoriels.

Tout au long du livre, chaque chapitre, chaque aspect du raisonnement est soutenu par la logique et illustré par des métaphores d'une manière si éclairée qu'il maintient l'intérêt du lecteur.

Divertissant et inspirant à lire, comme un roman ainsi que comme une référence faisant autorité pour toute personne travaillant dans le domaine ou aspirant à y entrer. En plus de ses propres spécialités, elle donne une description concise et approfondie de toutes les thérapies qui portent sur le sujet principal de l'hypnothérapie.

Il est rare dans mon expérience de trouver autant de qualités, toutes combinées à une intelligence supérieure et à une intuition native. C'est un livre que je considérerais comme une lecture incontournable pour tout thérapeute dans n'importe quelle discipline relevant de la rubrique des métiers d'aide et une lecture de qualité pour le grand public.

Bryan J Perry (Dip Hyp SA) (Grad Dip Health Ed)

CHAPITRE 1 :
Pourquoi le Diable ?

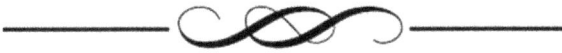

Historiquement, tout ce qui va à l'encontre des valeurs et des modes de pensée culturellement acceptés ont été considérés comme l'œuvre du diable. Prenons par exemple la saignée. À une certaine époque, la saignée était le traitement préventif et médical accepté. Les guérisseurs naturels, qui refusaient d'effectuer ce traitement, étaient accusés de faire l'œuvre du diable. Les praticiens laïcs qui s'occupaient des naissances, des maladies et des blessures grâce à l'utilisation d'herbes et de médecine traditionnelle ont été torturés et massacrés pour leurs mauvaises actions.

Aujourd'hui, nous disposons de thérapies chimiques. Le corps et l'esprit sont considérés comme séparés et traités en conséquence. Toute approche naturelle de la guérison est considérée comme non scientifique et donc suspecte. Cela inclut l'hypnose. L'hypnothérapie[3] est encore considérée comme une contre-culture. Après tout, il ne s'agit pas d'une effusion de sang, ce n'est pas une thérapie chimique.

---

[3] Je fais une distinction entre un hypnotiseur et un hypnothérapeute. Pour nos besoins, le terme hypnotiseur désigne toute personne pratiquant l'hypnose. L'hypnothérapeute fait référence à l'utilisation de l'hypnotisme à des fins de guérison en utilisant la régression selon l'âge et différentes méthodes thérapeutiques

C'est une approche d'auto-guérison qui nécessite d'aller à l'intérieur et de travailler avec le subconscient.

S'il y a un enfer, c'est bien celui-là.

L'enfer est à l'intérieur. C'est l'ombre, le territoire du subconscient où existent toutes nos pulsions instinctives et primitives d'auto-préservation et de procréation. C'est un lieu de sentiments apparemment irrationnels et d'énergies instinctives comme la passion, la rage et les quatre F (en anglais : fight, flee, feed, and fornicate) : se battre, fuir, se nourrir et forniquer.

Lorsque nous réprimons une partie de nous-mêmes, elle ne disparaît pas. Elle entre dans la clandestinité. Quand nous nions, rejetons, jugeons ou condamnons une partie de nous-mêmes, elle est reléguée dans l'ombre. À partir de là, cela peut faire des ravages — physiquement, mentalement, émotionnellement et spirituellement, en nous asservissant à des inhibitions ou à des pulsions à l'excès. Jusqu'à ce qu'elles soient récupérées, ces énergies désavouées restent piégées à l'intérieur, faisant de l'esprit un enfer vivant.

C'est l'enfer. – **Stephen Parkhill**

Le diable représente tout ce qui va à l'encontre des mœurs du monde. Tout ce qui est jugé inacceptable doit être nié, ou rejeté, et envoyé directement en enfer. Si vous souhaitez vous libérer des sentiments inconfortables et des pulsions ou impulsions inconscientes, vous devez vous adresser au diable, car le subconscient est son domaine.

Le diable, dites-vous ?

Le mot diable est en fait issu de la même racine pour divinité (devi/deva). Les enseignements les plus anciens nous disent qu'à l'origine il existait des dieux jumeaux. L'un régnait sur le ciel, l'autre sur la terre. Comme le yin et le yang, les jumeaux travaillent en partenariat. Ils ne sont pas vraiment séparés. L'un dirige le siège social, l'autre travaille sur le terrain. Après tout, gérer la création est un gros travail. Cette répartition des tâches est pour le moins pratique.

Les anciens croyaient que pour obtenir ce que l'on désirait, il fallait adresser une requête au Bon Dieu. Si vous vouliez les choses du ciel, des choses intangibles comme la paix, l'amour, la joie, la gratitude, vous deviez monter à l'étage. Si vous aspiriez à des choses matérielles, de l'or, du succès sur-le-champ de bataille, de la gloire, des connaissances du monde, une guérison physique, de nouvelles fesses, vous alliez au diable.

Traditionnellement, le diable est responsable du monde matériel. Tous les éléments de notre existence physique terrestre, y compris le corps, sont le domaine du diable.

Le problème du bien et du mal

L'origine du diable, tel que nous le connaissons aujourd'hui, se trouve dans le culte hébreu monothéiste de YHVH (Yahweh). À l'origine, ils possédaient un panthéon de dieux et de déesses appelés Élohim. Il y avait un dieu pour tout. La réduction des effectifs à un seul dieu a certainement contribué à simplifier les choses. Mais, l'idée d'un Dieu tout-puissant et bon a créé un problème logistique.

Le fait que toute vie est douleur et souffrance n'a pas échappé aux premiers Hébreux. Un Dieu tout-puissant pourrait sûrement créer la vie sans toutes les blessures, douleurs et souffrances. S'il ne le faisait pas, alors logiquement, il ne pourrait pas être entièrement bon. S'il voulait créer un monde exempt de douleur et de souffrance, et qu'il ne le pouvait pas, alors logiquement, il ne pouvait pas être tout-puissant.

La solution était de donner une nouvelle apparence aux dieux jumeaux. Garder le dieu tout-puissant et tout bon et faire de l'autre un petit perturbateur sur lequel rejeter la faute ! Et c'est ainsi que le diable, alias Satan, est né. Cette pratique de bouc émissaire a probablement ses racines dans l'ancienne coutume syrienne selon laquelle, à l'occasion du mariage du roi, une chèvre était chassée dans le désert d'Alini, nettoyant rituellement la communauté en emportant les maux (et non les péchés).

Même si cette solution consistant à désigner un bouc émissaire fonctionnait pour les Yahvistes, elle créait un nouveau problème. Le bien et le mal ne sont pas séparés. Ce sont des termes pertinents ; deux faces d'une même médaille. Séparer le bien et le mal crée un conflit dans l'esprit ! C'est l'enfer.

Enchanté de vous rencontrer, j'espère que vous avez deviné mon nom... — **Rolling Stones**

Le mot Satan signifie adversaire ou ennemi. C'est quelque chose ou quelqu'un, auquel nous résistons. Extérieurement, cela pourrait prendre la forme d'un adversaire, d'une tribu rivale et de leur dieu païen. A l'intérieur, cela peut prendre la forme d'une anxiété ou d'un désir sexuel entraînant un comportement indésirable (pécheur), comme fumer, manger, jouer, boire, avoir des relations sexuelles excessives, etc. Cela vous semble familier ?

Ce qui rend quelque chose mauvais est une question de perception. Si quelque chose ou quelqu'un est perçu comme une source d'adversité, il s'ensuit généralement une résistance. Qu'il s'agisse d'une tribu voisine ou d'un sentiment d'inconfort, la tendance est d'essayer de s'en débarrasser. C'est la base de la guerre.

Il est intéressant de noter que dans Matthieu 39, la Bible conseille : « Ne résistez pas au mal ». Carl Jung a fait écho à cette sagesse lorsqu'il a écrit : « Ce à quoi je résiste persiste. »

Lumière et ténèbres

Les premiers Égyptiens, confrontés à la nature incompréhensible du Divin, ont imaginé un panthéon de dieux comme représentations symboliques des nombreux attributs de la divinité. Set (ou Seth, Setan ou Seteh), était l'équivalent égyptien du diable qui, d'ailleurs, avait aussi un dieu-frère. Seth était le dieu du désert, des tempêtes, des ténèbres et du chaos. Si vous vouliez avoir le pouvoir sur les forces du chaos et des ténèbres, vous faisiez appel à Set.

L'un des plus anciens dieux égyptiens était le dieu solaire Ra, qui invoquait toutes les formes de vie en prononçant leurs noms secrets. Cette croyance se retrouve dans les mythes de création des kabbalistes et des aborigènes australiens. Ra était la source de lumière et la source de vie. Quand vous êtes mort, vous êtes retourné dans la lumière. Vous vous êtes nourris et avez été nourris par la lumière. Vous êtes un avec la lumière.

De toute évidence, il n'y a rien de nouveau dans le New Âge. Mais, au fil du temps, les Égyptiens sont devenus plus matérialistes et plus ouverts dans leur pensée. Les dieux ont commencé à être considérés comme des divinités indépendantes avec lesquelles on pouvait négocier pour atteindre les objectifs souhaités. Les richesses célestes auxquelles on pouvait s'attendre après la mort sont passées de la lumière surnaturelle à des choses réelles. Maintenant, vous pouvez l'emporter avec vous. Se préparer à la mort est devenu une partie très importante de la vie quotidienne.

Il y avait de nombreux temples et sanctuaires en Égypte, chacun étant dédié à un dieu différent. Si vous vouliez que le travail soit bien fait, vous deviez contracter le dieu approprié. Les affaires étaient florissantes pour ceux qui servaient les dieux au public.

Lorsqu'Amenhotep IV accéda au trône en 1380 av. J.-C., il changea son nom en Akhénaton (en l'honneur du dieu solaire Aton, qu'il assimilait à Râ) et se mit rapidement au travail sur des réformes sociales qui comprenaient l'abolition du polythéisme. Comme on pouvait s'y attendre, les tentatives d'Akhenaton pour ramener l'Égypte au monothéisme se heurtèrent à une forte résistance.

Et il se forgea bientôt la réputation d'un roi hérétique.

Lorsque ses projets de restructuration de la société échouèrent, Akhénaton conduisit ses fidèles disciples dans le désert pour adorer l'unique vrai dieu de paix. Il est intéressant de noter que Freud a émis l'hypothèse qu'Akhenaton et le prince biblique d'Égypte, Moïse, étaient un seul et même personnage historique.

Après avoir construit une ville dans le désert où les fidèles pouvaient vénérer Aton, Akhénaton régna encore 17 ans. Après sa mort, vers 1336 av. J.-C., toutes les preuves de son existence furent effacées, y compris sa ville. Les sanctuaires et temples culturellement acceptés de nombreux dieux ont continué à prospérer.

Bon Grec !

Les Grecs aimaient tout ce qui était égyptien. Alexandre (Le très bon) a ramené de nombreuses coutumes et pratiques en Grèce, notamment les temples du sommeil. Ces temples de guérison offraient un cadre dans lequel les personnes souffrant de diverses maladies pouvaient pratiquer des cérémonies et des rites de purification avant d'entrer dans un sommeil provoqué.[4]

Les Grecs de l'Antiquité utilisaient également le bouc émissaire en sélectionnant un infirme, un mendiant ou un criminel, appelé pharmakos, qui serait chassé de la communauté en réponse à une crise ou à une catastrophe naturelle. Il est intéressant de noter que le terme pharmakos est devenu plus tard le terme pharmakeus, qui désigne « une drogue, une potion envoûtante, un droguiste, un empoisonneur et, par extension, un magicien ou un sorcier ». Une variante de ce terme est « pharmakon », un terme complexe signifiant sacrement, remède, poison, talisman, cosmétique, parfum ou substance intoxicante. De là est né le terme moderne « pharmacologie ».

Les Grecs prenaient la guérison très au sérieux et tenaient de bons registres. Les archéologues ont découvert dans les ruines du temple d'Épidaure plus de 100 000 guérisons documentées. Il n'est pas surprenant que les temples du sommeil aient gagné en popularité et aient été rapidement adoptés par les Romains puis, plus tard, par les premiers chrétiens. Puis, vers l'an 1000 apr. J.-C., la réforme de l'Église a jeté le discrédit sur ces pratiques de guérison. À mesure que l'Église gagnait en puissance, il devenait hérétique de rechercher un contact direct avec le divin. Ce qui était autrefois bon était désormais mauvais.

---

[4] Source : Wikipédia

C'est scientifique !

Au Moyen Âge (époque où la terre était encore plate et où les pratiques forestières n'avaient pas été inventées), les gens vivaient en petites communautés séparées par de vastes zones boisées. Il y avait toujours des hommes ou des femmes qui vivaient seuls à l'orée de la forêt, généralement des sages-femmes et des guérisseurs. Vivre près de la nature leur a permis de rassembler leurs remèdes de guérison et de rester à l'écart de la racaille locale.

En cas de besoin, ces praticiens de la guérison étaient recherchés, mais autrement ils n'intéressaient guère les villageois. Cela a duré jusqu'à ce que l'inquisition arrive en ville.

Les inquisiteurs étaient des professionnels. Beaucoup étaient des médecins dont la motivation était de promouvoir une pratique scientifique rationalisée. Ils ont rapidement accusé les anciennes méthodes d'hérésie. En conséquence, les guérisseurs populaires ont été particulièrement visés par les poursuites, et la saison des feux de joie a commencé. Avoir des opinions contraires à la doctrine de l'Église est aussitôt devenu une condition potentiellement mortelle !

Lorsque l'astronome Copernic (1473-1543) a émis l'hypothèse que le soleil, et non la terre, était au centre de l'univers, il a gardé son point de vue pour lui. Être qualifié d'hérétique jetterait le discrédit sur sa famille et pourrait aboutir à l'emprisonnement, voire à la mort. Ce n'est que sur son lit de mort qu'il osa publier ses opinions hérétiques.

À la fin des années 1700, un médecin allemand nommé Franz Mesmer commença à développer une nouvelle forme de guérison appelée magnétisme animal. Alors que les histoires de miracles se répandaient, Mesmer fut soumis à l'examen minutieux de la profession médicale établie (saignée). Et peu de temps après, les pratiques déviationnistes de Mesmer furent désavouées. La science, semble-t-il, était le nouveau bien.

Hypnotisé

Heureusement, le mesmérisme a survécu et a finalement fait son chemin vers l'Amérique. Vers 1836, un mesmériste français nommé Charles Poyen donnait une conférence à Belfast, dans le Maine. Phineas Parkhurst Quimby, un horloger, a été tellement impressionné par Poyen qu'il a quitté son emploi pour le mesmérisme et est devenu le guérisseur mental le plus connu d'Amérique.

À peu près à la même époque que Quimby, le neurochirurgien écossais James Braid avait commencé à expérimenter ses propres méthodes basées sur le mesmérisme. Braid, essayait de développer une approche plus scientifique qu'il appela, mesmérisme rationnel puis neuro-hypnotisme (d'Hypnos, le dieu grec du sommeil).

Braid a ensuite tenté de changer le nom pour souligner plus précisément le concept de concentration mentale sur une seule idée, mais le terme monoïdéisme n'a jamais fait son chemin. Lorsque Braid fut attaqué personnellement par le clergé pour cause d'action satanique, l'hypnotisme suivit la voie du diable.

En Amérique, de manière scientifiquement appropriée, Quimby a soigneusement documenté ses opinions, ses croyances et ses techniques sur une période de 15 ans. Malheureusement, il prêta ses manuscrits à une ex-patiente, Mary Patterson (qui devint plus tard Mary Baker, puis Mary Baker Edy), qui ne les rendit pas (peut-être parce qu'elle était trop occupée à se marier et à fonder la Christian Science Church).

Ce n'est qu'en 1921, 55 ans après sa mort, que les manuscrits parvinrent finalement à la famille de Quimby. Quimby a émis l'hypothèse que les patients possèdent le pouvoir de se guérir eux-mêmes, à condition, qu'ils aient à la fois la motivation et les moyens. Il a en outre, formulé l'éventualité que 70 % de toutes les maladies sont causées par de fausses croyances.

Il pratiquait une technique de guérison silencieuse où il ressentait la maladie du patient, créait une image pour la représenter, changeait l'image et la renvoyait. On attribue à Quimby la guérison de plus d'un millier de personnes au cours de cette période.

À quoi sert une croyance si elle ne profite pas à votre vie ?
— Phinéas Parkhurst Quimby, 1862

Pendant ce temps, l'Église qui avait été fondée sur les principes de guérison de Quimby niait désormais l'hypnose. Ce qui était autrefois bon empruntait dorénavant le chemin du magnétisme animal de Mesmer, des temples du sommeil égyptiens et grecs et du panthéon des dieux. Directement sur le canapé de Freud.

Psychothérapie

Le neurologue Sigmund Freud [5] (1856 – 1939) a étudié avec le neurologue le plus renommé d'Europe, Jean-Martin Charcot, spécialisé dans l'étude de l'hystérie et de la suggestibilité de l'hypnose. Cependant, l'utilisation de l'hypnose par Freud avait pour but de localiser et de libérer une puissante énergie émotionnelle qui avait été réprimée.

---

[5] Freud est considéré comme le père de la psychanalys

La répression est définie comme « le rejet subconscient des pensées et des impulsions qui entrent en conflit avec les normes de conduite conventionnelles ». Le psychologue Carl Jung, étudiant de Freud, a émis l'hypothèse que les idées, les désirs et les émotions contradictoires nous font perdre le contact avec notre moi profond, nous séparant de la conscience de notre intégrité primordiale. En réprimant, supprimant et reniant inconsciemment certaines parties de nous-mêmes, nous pouvons nous déconnecter énergétiquement de nous-mêmes.

Les aspects de nous-mêmes que nous avons niés, rejetés et jugés sont alors condamnés à l'enfer. Une fois relégués dans l'ombre, ils feront des ravages dans nos vies jusqu'à ce qu'ils soient récupérés.

Cette déconnexion dans l'esprit est en réalité à l'origine de chaque problème. C'est cette idée collective de séparation que Jung considérait comme le diable.

Psychobiologie

Hippocrate (environ 460 av. J.-C. – 370 av. J.-C.) est considéré comme le père de la médecine moderne. Il a observé que le corps est intelligent et possède toutes les informations dont il a besoin pour se guérir. Hippocrate appelait cela le pouvoir curatif de la nature.

Mesmer (1734 – 1815) a nommé ce pouvoir le magnétisme animal. Mais bien avant Mesmer ou Hippocrate, les médecins chinois étudiaient le mouvement du qi ou chi, à travers le système énergétique des méridiens du corps (1700 avant notre ère).

Les médecins ayurvédiques de l'Inde (1500 avant notre ère) travaillaient avec un système de chakras, des centres énergétiques en forme de roue qui correspondent aux principaux plexus nerveux situés le long de la colonne vertébrale. Ces plexus nerveux servent soit à transmettre des messages sensoriels au système nerveux central (SNC), soit à transporter les impulsions motrices du SNC vers les tissus, par exemple les muscles. Même si le fonctionnement de ce pouvoir de guérison reste un mystère, une chose est sûre : le stress bloque son flux naturel. L'American Institute of Stress, estime qu'entre 75 % et 90 % de toutes les visites chez les prestataires de soins de santé primaires concernent des plaintes liées au stress.

Ces conditions incluent des problèmes avec :

- Anxiété
- Sommeil
- Santé
- Poids
- Système intestinal
- Peau
- Confiance
- Estime de soi
- Relation

- Comportement habituel et plus encore.

Le stress perturbe notre sommeil. Cela inhibe notre capacité à penser clairement et à bien performer. La plupart des mauvaises habitudes ont commencé comme un moyen de faire face au stress[6]. Les problèmes de sommeil, de poids, les problèmes intestinaux comme le syndrome du côlon irritable (SCI) et le reflux gastro-œsophagien, le RGO, les

---

Alexander Loyd, *The Healing Code* (2013). This book provides a wealth of information on how stress is the underlying contributor to virtually every issue, giving you a great resource for educating yourself and others about the causes of dis-ease and how healing can happen. [6]

problèmes de peau comme l'eczéma et le psoriasis, et une myriade d'autres maladies chroniques ont leurs racines dans le stress.

Il est reconnu que le stress inhibe la fonction immunitaire, contribuant ainsi aux allergies, à l'asthme, aux rhumatismes et même au cancer. Les recherches actuelles explorent le lien entre le stress et la maladie d'Alzheimer. Mais qu'est-ce que le stress ? Pour notre propos, le stress est simplement la réponse naturelle du corps à toute menace perçue, réelle ou imaginaire.

Le système nerveux du corps est conçu pour nous maintenir en vie. Ainsi, lorsqu'un danger est perçu, consciemment ou inconsciemment, il se met en alerte rouge. Quand cela se produit, les hormones du stress sont libérées dans le sang pour préparer le corps à une action d'urgence. Des hormones comme le cortisol et l'adrénaline inondent le système, faisant battre le cœur plus vite, les muscles se contractent, la tension artérielle augmente et la respiration s'accélère. Tous les sens deviennent plus aiguisés.

Une fois la menace disparue, le corps élimine ces hormones du système et revient à un état normal de repos et de relaxation. Mais sous l'influence de ces hormones de stress, nous sommes plus concentrés, notre temps de réaction est plus rapide et notre force et notre endurance augmentent, ce qui est particulièrement utile si vous faites face à un tigre à dents de sabre ! Ce qui ne va pas, c'est le stress chronique.

La vie moderne nous laisse dépassés. Bien que nous rencontrions rarement de véritables prédateurs ou des menaces qui pèsent sur nos vies, nous sommes confrontés à des facteurs de stress chroniques qui déclenchent la réaction de combat, fuite du corps. Nous avons trop de choses à faire et pas assez de temps pour le faire. Nous sommes agressés par trop d'informations. Nous avons trop de responsabilités. Nous avons affaire à des disputes avec le conjoint, les enfants, le patron, pas assez d'argent, trop de bureaucratie, de réseaux sociaux, etc.

Maude, un personnage de dessin animé des Simpsons, suggère avec ironie : « La majorité du stress est causé par trois choses : l'argent, la famille et la famille sans argent. » C'est drôle parce que, trop souvent, c'est vrai. Le problème est que le corps ne fait pas la différence entre une menace réelle et une menace psychologique. Il répond à notre perception d'une menace comme s'il s'agissait d'une situation de vie ou de mort.

Ces facteurs de stress chroniques maintiennent le corps en alerte rouge, l'inondant continuellement d'hormones de stress qui perturbent tous les systèmes du corps. Ils suppriment la fonction immunitaire et ralentissent la guérison. Ils aggravent les problèmes inflammatoires, augmentent les douleurs musculaires et articulaires. Ils contribuent à l'insomnie et à la fatigue, nous épuisent littéralement et nous font vieillir avant l'âge.

L'excès de cortisol tue les cellules du cerveau, entraînant un flou mental, un oubli et une confusion. Il affecte la fonction métabolique, qui régule la glycémie. Avez-vous déjà eu une envie de glucides ? On pense qu'une autre hormone liée au stress, la noradrénaline, joue un rôle dans le trouble déficitaire de l'attention avec hyperactivité (TDAH), la dépression et l'hypertension.

Le Dr Gerd Hamer de la médecine nouvelle allemande (GNM German New Medicine)[7] affirme que « l'origine de la maladie est une expérience de vie ». Il croit que les symptômes de la maladie servent un objectif biologique de survie. Toute expérience, qu'elle soit réelle ou symbolique, perçue comme menaçante d'une manière ou d'une autre sera enregistrée comme une lésion cérébrale. Les organes contrôlés par cette partie du cerveau commenceront alors à s'exprimer sous forme de symptômes.

Cela suggère que tout, même la maladie physique, commence par une perception mentale. Changez la perception et le corps suivra. Le comportement physique ou la réponse émotionnelle se corrigera alors selon le système d'auto-guérison de la nature, tout comme l'a observé Hippocrate.

Il est clair qu'en tant qu'espèce, nous sommes programmés pour survivre. Notre configuration biologique à la naissance contient des instincts de base, des réponses au stress et la capacité d'apprendre de nos expériences. Mais notre bien-être psychologique a beaucoup à voir avec les expériences vécues en grandissant. La manière dont nous avons été traités lorsque nous étions enfants, les messages que nous avons reçus des personnes qui nous entouraient, parents, enseignants et autres personnes en position d'autorité, ont façonné notre façon de penser, de ressentir et de nous comporter en tant qu'adultes.

À la fin des années 1800, d'éminents experts conseillaient aux parents et aux soignants de ne pas gâter leurs enfants en les soulevant lorsqu'ils pleuraient ou en les manipulant trop. En conséquence, les enfants étaient nourris à l'heure plutôt qu'à la demande. Toutefois, lorsque ces

---

[7] www.germannewmedicine.ca

méthodes étaient appliquées en institution, le taux de mortalité des enfants de moins d'un an atteignait souvent 100 %. Pourquoi ces bébés sont-ils décédés ? Après tout, leurs besoins physiques étaient satisfaits. Ils étaient correctement nourris et maintenus propres et au chaud.

Qu'est ce qui ne s'est pas bien passé ?

Ce que la science n'a pas réussi à reconnaître, c'est que notre besoin humain le plus fondamental est l'amour. Les êtres humains captent les informations à travers les cinq sens. Nous voyons, entendons, sentons, goûtons et touchons certains aspects de notre environnement. Le système sensoriel du corps se développe pendant sept semaines in utero. De la conception jusqu'à l'âge de six ans environ, nous téléchargeons d'énormes quantités d'informations depuis notre environnement. Si les choses qui nous sont dites ou faites en tant qu'enfants sont perçues comme aimantes, elles généreront des sentiments de confort et de bien-être. Si elles sont perçues comme hostiles, elles engendrent une réaction de stress.

L'esprit et le corps ne fonctionnent pas indépendamment. Tous les sentiments sont l'énergie du système nerveux. Nous ressentons cette énergie sous forme de sensations et d'émotions dans le corps. Notre langage le reflète. Nous décrivons le sentiment de déception comme un serrement de cœur. Lorsque nous nous sentons nerveux, nous parlons de papillons dans l'estomac. La dépression est ressentie comme un poids lourd sur la poitrine, tandis que la joie est vécue comme une légèreté physique et un sentiment de liberté.

Candace Pert, l'auteure à succès de « Molecules of Emotions [8] », déclare : « Votre corps est votre subconscient[9]. » Le subconscient

---

[8] Candace Pert, *Molecules of Emotions: The Science Behind Mind Body Medicine (1999).*
[9] Candace Pert, *Your Body is Your Subconscious Mind, Audio CD (2004).*

conserve tous vos souvenirs. Les souvenirs sont des expériences qui ont marqué le système nerveux du corps. Le corps se souvient afin que vous sachiez comment réagir à l'avenir.

Lorsque nous sommes jeunes, nous ne disposons pas de la base de connaissances nécessaire pour juger avec précision ce qui se passe à 100 % du temps. Beaucoup de nos perceptions en tant qu'enfants étaient tout simplement inexactes. Des événements qui, pour la conscience d'un adulte, peuvent sembler insignifiants peuvent sembler accablants pour un petit enfant.

En l'absence de pensée critique, l'exactitude de ces perceptions n'est pas vérifiée. Elles sont simplement acceptées comme des vérités qui constituent le fondement du système de croyances. Notre système de croyances nous indique alors qui nous sommes, comment fonctionnent les relations, si le monde est un endroit sûr ou dangereux et à quoi nous attendre dans le futur. À partir de là, nous savons si la vie est une question de flux ou de lutte, d'abondance ou de rareté.

Le diable me l'a fait faire.

L'hypnose thérapeutique de régression à la cause consiste à guérir avec l'esprit. L'esprit n'est pas physique et concerne la conscience. La conscience fait référence à la capacité d'être conscient de son existence. Il s'agit de la conscience de soi, qui comprend les perceptions, les pensées, les sentiments et les actions/réactions/comportements. C'est là que nous travaillons !

Le mot guérir vient du vieil anglais et signifie rendre entier. L'objectif n'est rien de moins qu'une résolution complète du problème du client. Comme la plupart des problèmes avec lesquels nous travaillons sont le résultat du refoulement, de la suppression, du déni et du rejet de certaines parties du soi, la solution réside dans la reconnaissance, l'acceptation, la récupération et la réintégration de ces parties. C'est à travers cette lentille que nous verrons le processus de guérison avec l'hypnose de régression à la cause.

Quant au diable, je comprends. Certaines personnes ne sont pas à l'aise avec le titre de ce livre. Cela déclenche des sentiments et des émotions inconfortables basés sur des croyances incontestées. C'est parce que, culturellement, le diable est tabou. Mais vous pouvez vous détendre. Si vous avez lu jusqu'ici, préparez-vous à un voyage intéressant, car la vraie raison pour laquelle je l'ai appelée la thérapie du diable est parce que j'ai utilisé un conte de fées de Grimm pour illustrer l'ensemble du processus de guérison de l'hypnothérapie de régression.

Stephen Parkhill, l'auteur de « Answer Cancer », a dit un jour : « N'importe qui peut parler de la façon dont cela se fait. » Eh bien, c'est ce que je vais faire.

À travers l'histoire de « Le frère crasseux du diable », vous découvrirez :

- Les 3 phases essentielles pour obtenir des résultats durables
- Un protocole en 7 phases pour l'hypnothérapie de régression vers la cause
- Les 4 étapes de guérison universelles
- Et bien plus encore.

Dans la phase 1, vous apprendrez comment le secret d'une hypnose thérapeutique de régression vers la cause réussie réside dans votre configuration. Vous découvrirez :

- Comment établir la relation thérapeutique
- Les techniques de découverte préliminaires

- Comment identifier les clés de résolution des symptômes
- Comment établir le contrat thérapeutique
- Comment tester et préparer le client à la régression provoquant l'hypnose
- Comment rendre le client responsable des résultats

Dans la phase 2, vous apprendrez comment faciliter le processus transformationnel de l'hypnothérapie de régression. Vous découvrirez :

- Comment localiser la cause sous-jacente
- Un modèle mental de développement
- 3 événements clés dans la régression pour provoquer l'hypnose
- Comment trouver un pont vers le passé
- Comment tester l'événement causal
- Comment découvrir la véritable cause du problème
- Le travail sur l'enfant intérieur.

Au cours de la phase 3, vous découvrirez la clé pour obtenir systématiquement des résultats durables. Vous apprendrez :

- Comment tester et intégrer le changement
- Comment tester pour garantir que l'événement causal est clair
- Comment tester et composer toutes les modifications
- Le seul véritable test des résultats
- Le secret du travail du pardon
- Le test du pardon,
- Et bien d'autres encore.

Commençons !

Un miracle est une correction dans la façon dont nous percevons et pensons. L'effet d'un miracle est la guérison. — **Les 50 principes d'un cours en miracles**

CHAPITRE 2 :
Un conte de Grimm : le frère crasseux du diable

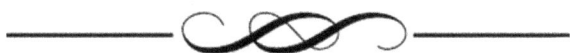

———— ⌘ ————

Un soldat démobilisé n'avait plus d'argent et ne savait pas vers qui se tourner. Alors il est parti dans la forêt. Au bout d'un moment, il rencontra un petit homme. Ce petit homme était le diable.

Le diable demanda au soldat : « Qu'as-tu ? Tu as l'air si malheureux ».

Le soldat a répondu : « J'ai faim et je n'ai pas d'argent. »

Le diable dit : « Si tu me loues et que tu es mon serviteur, tu auras de quoi vivre le reste de ta vie. Mais il y a certaines conditions. Tu devras me servir pendant sept ans, et après cela, tu seras libre ». « Mais, » dit le diable, « je dois te dire une chose, c'est que pendant ces sept années tu ne devras pas te laver, ni te peigner, ni te couper les cheveux, ni tailler ta barbe, ni couper tes ongles, ni essuyer l'eau de tes yeux ».

Le soldat a répondu : « Si l'on ne peut rien y faire, autant commencer. » Alors il partit avec le petit homme qui le conduisit tout droit en enfer. Là, le diable lui a dit quoi faire : entretenir les feux sous les chaudrons où cuisent les âmes damnées, nettoyer la maison, porter les déchets derrière la porte arrière et, en général, maintenir l'ordre.

« Mais, dit le diable, ne regarde pas dans ces chaudrons ! Pas même une seule fois, sinon tu auras des ennuis. Le soldat a dit qu'il comprenait et promis que tout irait bien. Le diable partit en voyage, laissant le soldat s'occuper du feu, balayer, porter les déchets à l'arrière, exactement comme on lui avait dit.

Lorsque le diable revint et vit que son homme avait fait son travail, il dit : « Bien joué » et il repartit.

Cette fois, le soldat regarda attentivement autour de lui. Dans tous les recoins de l'enfer, les chaudrons bouillaient et bouillonnaient, avec des feux furieux au-dessous d'eux. Il aurait adoré les examiner, mais le diable l'avait expressément interdit.

Finalement, il ne put plus se retenir. La tentation devint trop forte, et il souleva un peu le couvercle du premier chaudron et jeta un coup d'œil à l'intérieur. Et qu'a-t-il découvert sinon son vieux sergent. « Aha, espèce de chien ! » dit-il. « Tu es là ? Tu l'as bien fait chauffer pour moi ! Maintenant, c'est à mon tour de te faire suer ! » Il referma le couvercle et alla chercher une autre bûche pour attiser encore plus le feu

Ensuite, il se dirigea vers le deuxième chaudron, souleva un peu le couvercle et regarda à l'intérieur. Celui-ci avait son lieutenant à l'intérieur. « Aha, espèce de chien ! » il a dit : « Tu es là ? Tu l'as bien fait chauffer pour moi ! Maintenant, c'est à mon tour de te faire suer ! ». Il referma le couvercle et alla chercher encore une autre bûche pour la rendre bien chaude.

Ensuite, il voulut voir qui pourrait être enfermé dans le troisième chaudron. C'était en fait un général ! «Aha, espèce de chien ! » dit-il. « Tu es là ? Tu l'as bien fait chauffer pour moi ! Maintenant, c'est à mon tour de te faire suer ! » Il referma le couvercle et alla chercher le soufflet et fit jaillir le feu de l'enfer sous lui.

Et, c'est ainsi qu'il a continué à exercer ses fonctions en enfer pendant sept ans. Il ne s'est pas lavé, ne s'est pas peigné, ne s'est pas coupé les cheveux, ne s'est pas coupé les ongles, et ne s'est pas essuyé les yeux. Les sept années passèrent si vite qu'il semblait qu'il n'était pas là depuis plus de six mois.

Quand son temps fut enfin écoulé, le diable revint et dit : « Eh bien, Hans, qu'as-tu fait pendant tout ce temps ? » Hans lui fit son rapport : « Eh bien, j'ai entretenu les feux sous les chaudrons, j'ai balayé et j'ai porté les déchets derrière la porte. »

« Mais, dit le diable, tu as aussi regardé dans les chaudrons ! C'est une bonne chose, que tu aies mis plus de bois, sinon tu aurais perdu la vie. Eh bien, il semble que ton temps soit écoulé. Veux-tu rentrer chez toi ? »

« Oh, oui », dit le soldat. « J'aimerais beaucoup voir ce que fait mon père à la maison. » « Tu as mérité ta récompense », dit le diable. « Voici comment l'obtenir. Passe derrière la porte, remplis ton sac à dos de déchets et rapporte-les chez toi ».

Oh, et, tu dois aussi n'être ni lavé ni peigné, avec des cheveux longs et une longue barbe, ainsi que des ongles non coupés et des yeux larmoyants. Si quelqu'un te demande d'où tu viens, tu dois répondre « de l'enfer ». Et s'il te demande qui tu es, tu dois répondre : « Le frère crasseux du diable et mon roi également ! »

Le soldat se tut et fit ce que le diable lui avait demandé sans se plaindre, mais il n'était pas du tout satisfait de sa récompense.

Dès qu'il fut de retour dans les bois, encore une fois, il retira son sac à dos pour le vider. Il allait en fait jeter les déchets, mais lorsqu'il ouvrit le paquet, il découvrit que les ordures s'étaient transformées en or pur. « Ouah ! C'est une agréable surprise », se dit-il, et il en fut très content.

Il se rendit ensuite à la ville la plus proche, où un aubergiste se tenait à la porte de son auberge. Quand l'aubergiste a vu Hans arriver, il a été mort de peur parce que celui-ci avait l'air affreux, pire qu'un épouvantail. « D'où viens-tu ? » a-t-il demandé. « De l'enfer », répondit Hans. « Qui es-tu ? » demanda l'aubergiste. « Le frère crasseux du diable, et mon roi également », répondit Hans.

L'aubergiste ne voulait pas le laisser entrer, mais quand Hans lui montra son or, il déverrouilla lui-même la porte. Hans commanda la plus belle chambre et le meilleur service et se mit à manger et à boire à sa faim. Il suivit les instructions du diable, et ne s'est ni lavé, ni peigné les cheveux. Finalement, il s'est couché.

Pendant tout ce temps, l'aubergiste n'avait pas réussi à se sortir de la tête ce sac plein d'or. Cette pensée ne lui donnait aucune paix. Alors, tard dans la nuit, il s'est introduit dans la chambre et l'a volé.

Lorsque Hans s'est levé le lendemain matin et s'est préparé à payer l'aubergiste pour pouvoir partir, il s'est rendu compte que son sac à dos avait disparu. Il s'est dit : « j'ai des ennuis sans que ce soit de ma faute et il a immédiatement décidé de ce qu'il devait faire.

Il revint sur ses pas et retourna directement en enfer, où il raconta au diable son histoire de malheur et demanda de l'aide. Le diable dit : « Assieds-toi, je vais te laver, te peigner et te couper les cheveux. Je vais aussi te couper les ongles et t'essuyer les yeux ».

Quand le diable eut terminé, il tendit à Hans son sac à dos rempli de détritus et lui dit : « Maintenant, va dire à l'aubergiste de te rendre ton or. Dis-lui que s'il ne le fait pas, il finira par entretenir les feux à ta place ».

Hans fit ce qui lui était demandé. Il s'est approché de l'aubergiste et lui a dit : « Tu m'as volé mon argent. Si tu ne le rends pas, tu iras en enfer à ma place, et tu auras l'air tout aussi horrible que moi ».

Non seulement l'aubergiste rendit à Hans son argent, mais fit encore davantage, le suppliant de garder le secret et de n'en parler à personne. Hans, était désormais un homme riche.

Il prit le chemin du retour vers chez son père et s'acheta une blouse blanche grossière. Tout en poursuivant sa route, il jouait de la musique, car il avait appris comment faire cela auprès du diable de l'enfer.

Il y avait dans ce pays un vieux roi devant lequel il devait jouer. Le roi était tellement ravi de son jeu qu'il promit à Hans sa fille aînée en mariage.

Seulement, lorsque la fille apprit qu'elle allait se marier avec un homme de basse naissance, vêtu d'un grossier manteau blanc, elle déclara : « Avant de faire cela, je vais sauter dans la rivière la plus profonde. » C'est ainsi, que le roi donna à Hans sa plus jeune fille, qui était prête à le faire pour plaire à son père.

Un grand mariage suivi, et le frère crasseux du diable a épousé la fille du roi. À la mort du vieux souverain, Hans devint roi de tout le pays.

Qu'est-ce que cela a à voir avec l'hypnose ?

Continuer à lire.

PHASE 1 : MISE EN PLACE

Phase de configuration		
1 ADMISSION	2 ÉDUQUER	3 ESSAI
Établir une relation thérapeutique	*Établir un contrat thérapeutique*	*Testez et préparez-vous pour R2C*
1.1 Découverte préliminaire	2.1 Accord d'hypnose	3.1 Tests d'hypnose
1.2 Identifier les clés de résolution des symptômes	2.2 Accord de régression	3.2 Tests de régression
		3.3 Enseigner la guérison universelle

Lorsque vous découvrirez ce que les gens débourseront pour se faire faire les ongles ou les cheveux, vous verrez que ce n'est pas une question d'argent, mais de valeur perçue. En général, cette question financière sera la première chose dont le client voudra parler, c'est souvent le signe que, même s'ils désirent en bénéficier, ils ne souhaitent pas réellement dépenser d'argent pour y parvenir (et donc vous dévaloriser subtilement, vous et la thérapie !) Les vrais clients feront l'effort. **— Dr David Lake, EFT Downunder**

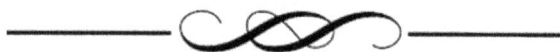

CHAPITRE 3 :
Le succès est dans votre configuration

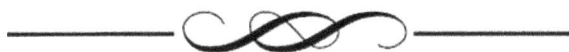

U n soldat démobilisé n'avait plus d'argent et ne savait pas vers qui se tourner. Alors il est parti dans la forêt. Au bout d'un moment, il rencontra un petit homme. Ce petit homme était le diable.

Notre conditionnement précoce dans le monde est comme un camp, d'entraînement militaire ! À l'image d'un système familial, l'armée procure un sentiment d'appartenance et de sécurité. Ses rôles et responsabilités sont clairement définis. Il existe une hiérarchie avec les autorités parentales qui prennent toutes les décisions.

Chaque enfant apprend à obéir à ses commandants/parents. Un bon comportement est récompensé par des médailles et des promotions. Les mauvais comportements sont punis de blâmes ou de prison. Nous avons appris il y a longtemps à abandonner notre propre rythme afin de marcher à la cadence du tambour de la société en réprimant nos impulsions, nos pensées, nos souhaits, nos fantasmes et nos sentiments et ainsi adopter l'attitude culturellement approuvée. Nous avons été formés pour être de petits soldats coriaces, tout comme ceux qui nous l'ont enseigné et ceux avant eux.

La guerre c'est l'enfer. — **Iain Overton**

Le petit soldat coriace

Chaque client qui vient vers vous est comme un soldat démobilisé. Il a survécu à une guerre. Après tout, qu'est-ce que la guerre sinon un état de conflit ? Pour beaucoup, la guerre est peut-être terminée, mais le conflit continue. Comme notre héros, il est condamné à errer dans la vie, se sentant perdus et impuissants, ne sachant vers qui se tourner. Peut-être que le client a perdu son emploi. Peut-être a-t-il vécu un divorce, ou, reçu un diagnostic de maladie. Il a été libéré de son ancien rôle familier dans la hiérarchie. C'est une question d'identité.

Un petit soldat coriace est un parfait petit répressif, bien préparé pour le champ de bataille de la vie. Il sait que mettre en doute les règles peut avoir des conséquences désastreuses. Il sait comment se calmer et ne pas se dégonfler quand ça fait mal. Il sait comment survivre. Mais, cela a un coût pour leur bonheur en le déconnectant de ses sentiments les plus profonds, de bonté et de valeur. Dans le film abrasif de Stanley Kubrick, Full Metal Jacket, le sergent d'artillerie Hartman aboie : « Quel est votre dysfonctionnement majeur, abruti ? Maman et papa ne vous ont-ils pas montré suffisamment d'attention lorsque vous étiez enfant ? »

C'est la condition humaine. Nous voici, âmes éternelles sur la planète Terre et, quelles sont nos premières leçons ? Le sergent d'artillerie Hartman l'a exprimé ainsi : « Vous êtes la forme de vie la plus basse sur

Terre. Vous n'êtes même pas des putains d'êtres humains. Vous n'êtes rien d'autre que des morceaux de merde d'amphibiens désorganisés et grabataires. Il n'y a pas de sectarisme racial ici. Je ne méprise pas « les nègres », « les youpins », « les macaronis » ou les » métèques ». Ici, vous êtes tous au même titre sans valeur.

Même si les circonstances de la vie peuvent avoir précipité les symptômes, le problème ne réside jamais uniquement dans ceux-ci. Régulièrement, le véritable problème trouve son origine dans le traumatisme. Le trouble de stress post-traumatique (SSPT) est une maladie courante chez les anciens combattants et les sans-abri. Mais le stress post-traumatique n'est pas réservé uniquement au champ de bataille. Trop souvent, c'est une condition de l'enfance…

C'est à cela que sert réellement la Thérapie du Diable : guérir l'enfant intérieur est le processus de guérison ; le soldat apprendra à grandir, pour qu'en tant qu'adulte, il puisse incarner sa vraie nature. Cela prendra cependant un certain temps. Après tout, la guérison est un processus. Ce n'est que lorsque le diable appellera enfin le soldat Hans que la transformation aura lieu.

Le gars dans les bois

Dans les années 1990, Jim Henson a produit une émission télévisée intitulée « Dinosaures ». Le programme était généreusement parsemé de commentaires sociaux et était très divertissant. Dans un épisode, le bébé dinosaure attrape quelque chose et est très malade. La vieille grand-mère grincheuse, qui vit avec la famille dinosaures, conseille aux parents d'emmener l'enfant chez « le gars dans les bois ».

Papa dinosaure, déclare clairement, qu'il n'écoutera pas les idées archaïques de grand-mère, insistant pour que bébé soit conduit chez un vrai médecin. Ils partent avec le nourrisson chez le médecin qui lui prescrit un médicament moderne et coûteux.

Lorsque cela échoue, un nouveau traitement est préconisé, et encore un autre. Pourtant à chaque remède plus puissant, l'état de l'enfant s'aggrave… Pendant ce temps, grand-mère commence à ressembler à un vieux disque éraillé bloqué sur « Allez chez le gars dans les bois ! »

Ce n'est que lorsque le compte bancaire a été vidé et qu'une deuxième hypothèque a été contractée sur la maison familiale, que papa dinosaure, admet que les miracles de la science moderne ne sont peut-être pas la solution. Ils se dirigent vers « le gars dans les bois », qui jette un coup d'œil au bébé et dit : « Donnez-lui du pain moisi ! »

Papa dinosaure est furieux ! du "PAIN MOISI ?!" Seulement, voilà, il est fauché et personne n'a de meilleures idées, il accepte donc d'essayer. C'est alors que tout naturellement, le bébé dinosaure se rétablit, grâce au « gars dans les bois », un habitant marginal.

Comme le diable, la société ne vous considère pas comme un grand homme. Vous n'avez pas de diplômes impressionnants et vous ne portez pas de blouse blanche. Vous n'êtes ni médecin, ni avocat. Vous êtes juste un homme ou une femme ordinaire qui, pour certains individus, semble un peu marginal. Certaines personnes peuvent même vous accuser de faire l'œuvre du diable. Ce n'est pas de leur faute. Nous avons tous été socialement conditionnés, à éviter les sentiments et émotions inconfortables. Vous avez mal à la tête ?

Prenez un comprimé. Vous avez de l'anxiété ? Mettez-la dans une boîte et enterrez-la. Le problème des approches conventionnelles est qu'elles ne traitent que les symptômes.

Le diable n'adhère pas à la pensée et aux méthodologies conventionnelles. Sa médicine est le pouvoir de guérison de la nature. Dans notre socialisation croissante, nous avons rejeté certains aspects de notre essence humaine. Pourtant le diable n'est pas seulement le type dans les bois. Il est également connu sous le nom de Pan, le grand esprit de la nature. Ses remèdes sont simples et pratiques. Ils ne résolvent pas le problème. Ils redonnent au patient sa nature propre et ils rétablissent ainsi son équilibre. C'est à ce moment-là que la guérison se produit.

Hippocrate, le père de la médecine moderne, a enseigné à ses étudiants des concepts assez diaboliques. Hippocrate croyait que le corps savait se guérir lui-même. Il a expliqué que la source de toute guérison est une énergie invisible qu'il a appelée « vis medicatrix naturae » (le pouvoir de guérison de la nature). Ce pouvoir naturel de guérison peut être vu à l'œuvre chaque fois qu'une ecchymose ou une coupure cicatrise. Hippocrate a enseigné que la tâche principale d'un médecin est d'éliminer ou de réduire les obstacles à la bonne circulation de cette énergie de guérison. Laissons la nature faire le reste.

Hippocrate enseignait que les médicaments devaient être utilisés avec parcimonie et seulement en cas d'absolue nécessité. Bien sûr, à son époque, il n'existait que 268 médicaments connus. Ils étaient tous à base de plantes et, les traitements étaient en grande partie de la médecine préventive, mais sa première loi de guérison était : « Surtout, n'aggravez pas les choses ». Aujourd'hui, c'est ce qu'on appelle le serment d'Hippocrate.

De nos jours, le gars dans les bois est généralement le dernier à être consulté en cas de problème. La plupart des gens ne se tournent pas d'abord vers l'hypnose. Ce n'est que lorsqu'ils ont épuisé les options conventionnelles qu'ils envisagent l'hypnose. À ce moment-là, le problème s'est profondément enraciné et les approches superficielles ne suffisent tout simplement pas à faire le travail.

Les techniques de surface, comme la suggestion directe et l'imagerie guidée, conviennent à la gestion des symptômes. Elles sont efficaces pour apporter du réconfort ou aider une personne à faire face. Par exemple, une personne suivant un traitement médical, recevant une chimiothérapie ou se préparant à sa fin de vie peut être aidée par des techniques de surface. Mais lorsqu'il s'agit de problèmes émotionnels, une personne ne peut pas simplement s'imaginer dans une meilleure croyance.

Certains hypnothérapeutes font l'erreur de considérer les émotions inconfortables telles que la peur, la colère et la tristesse comme quelque chose dont il faut se débarrasser. Cela ne résoudra rien, bien au contraire, cela ne fait qu'ajouter au conflit interne. Pensez-y. Le subconscient est la partie de l'esprit qui conserve tous nos souvenirs et nos émotions.

L'émotion est la façon dont le subconscient communique. Si vous essayez de suggérer un sentiment, vous allez vous retrouver dans une dispute avec le subconscient du client. Cela ne fera qu'empirer les choses.

Pourquoi ne pas simplement laisser parler le subconscient ?

Les techniques de surface sont efficaces lorsqu'elles sont appliquées à des problèmes superficiels. Elles constituent également d'excellentes méthodes préliminaires pour créer les conditions propices à la guérison. Par exemple, ouvrir la voie au travail plus profond de l'hypnothérapie de régression en préparant un client à faire face à des sentiments et à des souvenirs inconfortables.

Les techniques de surface constituent également des techniques de polissage efficaces quand vous souhaitez améliorer ou approfondir la cicatrisation. Mais lorsqu'un problème est émotionnel, les approches superficielles ne suffisent pas.

Vous devez découvrir quel est le véritable problème. Si vous ne le faites pas, peu importe la quantité de pilules que vous lancez pour résoudre le problème ou le nombre de techniques que vous appliquez, le client a toujours son problème. Si vous ne parvenez pas à solutionner la cause sous-jacente et ne traitez que les manifestations, il persistera en s'exprimant à travers les symptômes.

L'impératif des symptômes

Lorsque les approches en surface ne parviennent pas à résoudre le problème, c'est pour la simple raison que ce qui est visible à la surface n'est pas vraiment le problème. Ce que le client pense être le problème n'est qu'un symptôme du véritable problème. C'est parce que chaque symptôme sert un objectif subconscient. Cette exigence du subconscient en matière de symptômes est appelée l'impératif des symptômes (SI).

Certains pensent que cet objectif est protecteur en détournant l'esprit conscient des souvenirs refoulés et des émotions dérangeantes ou accablantes. Mais lorsque vous faites face à un problème émotionnel, protéger le client de ses sentiments ne le guérira pas.

Éviter les sentiments et les souvenirs est contre nature. C'est pour cette raison que l'hypnose de régression à la cause fonctionne avec la nature, en reconnaissant que les êtres humains sont conçus pour s'auto-guérir. Mais l'évitement sera toujours une grande partie du problème. Après tout, ces sentiments ne font pas du bien ! Et les symptômes sont la façon dont l'esprit subconscient communique avec l'esprit conscient.

Les symptômes rendent l'inconscient conscient. La grosseur, la bosse, la douleur physique ou émotionnelle, est la façon dont l'esprit subconscient fait connaître un besoin important à l'esprit conscient. Le symptôme est un signal. Cela sort du niveau subconscient de l'esprit et, comme une boussole, indique la source du problème. Quand qu'il est déclenché, l'individu régresse.

La régression se produit

Les situations de la vie quotidienne peuvent raviver des expériences non résolues du passé. Lorsque cela se produit, la personne sera déclenchée et, consciemment ou inconsciemment, revivra l'événement original. Nous appelons cela une régression.

Un événement déclencheur amène le subconscient à revenir à la mémoire non résolue pour tenter de régler le problème. Seulement, le subconscient n'a pas plus de ressources pour faire face à ce problème aujourd'hui qu'il n'en avait lorsque celui-ci est apparu pour la première fois. C'est pourquoi il reste un problème. Un exemple extrême de ceci est un flash-back sur le SSPT. Il s'agit généralement d'une expérience consciente, et troublante du passé revécu. Un cauchemar, en revanche, est une reviviscence inconsciente d'une expérience passée non résolue, souvent remontant à l'enfance. Une phobie est une reviviscence partielle. Consciemment, la personne est consciente de la peur, mais l'expérience responsable de la peur est revécue inconsciemment.

Même si les événements douloureux de la jeunesse sont peut-être terminés, le conflit interne continue de faire rage. Lorsque la guérison ne se produit pas spontanément, c'est parce que quelque chose l'empêche d'avoir lieu. Il y a un blocage. Il s'agit souvent d'un besoin non satisfait depuis l'enfance. La clé de la guérison consiste à trouver ce blocage et à le libérer, afin que Mère Nature puisse faire son travail. Le diable admet que le véritable problème est enfoui dans l'histoire du client. C'est là que vous devez aller pour le résoudre. Le diable reconnaît également que le pouvoir ne réside pas dans l'outil ou la technique. Cela ne fait pas partie du protocole ou de la capacité hypnotique du praticien, aussi persuasif soit-il.

Le vrai pouvoir est dans l'esprit du client. Mais pour accéder à ce pouvoir, vous avez besoin de l'autorisation du client. C'est alors que la régression se produit. C'est naturel. Pour réussir, vous devez faire en sorte que le client puisse se rendre là où vous en avez besoin et faire ce qui est nécessaire pour trouver la guérison. C'est le but de la phase de mise en place. Il s'agit de préparer le client en :

1. Satisfaisant le besoin primaire de sécurité.
2. Établissant un Contrat spécifiquement pour l'hypnothérapie de régression.
3. Apprenant au client comment réussir à travailler avec vous.

Tout cela commence par le processus d'accueil.

La libération crée de l'espace. S'aimer et s'approuver soi-même, créer un espace de sécurité, faire confiance, mériter, et accepter, créera une organisation dans votre esprit, créera des relations plus aimantes dans votre vie, attirera un nouvel emploi et un nouvel et meilleur endroit où vivre, et même permettra votre poids corporel de se normaliser.

— Pou Foin

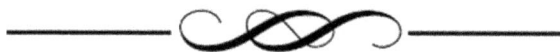

CHAPITRE 4 :
Effectuer l'accueil

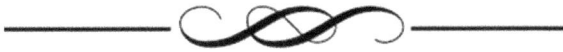

L e diable demanda au soldat : « Qu'as-tu ? Tu as l'air si malheureux ». Le soldat répondit : « J'ai faim et je n'ai pas d'argent. »

L'accueil est le moment où vous faites un historique du problème présenté par le client, et fait partie intégrante de sa préparation au voyage que vous entreprendrez ensemble. Mais si vous êtes comme moi, on vous a appris à ne pas perdre de temps à parler avec l'esprit conscient. Après tout, si l'esprit conscient ne sait pas comment résoudre la problématique, pourquoi gaspiller des heures à l'écouter ?

Le conseil était le suivant : « Mettez-les simplement en hypnose et allez travailler !

» C'est bien pour les problèmes de surface. Mais lorsque vous faites face à un problème émotionnel, vous devez prendre le temps d'écouter ce que l'esprit conscient a à vous dire. Si vous ne le faites pas, vous allez rencontrer des difficultés.

Le but du processus d'accueil n'est pas simplement d'établir une relation avant de plonger dans l'hypnose. Cette prise marque officiellement le début du processus de guérison. Utilisé de manière stratégique, il peut fournir les informations clés dont vous avez besoin pour guider efficacement le processus. L'apport peut vous aider à :

- Identifiez comment le schéma de symptômes s'exprime.
- Découvrir les problèmes et préoccupations critiques qui pourraient bloquer le processus de guérison.
- Poser les bases de la relation thérapeutique.
- Obtenir la coopération du client dans le processus de guérison.

Faire une anamnèse permet au client de vous raconter son histoire douloureuse. C'est l'histoire du malheur de l'esprit conscient quant à la situation actuelle du client, coincé dans la souffrance du problème. L'esprit conscient ne peut pas résoudre le problème parce qu'il n'a pas toute l'histoire.

Même si l'esprit conscient ne dispose pas de toutes les informations, vous avez quand même besoin de sa coopération, parce qu'il a le pouvoir de vous bloquer. Si vous ne lui accordez pas du temps et de l'attention, cela vous gênera ensuite, car le conscient aspire à un sentiment de contrôle. La raison pour laquelle le client vient vous voir est qu'il n'a aucun contrôle sur certains domaines de sa vie, du moins pas consciemment. C'est son subconscient qui a le contrôle. Cela met les esprits conscient et subconscient en opposition l'un avec l'autre. Il y a donc un conflit.

Votre tâche consiste à aider à réaligner ces deux parties du client. Vous ne pouvez pas faire cela si vous écartez un côté en faveur de l'autre. Donc, travaillez avec les deux. L'une n'est pas meilleure que l'autre. Les deux font partie intégrante du bien-être de la personne. Vous devez gagner la confiance de l'esprit conscient et subconscient avant de procéder au processus de guérison. L'hypnothérapie de régression nécessite la coopération des esprits conscient et subconscient. Le client doit vous faire confiance avant de vouloir vous écouter ou suivre vos instructions.

Autoriser le client à vous raconter son histoire sur le problème et son impact sur sa vie quotidienne lui permet de se sentir entendu. Cela renforce la confiance, qui jette les bases de la relation thérapeutique.

« Les gens écoutent mieux s'ils sentent que vous les avez compris. Ils ont tendance à penser que ceux qui les comprennent sont des personnes intelligentes et sympathiques dont les propres opinions méritent d'être écoutées. Donc, si vous voulez que l'autre partie apprécie vos intérêts, commencez par démontrer que vous appréciez les leurs. » — Roger Fisher

Établir la relation thérapeutique

Notre profession est trop prompte, à rejeter la valeur thérapeutique, de donner au client la permission de parler avant de plonger dans l'hypnose. Nous ne désirons pas être accusés de pratiquer la thérapie par la parole. Mais l'esprit subconscient est l'esprit sensible. Si vous voulez que le subconscient vous fasse confiance, vous devez prouver que vous êtes quelqu'un qui écoute ce que ressent le consultant.

Pendant que vous interagissez avec l'esprit conscient, l'esprit subconscient n'est pas ailleurs. Il est juste là, assis tranquillement sur le côté, vous observant et décidant si l'on peut ou non vous faire confiance. Et le subconscient a le devoir de protéger le client.

La sécurité est sa première directive. Cela protégera le client de toute menace perçue, réelle ou imaginaire. Si vous ne parvenez pas à gagner la confiance du subconscient, celui-ci préservera le client en vous bloquant.

Personne ne se soucie de ce que vous savez, jusqu'à ce qu'ils sachent à quel point vous vous souciez de vous. —
Don Swartz

La chose à retenir est que les esprits conscient et subconscient veulent tous deux la même chose. Il n'y a pas de réelle séparation entre ces deux parties du client. C'est un seul esprit. Les deux servent un objectif unique : être en sécurité. C'est juste qu'ils ont des stratégies différentes pour répondre à ce besoin important.

Laisser l'esprit conscient raconter son histoire est une façon de prouver qu'on peut vous faire confiance. Pendant que vous écoutez, attirez l'attention sur ce que ressent le client. Validez ces sentiments. Montrez que vous ne les jugerez pas, que vous n'êtes pas une menace. Cela parle directement au subconscient du client. C'est de là que vient la douleur !

Identifiez le modèle de symptômes

« Qu'est-ce qui t'arrive ? »

La première question du diable est : « Quel est le problème ? » Cette question s'adresse à l'esprit conscient du client. Lorsque le soldat répond : « J'ai faim et je n'ai pas d'argent », il n'identifie pas le problème. Il décrit comment il le vit. C'est ce qu'on appelle le problème présenté. Je n'arrive pas à perdre du poids... Je m'inquiète pour l'argent... Je ne peux pas dormir... Je souffre... Je ne peux pas m'arrêter... Je ne peux pas commencer... Je viens de recevoir un diagnostic... etc. C'est ainsi que le problème s'exprime à travers les symptômes. La question est la suivante : quels schémas spécifiques sont associés aux symptômes du client ?

Les questions suivantes peuvent vous aider à identifier le type de symptômes :

- Quel est le problème ? Pourquoi est-ce un problème ?
- Quels domaines de la vie quotidienne sont impactés par cette problématique ?
- Qu'est-ce qui aggrave ou améliore les symptômes ?
- Quelles situations ou conditions déclenchent les symptômes ?
- Depuis combien de temps est-ce un problème ?
- Quand le problème a-t-il commencé ?
- Quels symptômes s'exprimaient à ce moment-là ?
- Que se passait-il dans la vie du client lorsque les premiers symptômes sont apparus ?

Trouvez le sentiment

« Pourquoi as-tu l'air si malheureux ? »

Le problème présenté identifie ce que l'esprit conscient pense être le problème. Le modèle de symptôme détecte la manière dont le véritable problème s'exprime. Mais ce n'est pas tout le problème. C'est juste la partie perçue. Peu importe la partie perçue, qu'il soit physique, mental, émotionnel ou comportemental, le vrai problème a tout à voir avec un sentiment d'inconfort intérieur. La prochaine question du diable est : « Pourquoi as-tu l'air si malheureux ? » Cela s'adresse directement au subconscient. Être malheureux est un problème émotionnel. Et le subconscient est chargé de conserver tous nos souvenirs et émotions.

La définition d'un symptôme est « quelque chose qui indique l'existence de quelque chose d'autre. » Les pensées et les sentiments malheureux sont les symptômes d'une expérience de vie douloureuse et non résolue. Ils sont censés être utiles. Chaque symptôme, aussi éprouvant soit-il, désigne une expérience de vie qui l'a provoqué.

Lorsque vous faites face à un problème émotionnel, encourager le client à en parler va naturellement susciter des pensées et des sentiments qui ont tout à voir avec ce problème. Des indices importants quant à la cause sous-jacente de la problématique peuvent être révélés lors de l'accueil, si vous prenez la peine d'écouter.

La "National Guild of Hypnotists", déclare que les praticiens en hypnose travaillent avec des « problèmes ordinaires et quotidiens ». Les gens ordinaires ont des émotions. Les émotions déterminent le comportement et s'expriment à travers les symptômes. Ainsi, les problèmes ordinaires et quotidiens sont des problèmes émotionnels.

C'est le domaine du diable.

Le diable sait que toutes les choses partagent la même source. Une fois nourri, chacun s'épanouira pour refléter cette origine. Lorsqu'elles sont inhibées ou bloquées, des mutations se produisent. Nous appelons cela le mal-être.

Un autre mot pour désigner le mal-être est le malheur. Un cours en miracles déclare : « Guérir, c'est rendre heureux. » La guérison consiste donc à redonner à une personne la conscience de son état naturel de bonheur, physique, mental, émotionnel et spirituel. C'est un retour à l'Amour. Le problème sous-jacent peut être lié à l'amour perdu, à l'amour refusé ou à l'amour rejeté, mais la racine du mal-être est toujours un manque, un vide, un besoin non satisfait.

Le sentiment n'est jamais le problème. Les sentiments et les émotions sont naturels. Ils sont là pour une raison. La question est : qu'est-ce qui provoque l'expression de ce sentiment inconfortable spécifique de cette manière ?

« Pourquoi as-tu l'air si malheureux ? »

Le diable est une question de dualité. C'est le fondement de la cause et de l'effet. Cette question a donc un double sens. Le problème vient de la façon dont le client perçoit les choses. C'est sa vision de la vie. Nous appelons cela, la « Faculté Critique de l'Esprit (CF) ».

La faculté critique décide à quoi nous devons prêter attention. Elle évalue les informations provenant de notre environnement au travers des cinq sens. Elle compare ensuite ces perceptions avec ce que nous savons déjà être vraies, sur la base de notre expérience passée, afin que nous puissions réagir. Bon ou mauvais ? Confortable ou inconfortable ? Ami ou ennemi ? Nourriture ou poison ?

En sciences du cerveau, cette fonction de comparaison de la faculté critique s'apparente au « Système d'Activation Réticulaire (RAS) ». Le RAS nous indique à quoi faire attention. Par exemple, lorsque vous donnez une suggestion post-hypnotique pour remarquer la couleur rouge-rouge-rouge, vous faites comprendre au RAS l'importance de constater cette couleur particulière. En acceptant cette suggestion, la personne commencera à voir du rouge partout.

La manière dont nous percevons les évènements dépend de la faculté critique, qui agit comme une lentille au travers de laquelle nous voyons le monde des personnes et des choses qui forment notre environnement. Parce que sa fonction première est de nous maintenir cohérents avec nos croyances, elle garantit que la façon dont nous voyons quelque chose soit la manière dont nous voyons tout.

Les expériences façonnent nos croyances. Nos croyances fondamentales se dessinent très tôt dans la vie et déterminent la façon dont nous pensons, ressentons, et, réagissons au monde des personnes et des choses qui nous entourent en tant qu'adultes. C'est pourquoi lors de la prise en charge, il faut inviter votre client à parler de son enfance. Quelque chose a dû se produire pour causer le problème. Nous avons tous des problèmes non résolus depuis notre enfance.

Chaque maladie est le résultat d'une expérience de vie. — **Docteur.**
Gerd Hamer

Prendre le temps d'explorer les années d'apprentissages du client peut révéler des tendances au début de son existence, qui ont tout à voir avec son problème actuel. La plupart des clients avec lesquels j'ai travaillé étaient confrontés à cette difficulté depuis vingt ans ou plus. Certains ont été aux prises avec cette problématique toute leur vie. C'est assez typique lorsqu'il s'agit de problèmes émotionnels.

Les blocages émotionnels ont tendance à se développer avec le temps. Ainsi, à moins qu'il n'y ait un traumatisme évident, la personne lambda ne reconnaîtra pas qu'il y a un problème jusqu'à ce qu'elle commence à voir des symptômes. En règle générale, les symptômes d'un conflit sous-jacent n'apparaissent, qu'au milieu de la vie. Il faut juste ce temps pour que la pression s'accumule à l'intérieur. Les êtres humains sont programmés pour rechercher le plaisir, et éviter la douleur. La tendance est alors d'ignorer les premiers signes et d'espérer qu'ils disparaîtront.

Malheureusement, cela rend le problème plus profond. Vous devez donc avoir des attentes réalistes, quant à ce que vous devrez mettre en place, pour traiter la problématique du client. Ce ne sera pas toujours une solution miracle.

La guérison peut prendre du temps, car l'hypnose est rarement la première solution vers laquelle se tournent la plupart des gens. Au moment où il se présente à votre porte, le client a probablement été confronté à une multitude de moyens extérieurs. À ce moment-là, ils sont frustrés ou déprimés face aux innombrables tentatives infructueuses pour résoudre leur problème, ce qui ne fait que l'aggraver.

Le fait qu'un problème existe depuis un certain temps peut effectivement jouer en votre faveur. Il y a plus de pression. Un malaise accru peut augmenter la motivation du client à le résoudre et ainsi avoir un réel soulagement. Mais cela signifie également que le problème a eu le temps de s'aggraver et de s'envenimer, ce qui peut ajouter à sa complexité. Les problèmes complexes prennent plus de temps à être solutionnés, car ils comportent davantage de pièces mobiles. Pour obtenir un résultat durable, vous devez résoudre tous les facteurs contributifs.

Le processus d'identification de ces facteurs commence au cours de la procédure d'accueil. Il s'agit d'une méthode de découverte préliminaire qui marque le début du processus de guérison. L'anamnèse vous permet de recueillir les informations dont vous avez besoin pour guider efficacement le processus de guérison. À la fin de la période d'accueil, vous devriez avoir une idée claire de ce à quoi vous avez affaire. À partir de là, vous pouvez commencer à élaborer un objectif thérapeutique clairement défini pour le processus de guérison.

Établir l'objectif thérapeutique

L'objectif thérapeutique du client fait office de boussole. Il vous permet de rester sur la bonne voie en vous précisant la direction que vous devez prendre. Tout indique cette seule chose. Et pourtant, trop d'hypnothérapeutes n'accordent pas à cela la considération qu'il mérite. Vous avez besoin d'un objectif thérapeutique clairement défini pour guider efficacement le processus de guérison.

Les clients viendront vers vous avec une longue liste de problèmes. Pour réussir, vous devez concentrer votre attention sur une problématique spécifique. Avant d'aller plus loin, assurez-vous d'obtenir une déclaration claire du résultat spécifique souhaité par le client. Quel problème essayez-vous de résoudre ? Choisissez-en un et concentrez-vous dessus. C'est votre étoile du Nord.

- Quel résultat le client espère-t-il obtenir ?

- Comment saura-t-il qu'il a atteint son objectif ?

- À quoi ressemblera l'absence de problème ?

Si le client a plusieurs demandes, faites une liste. Recherchez le modèle de symptômes. Comment le problème s'est-il développé ? Quel symptôme est apparu en premier ?

De nombreux symptômes du client seront liés. Cela signifie que la résolution du premier symptôme peut supprimer d'autres problématiques, comme par magie ! Quel problème a la charge émotionnelle la plus importante ? C'est celui qui génère le plus de pression interne, donc, en le réglant, votre client en aura pour son argent.

Le meilleur endroit pour commencer le processus de guérison découlera naturellement du processus d'accueil. Au fur et à mesure que le client parle de son histoire avec sa problématique, vous commencerez à identifier certains modèles qui indiqueront par où commencer. Il s'agit d'un processus intuitif, et il n'y a pas vraiment de bonne, ou de mauvaise manière de s'y prendre. Parfois, il s'agit simplement de demander au client : « Sur quel problème aimeriez-vous travailler en premier ? »

Identifier les conditions du changement

L'objectif thérapeutique du client vous donne une destination. La manière dont vous y parviendrez dépendra des conditions spécifiques qui contribuent au problème du client. Si celui-ci implique des comportements ou des personnes indésirables, vous devez identifier ce qu'ils pourraient être. Faites une liste. Que faut-il changer pour que le client soit satisfait ? Par exemple, si vous travaillez sur une problématique de comportement comme la perte de poids, le client sait déjà ce qu'il doit faire. Il n'y est tout simplement pas parvenu. C'est pourquoi il a besoin de votre aide.

Le but de la définition des conditions de changement est de rendre le client responsable des résultats. Bien que l'objectif de l'hypnose thérapeutique soit une transformation sans effort, il doit néanmoins être prêt à participer. Vous pouvez leur permettre d'agir plus facilement. Mais vous ne pouvez pas le faire à leur place. Demandez-leur de vous donner une liste d'actions ou de comportements spécifiques qui, selon eux, contribueront à leur réussite.

Tous les problèmes ne nécessitent pas de modification de comportement. Mais la liste des conditions de changement peut vous permettre de tester les attentes du client. Demandez-lui ce qui devrait se passer pour que son énoncé d'objectif se réalise ? Attend-il que vous agitiez votre baguette magique, et que vous le transformiez ?

Si tel est le cas, vous devez y remédier. L'hypnose n'est pas magique. Les conditions de changement doivent être réalistes. Cela signifie que si le client dit que ce qui doit arriver, c'est qu'il puisse manger deux grandes pizzas et un gallon de glace à chaque repas, il y a un problème. Vous ne pouvez pas outrepasser les lois de la nature.

La création d'une liste de conditions de changement vous permet d'identifier des problèmes spécifiques, de tester vos résultats et de formuler des suggestions que vous pouvez utiliser pour conclure vos sessions. Que faut-il changer pour que le client atteigne son objectif ? Où sont les obstacles ?

Identifiez les avantages du changement

Le processus d'accueil ne se limite pas au problème. Il s'agit également de la récompense d'avoir accompli le travail nécessaire pour créer un changement durable. Alors, quels sont les avantages que le client espère recevoir pour avoir effectué ce changement ? Quelle est sa vision de l'avenir ? Que ressent-il en avançant dans cette direction ?

L'objectif thérapeutique vous désigne ce que le client souhaite en réponse à ce travail avec vous. Leurs conditions de changement vous montrent ce qui doit se produire pour qu'ils puissent l'obtenir. La liste des bénéfices vous indique le facteur de motivation. Alors, comment sa vie va-t-elle s'améliorer grâce à la réalisation de cet objectif ?

Comment saura-t-il qu'il est arrivé à destination ? Que ressent-il lorsqu'il se regarde dans le miroir et réalise qu'il a effectué ce changement ? Que penseront les autres ? Comment réagira-t-il différemment à certaines situations de la vie ?

Se débarrasser de la douleur du problème n'est tout simplement pas assez motivant pour la plupart des gens. Les bénéfices doivent susciter la passion et l'enthousiasme. C'est ce qui permettra au client de s'engager suffisamment longtemps pour atteindre son objectif.

À quoi ressemble un jour meilleur pour l'avenir ? Que signifie le terme « heureux » pour le client ? Comment saura-t-il quand il est « arrivé » à la destination souhaitée ? Qu'est-ce qui l'attend là-bas, maintenant ? C'est à cet endroit que se trouve l'essentiel ! Prenez des notes, car vous pourrez les utiliser afin de formuler des suggestions ciblées à la fin de chaque séance.

Résumé

La procédure d'accueil marque le début du processus de guérison. Il s'agit d'une opération de découverte préliminaire qui permet d'établir la relation thérapeutique et d'identifier les informations clés dont vous avez besoin pour guider le processus de guérison.

Clés de résolution des symptômes

1. Comment le problème s'exprime-t-il sous forme de modèle de symptômes ?
2. Quelles émotions sont liées au problème ?
3. Quel est l'objectif thérapeutique du client ?
4. Quelles conditions spécifiques l'aideront à atteindre cet objectif ?

5. Quelles sont les récompenses souhaitées pour ces changements ?

Le processus d'accueil vous permet également de découvrir les informations spécifiques dont vous aurez besoin pour aviser le client sur le processus d'une manière adaptée à son problème spécifique, à ses préoccupations et aux résultats attendus.

Apprenez-en davantage dans le cours sur le processus d'accueil stratégique ici : https://www.tribeofhealers.com/ready-for-regression-first-sessioncours système/

CHAPITRE 5 :
Éduquer le client

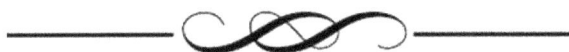

L e Diable dit : « Si tu me loues et que tu es mon serviteur, tu auras de quoi vivre le reste de ta vie. Mais il y a certaines conditions. Tu devras me servir pendant sept ans, après quoi tu seras libre.

Votre pré-talk fait partie intégrante du processus global de guérison. Il s'agit de jeter les bases d'une collaboration réussie entre vous et le client en donnant le ton pour un niveau d'intimité plus profond. Il doit être personnalisé pour chaque client.

Le but de votre pré-talk est d'établir un contrat thérapeutique pour le travail que vous réaliserez ensemble. Il doit parler directement de l'objectif thérapeutique du client et de ce qui sera exigé de lui pour atteindre cet objectif.

Le diable réclame toujours un contrat. Pour que ce contrat soit valide, il faut le consentement éclairé du client. C'est pourquoi le processus d'accueil passe en premier. L'accueil vous donne les informations dont vous avez besoin pour personnaliser votre pré-talk éducatif spécifiquement pour le client.

Certains praticiens de l'hypnose envoient à leurs clients un entretien préenregistré avant la première séance. Bien que cela puisse faire gagner du temps, c'est trop générique pour avoir une quelconque valeur dans un cadre thérapeutique. Tout ce que vous proposez dans votre pré-talk doit concerner le client. Il doit parler directement du problème et des préoccupations spécifiques du client. Faites-en un processus interactif et vous ferez du client un partenaire de sa propre guérison !

Pré-talk éducatif

Les trois concepts de base suivants peuvent vous aider à préparer vos clients spécifiquement au travail de guérison transformationnelle de la régression pour provoquer l'hypnothérapie.

 # 1. Comment fonctionne l'esprit

L'éducation du client commence par lui apprendre comment fonctionne l'esprit. Cela permet d'éliminer certaines des inconnues qui peuvent générer de la peur et de l'appréhension à propos de l'hypnose. Mais vous pouvez également utiliser votre « Model **Mental** » pour supprimer la résistance à « y aller » en montrant au client où vous allez le guider.

Personne ne sait vraiment comment fonctionne l'esprit (ni même si une telle chose existe !), mais il y a de nombreux modèles utiles qui peuvent vous aider à mieux comprendre le territoire dans lequel vous conduire vos clients.

Le modèle iceberg de Freud

Le modèle mental qui semble fonctionner le mieux pour la plupart des clients est également le plus simple. Il s'agit du modèle mental iceberg de Freud, qui divise l'esprit en deux niveaux distincts. La partie visible de l'iceberg représente le niveau conscient ou réfléchi de l'Esprit. Sous la surface se trouve le niveau subconscient ou sentimental, beaucoup plus vaste, qui conserve notre histoire sous la forme de souvenirs et d'émotions, qu'elles soient bonnes et mauvaises.

L'esprit subconscient est le niveau de l'esprit qui n'est pas entièrement accessible à l'esprit conscient parce que le conscient réside à la surface de la conscience. Il est en interaction avec notre monde extérieur et vise principalement à répondre à des besoins importants en recherchant, analysant et évaluant des objets, des personnes et des situations. Il décide ensuite de la meilleure marche à suivre pour satisfaire ces besoins.

Nos besoins les plus fondamentaux sont physiologiques. L'air, l'eau, la nourriture, un abri, le sexe, la chaleur, le repos, etc. sont essentiels à la survie. La faim est un besoin de nourriture physique. Mais nous pouvons aussi avoir une faim psychologique. Nous pouvons aspirer au lien social, à l'épanouissement émotionnel, à l'expression créative de soi.

Lorsque les nécessités physiologiques sont comblées de manière adéquate, nous commençons à nous efforcer de satisfaire les besoins psychologiques tels que la sûreté et la sécurité : appartenance, amour, intimité, estime, respect et prestige.

Lorsque les besoins psychologiques sont satisfaits de manière adéquate, nous commençons à chercher à nous réaliser grâce à la croissance personnelle, aux expériences de pointe, à l'épanouissement personnel et à l'expression créative de soi.

Modèle d'Omni-Hypnose

Le modèle mental d'Omni-Hypnose, développé par Gerald Kein, divise l'esprit en trois cercles concentriques :

1. Inconscient (UCM)
2. Subconscient (SCM)
3. Esprit Conscient (CM)

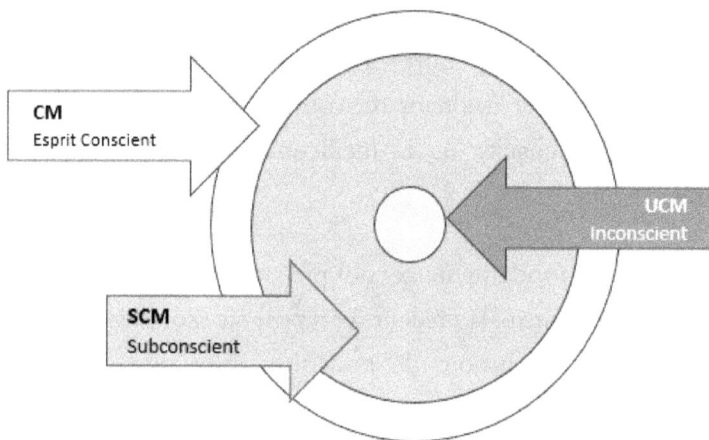

L'esprit conscient

L'esprit conscient est la bande relativement étroite et la plus extérieure du cercle. Celui-ci contient les fonctions analytiques et rationnelles. Cette partie de l'esprit concerne les choses externes. Son rôle consiste à donner un sens à ce qui se passe dans notre environnement afin que nous puissions y réagir de manière appropriée. Pour ce faire, l'esprit conscient utilise la réflexion, la stratégie et l'analyse pour trouver des solutions aux problèmes.

Sa capacité à recourir à la réflexion et au raisonnement est très pratique lorsqu'il s'agit d'établir une liste de courses, d'équilibrer le chéquier ou de déterminer un plan alimentaire. Mais lorsqu'il s'agit de gérer les sentiments, le conscient est désavantagé, simplement parce qu'il ne génère pas d'affect. Il ne fait que penser. Le ressenti est le territoire du subconscient.

Le subconscient

Derrière l'esprit conscient se trouve un cercle beaucoup plus vaste. Cette partie de l'esprit est le dépositaire de l'histoire de notre vie. Le subconscient conserve tous nos souvenirs et ce qu'ils nous ont fait ressentir. Ces expériences d'apprentissage façonnent nos croyances, nos habitudes et nos programmes de protection.

Ces programmes subconscients visent à nous responsabiliser en nous aidant à prendre soin de nos propres besoins. Malheureusement, des événements peuvent survenir tôt dans la vie et amener une personne à perdre le contact avec elle-même. En conséquence, nous pouvons oublier qui nous sommes vraiment, et, comment être bien, dans notre peau. Cela arrive à tout le monde à des degrés divers. Pour certains, cela peut faire de l'esprit un enfer.

Le subconscient n'est pas seulement une zone de mauvais souvenirs et d'émotions basées sur la peur. C'est aussi un lieu d'amour et de guérison. Grâce au processus de guérison de l'hypnothérapie de régression, il est possible de récupérer de puissantes sources d'épanouissement et d'autonomisation telles que :

- Cadeaux non réalisés
- Talents uniques
- Raison d'être
- Mission de vie

L'inconscient

Au niveau le plus profond, il y a une partie de nous qui ne change jamais. Parfois appelé inconscient, le cercle le plus intérieur n'est pas toujours accessible à la conscience. Cette partie de l'esprit est responsable des fonctions autonomes du corps, de la fonction immunitaire et des souvenirs des vies antérieures. C'est aussi l'élément qui contient notre code source pour le bonheur, et le bien-être.

C'est dans la nature humaine fondamentale de chercher à être heureux, entier et complet. C'est dans notre conception. Le plan est là, au centre, où nous restons exactement tels que nous avons été conçus à l'origine. Notre capacité à nous sentir bien, heureux et aimant envers nous-mêmes et envers les autres ne change jamais.

C'est la source par laquelle il est possible d'accéder aux états centraux. Les états fondamentaux comme l'existence, la liberté, l'amour, la paix et l'unité sont intrinsèques à notre nature. Ils existent et peuvent être vécus indépendamment des conditions extérieures. C'est la source de la guérison.

La Faculté Critique

Entre l'esprit conscient et l'esprit subconscient se trouve une barrière semi-perméable appelée : « la Faculté Critique de l'Esprit ». Cette partie de l'esprit agit comme un gardien du subconscient, filtrant les informations qui ne correspondent pas à nos croyances déjà établies.

La faculté critique se préoccupe avant tout de la survie. Elle est là pour nous protéger en nous maintenant en accord avec les croyances acceptées auparavant. C'est aussi ce qui nous donne notre vision unique de la vie. Le « critique » détermine notre point de vue personnel, et tout est basé sur ce que nous avons appris de nos expériences en grandissant.

La faculté critique n'est pas complètement formée avant l'âge de cinq ans. Avant cela, il n'y avait vraiment aucune séparation entre l'esprit conscient et subconscient. Au cours de ces années de découverte, l'enfant télécharge littéralement des informations de l'environnement. Cela fait de l'esprit de l'enfant un ordinateur super-apprenant.

Même si l'esprit d'un enfant est largement ouvert à l'apprentissage, plus il est jeune, moins il dispose d'informations lui permettant de comprendre ce qui se passe. Les interprétations d'un enfant sont souvent inexactes parce qu'il manque d'expérience. Les données sont insuffisantes pour comparer les nouvelles expériences. En conséquence, les idées peuvent être acceptées sans esprit critique.

Enfants, nous recevions beaucoup de messages de notre environnement. Les paroles et actions dirigées vers nous, façonnées par notre entourage (parents, frères et sœurs, enseignants, figures d'autorité) ainsi que les émotions qu'elles ont suscitées, ont laissé des impressions. Ces impressions ont ensuite influencé nos décisions. Ces décisions constituent la base de nos convictions.

Nos premières expériences ont formé nos croyances fondamentales, qui ont à voir avec l'identité et à quoi s'attendre dans la vie. Ils nous disent comment nous devons être ou ne pas être pour que nos besoins soient satisfaits et survivre. Cela nous donne un sentiment de normalité et de sécurité. Cela nous indique comment réagir aux situations de la vie, nous donnant un sentiment de contrôle.

La faculté critique est notre système de croyances. Malheureusement, tout ce que nous pensons n'est pas nécessairement vrai. Beaucoup de nos certitudes sont dépassées parce qu'elles ont été établies pour répondre à nos besoins à un plus jeune âge. Ils sont basés sur les décisions d'un enfant.

On dit qu'il y a plus d'apprentissages au cours des deux premières années de la vie que durant tout le reste. En effet, l'apprentissage inconscient n'implique ni réflexion ni analyse. Être capable de saisir des données très rapidement nous octroie un avantage évolutif en termes de survie, mais cela peut nous empêcher d'avoir ce que nous voulons plus tard dans la vie. Un bon nombre des croyances qui se sont formées au début de notre existence sont tout simplement fausses. Ce sont nos croyances qui décident de ce que nous allons obtenir dans notre vie.

2. Comment fonctionne l'hypnose

L'hypnose n'est pas ce qu'imagine la plupart des gens. Beaucoup ne connaissent rien à l'hypnose. Même lorsqu'ils pensent savoir ce qu'est l'hypnose, ils véhiculent généralement des mythes et de fausses idées. Ainsi, une fois que vous avez montré au client comment fonctionne son esprit, enseignez-lui comment fonctionne l'hypnose. Si vous laissez le choix au client, il se contentera de supposer. Assurez-vous qu'il sache à quoi s'attendre.

Il existe de nombreuses définitions de l'hypnose, mais même les professionnels ne peuvent s'entendre sur ce que c'est exactement. Afin d'éduquer le client, il est préférable d'expliquer simplement.

Techniquement, l'hypnose consiste à contourner la faculté critique de l'esprit. Mais cela est trop sophistiqué pour la plupart des clients. Tout ce qu'ils ont vraiment besoin de savoir, c'est que l'hypnose est un état d'attention concentrée où la réflexion et l'analyse sont mises de côté. Cela indique aux clients ce qu'ils doivent faire.

Lorsque la partie pensante de l'esprit accepte de passer au second plan, la partie ressentie peut s'avancer, vous permettant d'interagir avec elle. Les clients doivent le savoir. Ils doivent également savoir à quel moment l'hypnose se produit. Si vous ne leur dites pas à quoi s'attendre lorsqu'ils sont hypnotisés, ils seront préoccupés par ces pensées : suis-je hypnotisé ? Où, quand cela arrivera-t-il ? Cela peut être simplement gênant.

Vous avez besoin que les clients mettent de côté la réflexion et l'analyse. S'ils essaient de déterminer si l'hypnose se produit ou non, cela l'empêchera d'arriver : ce qui ne vous aidera pas à obtenir les résultats souhaités. Vous devez donc leur dire à quoi s'attendre.

3. Comment allez-vous travailler ensemble

Enseigner au client comment vous allez collaborer, prépare le travail de régression. Pour réussir, vous avez besoin de sa pleine coopération. Un accord conscient de sa part est nécessaire pour mettre de côté le désir de contrôler. Si vous n'obtenez pas cela, l'esprit conscient ne fera que vous déranger. Alors, rappelez au client que la guérison se produit uniquement quand nous la laissons faire.

La solution au problème est d'atteindre la partie de l'esprit qui sait comment le problème est apparu, et qui a le pouvoir de guérir. C'est l'esprit subconscient, qui est l'esprit émotionnel. Pour accéder à la cause sous-jacente de la problématique, nous avons besoin de mettre sur pause cette activité mentale, du moins pour commencer.

Le client doit être prêt à laisser de côté la réflexion, le raisonnement et la logique, pour porter son attention sur les sentiments. Obtenez son accord pour demander à sa partie réfléchie de rester à l'écart et assumer le rôle d'observateur.

Faites savoir au client qu'il est acceptable de suspendre temporairement son jugement. Il pourra y réfléchir plus tard s'il le souhaite. Mais pour l'instant, cette partie pensante doit être prête à se tenir à l'écart et à être curieuse de ce qu'elle pourrait apprendre au cours du processus.

La partie adulte et pensante de la personne est également un élément important du travail de guérison. Il est juste relégué au second plan pour l'instant. Le moment venu, vous ferez appel à cette partie pour vous accompagner dans la démarche.

Demandez au client de :

1. Suivre les instructions.
2. Répondre rapidement.
3. Écouter sa première impression : c'est le sentiment.

Il est important que son attention soit tournée vers l'intérieur, sur les sentiments et les sensations du corps. C'est ainsi que le subconscient communique. Rappelez au client que nous avons affaire à la partie irrationnelle de l'esprit. Cela n'a pas besoin d'avoir une signification ; plus tard, tout aura un sens. Restez simplement concentré sur les sensations. Préciser. « Quand je vous pose une question, je ne veux pas que vous réfléchissiez à la réponse. Je veux que vous la ressentiez. C'est là que réside la guérison ».

Établir « le contrat »

Le contrat du diable est composé des quatre éléments de base suivants :

1. L'offre
2. La prise en compte
3. Les termes et conditions
4. L'acceptation de l'offre

L'offre

L'offre est la promesse qu'une partie s'engage à payer l'autre pour ses services.

« Assez pour te durer le reste de ta vie. »

L'offre du diable n'est pas de gérer les symptômes. C'est comme utiliser « un antifuite » lorsque ce dont le client a réellement besoin est un nouveau radiateur. Le but de l'hypnothérapie de régression n'est pas une amélioration temporaire ; c'est une résolution complète du problème.

La prise en compte

La contrepartie est ce qui est donné en échange du résultat convenu.

« Si vous voulez vous engager chez moi et être mon serviteur... »

Le Contrat d'hypnothérapie de régression comporte deux parties.

1. Hypnose
2. Régression vers la cause

Le diable dit : « Si vous voulez travailler avec moi (vous vous engagez envers moi), vous devrez suivre mes instructions et faire les choses à ma façon (être mon serviteur). » Le Contrat d'hypnose nécessite l'autorisation du client pour vous permettre de le guider vers l'hypnose en tenant compte de vos directives. Mais l'hypnose ne vous donne accès qu'au niveau subconscient de l'esprit. Pour atteindre un résultat durable, le client doit être d'accord pour effectuer le cheminement nécessaire.

L'hypnothérapie de régression n'est pas un processus passif. Cela nécessite la participation du client. Vous avez besoin de la permission du client pour revisiter des souvenirs et des émotions douloureux. Si vous n'obtenez pas cela, vous serez ennuyé. Pour réussir, le client doit être prêt à aller là où vous avez besoin qu'il aille et à faire ce que vous voulez qu'il fasse lorsque vous le lui dites.

Vous ne pouvez pas le faire à la place du client.

Il faut de la conscience pour guérir la conscience. Vous ne pouvez pas simplement suggérer une émotion. Éviter les souvenirs inconfortables du passé ne fait que les garder piégés à l'intérieur. C'est ce qui génère les symptômes. Le client doit être prêt à accepter que des sentiments désagréables fassent partie du processus. Il doit être prêt à affronter des souvenirs et des émotions inconfortables, et à laisser apparaitre des vérités douloureuses ou honteuses qui pourraient survenir au cours du processus. C'est le point zéro.

Les Conditions Générales

Le terme fait référence à la période pendant laquelle le « contrat » est en vigueur. Les conditions définissent les droits et responsabilités des deux parties.

« Mais il y a une chose que je dois vous dire, c'est que pendant ces sept années, vous ne devez pas vous laver, ni vous peigner, ni vous couper les cheveux, ni tailler votre barbe, ni vous couper les ongles, ni essuyer l'eau de vos yeux. »

L'objectif de l'éducation du client est d'établir une attente mentale positive (PME) concernant le processus de guérison. Mais la PME n'arrive pas pendant le pré-talk, elle apparaît lors de la première séance d'hypnose. Vous vous préparez simplement à ce que cela se produise en disant au client à quoi il doit s'attendre.

La plus grande erreur que commettent de nombreux praticiens de l'hypnose est de rendre mystérieux ce que nous faisons. Vous devez être franc sur ce qui va se passer avant de commencer l'induction. Les tactiques de cape et d'épée sont dépassées. Ils ne sont certainement PAS centrés sur le client, et dans un cadre thérapeutique, ils sont largement contraires à l'éthique. Soyez transparent sur ce qui va suivre.

Le conseil de Jerry Kein était le suivant : « Dites-leur, dites-leur, dites-leur. » Dites au client ce qui va se passer. Dites-leur pourquoi cela va arriver. Dites-leur, en quoi le fait de permettre que ces choses se produisent leur sera bénéfique. Faites en sorte que ce que vous demandez au client de faire soit sûr et raisonnable, et vous ferez de lui un partenaire volontaire dans sa propre guérison.

Sept ans

Un mandat de sept ans n'est pas une période choisie au hasard. Le diable exige un engagement dans le processus de guérison. Parvenir à une résolution complète et persistante du problème peut prendre du temps. Il s'agit d'un contrat pour un changement réel et durable. L'hypnothérapie de régression n'est pas une technique de solution miracle. C'est un processus par lequel une transformation véritable et durable peut être réalisée.

Arriver à sa finalité et restaurer sa plénitude intérieure demande du temps, car beaucoup des problèmes que nous traitons ont leurs racines dans des expériences de l'enfance, en particulier avant l'âge de sept ans. Dans la croissance et l'évolution d'un enfant, les sept premières années impliquent un développement physique, cognitif, émotionnel et social important.

Par exemple, à sept ans, la plupart des enfants ont la notion du temps. Ils deviennent plus conscients et sensibles aux sentiments des autres, un trait appelé empathie. Et bien que l'enfant ait surmonté bon nombre des peurs qu'il avait quand il était plus jeune, il s'inquiète de l'opinion des autres et peut toujours avoir peur de l'inconnu. De ce fait, fréquenter une nouvelle école peut générer un stress important pour un enfant de sept ans.

Certains nombres reviennent dans la littérature sacrée, car ils sont associés à des idées spécifiques. Le chiffre sept était considéré comme sacré dans de nombreuses cultures, y compris les Perses, qui considéraient le diable comme le frère jumeau de Dieu. Pour les Hébreux, sept représente l'union entre le Divin (3) et l'Homme (4), entre l'Esprit et la Matière.

Sept est un nombre d'achèvement ou de complétude. Il y a sept jours dans la création, qui se reflètent dans les sept jours de la semaine. Sept représente un cycle complet. Fait intéressant, le chiffre sept est associé à la lettre G (zayin), qui est une flèche. Le sens originel est une arme signifiant à la fois une distance à parcourir et la guerre. La guerre notifie le rejet de l'identité, un conflit interne.

« Faire sept fois », signifie un serment portant le sceau de la sainteté. C'est un contrat ! La thérapie du diable implique un protocole en sept étapes. Dans certains cas, les sept phases peuvent être complétées en une seule séance. Le plus souvent, le client aura besoin de plusieurs séances pour obtenir une résolution totale du problème. En effet, plusieurs aspects, plusieurs événements et plusieurs causes peuvent générer les symptômes.

Ne pas laver

L'une des conditions clés du contrat thérapeutique est de permettre aux sentiments et émotions inconfortables de prendre conscience de leur conscience. Le diable ne dit pas au client de renoncer à ses soins personnels. Il dit : « Ne coupez pas vos sentiments ! »

Pour obtenir la guérison, le client doit être prêt à laisser ses sentiments surgir, s'exprimer et se manifester pleinement. Le diable ne cache pas que cela va devenir désagréable. Il révèle qu'en travaillant avec lui, vous devez être prêt à être honnête et à vous autoriser à ressentir vos émotions.

Enfants, on nous a appris à éviter nos mauvais sentiments. Nous avons appris à rentrer nos tripes, à acquérir la bonne attitude et à marcher au pas vers une voix interne qui commande : « Ne pense pas, ne parle pas, ne ressens pas ». Mais être un petit soldat coriace constitue une grande partie du problème.

Les sentiments et les émotions sont naturels. C'est la résistance à ressentir la sensation qui provoque l'inconfort. Le diable enseigne au client à prêter attention à ce qui se passe dans son corps et à permettre aux sentiments et émotions désagréables de s'exprimer.

Résister, c'est ne pas laisser entrer. Le contraire de la résistance, c'est l'amour.-**Thorwald Dethlefsen**

Fondamentalement, nous n'avons que deux sentiments. On se sent bien ou on ne se sent pas très bien, c'est tout. Nous sommes soit dans un état de contraction, soit dans un état d'expansion. Dans un état élargi, on est bien. Le corps est détendu, chaud et ouvert. Nous nous sentons en sécurité, satisfaits, heureux, paisibles, aimants, libres et vivants. La contraction est perçue comme une tension physique, une oppression et une douleur.

Les émotions sont la manière dont le subconscient communique à travers le corps. Des émotions comme la peur, l'anxiété, la colère, le ressentiment, la tristesse, la solitude et la culpabilité peuvent être trouvées et ressenties dans le corps, généralement dans l'intestin, la poitrine ou la gorge, mais elles peuvent également se situer dans le cou, les épaules, les jambes, n'importe où dans le corps, vraiment.

La thérapie du diable n'est pas simplement une autre technologie de masquage et d'évitement. Elle est différente. Le client devra être prêt à retrousser ses manches de chemise et à se salir. Cela signifie laisser ces sentiments inconfortables remonter à la surface de la conscience où ils peuvent être reconnus, acceptés et libérés. Une fois qu'un sentiment inconfortable a été pris en compte, il peut être libéré. Embrasser l'émotion la libère complètement, rétablissant la capacité du client à se sentir à nouveau bien.

Ne vous coupez pas les cheveux ni la barbe

Vous vous souvenez de l'histoire de Samson et Dalila ? Samson est un homme grand, fort et poilu qui tombe amoureux de la prostituée Delilah. Delilah, dont le nom signifie « celle qui a affaibli, ou déracinée ou appauvrie », séduit Samson. Samson, qui a de beaux et longs cheveux, s'endort après son rendez-vous avec Delilah et pendant son sommeil elle lui coupe les cheveux.

Vous vous souvenez des sept ans ? Un serment portant le sceau de la sainteté est à faire sept fois. Samson a fait un vœu ascétique, qui consiste notamment à s'abstenir de se couper les cheveux ou la barbe. Lorsque Delilah coupe les sept mèches de cheveux de Samson, elle lui vole sa force spirituelle.

Comme Samson, nous avons été séduits par le monde au détriment de notre moi authentique. La répression nous déconnecte de notre intégrité fondamentale. En nous dissociant de nos sentiments, nous avons perdu contact avec notre puissance intérieure, le pouvoir qui est la source de notre santé, de notre bonheur et de notre bien-être.

Lâcher ses cheveux, c'est se détendre, lâcher prise, être naturel, décomplexé, authentique. L'exigence de ne pas se couper les cheveux est de mettre de côté la réflexion, l'analyse, le jugement et d'essayer de comprendre les choses, et de donner à votre Soi Authentique, la permission de s'exprimer.

La barbe, lorsqu'on la laisse pousser, est un symbole de maturité, signifiant connaissance et sagesse. Le but humain le plus élevé, que nous l'appelions sagesse ou illumination, est de tout accepter. C'est la prise de conscience que tout va parfaitement bien, tel quel. C'est ce qu'on entend par véritable connaissance de soi. C'est réaliser que vous allez bien, tel que vous êtes.

Ce que les autres pensent de vous ne vous regarde pas. Tant qu'il y a quelque chose qui vous dérange ou qui, selon vous, doit être changé, vous n'avez pas encore atteint la connaissance de vous-même. La réalité, c'est qu'il n'y a rien qui va mal chez vous. Vous avez été conçu, par la nature, pour exprimer la santé et le bonheur. Vous avez été conçu pour vous auto-guérir. Donc, s'il y a un problème, c'est parce que quelque chose s'est produit qui a interrompu votre programmation interne spontanée pour la santé et le bonheur. Le diable le sait. Il sait aussi que quoi qu'il arrive, Dieu l'a voulu pour de bon. Après la pluie, le beau temps. Chaque malédiction s'accompagne d'une bénédiction. Et derrière chaque symptôme se cache un objectif positif. Le défi en regardant le passé est de trouver les cadeaux dans les déchets émotionnels.

Ne coupez pas vos ongles

Se couper les ongles est une façon de prêter attention à son apparence personnelle. La guérison nécessite de se détourner des éléments extérieurs et de l'apparence des choses pour regarder profondément à l'intérieur. Lorsqu'on laisse pousser les ongles, ils se transforment en griffes, signe d'agressivité. On apprend aux enfants à réprimer leurs sentiments combatifs et à être gentils. Ce conditionnement social joue un grand rôle dans le développement du mal-être. Ce qui a été refoulé, rejeté, évité, abandonné doit pouvoir sortir et avoir la permission de s'exprimer.

Ne vous essuyez pas les yeux

Le travail de libération émotionnelle est une partie importante du processus de guérison de l'hypnothérapie de régression. C'est ce qui permet au client de parvenir à la clarté et de faire des choix plus nouveaux et plus sains. Les yeux symbolisent la conscience. On dit que les yeux sont le miroir de l'âme. Une variante de ce proverbe dit que les yeux sont la fenêtre de l'âme.

Les yeux perçoivent ce qui se passe et communiquent des émotions. Ainsi, ce que nous voyons et ce que nous ressentons sont intimement liés. Notre conscience de notre environnement est basée sur nos cinq sens : voir, entendre, sentir, goûter, toucher et ressentir. La façon dont nous percevons quelque chose détermine ce que nous éprouvons. Une perception positive déclenchera des sentiments de confort et de bien-être. Une perception négative générera des sentiments d'inconfort et des émotions comme la peur, la tristesse et la colère. Le subconscient est l'esprit émotionnel, nous voulons donc que le client soit attentif aux sentiments et aux émotions.

La plupart d'entre nous ont été conditionnés à rejeter ou à mépriser les sentiments et émotions inconfortables. Nous avons appris à utiliser la pensée pour nous désintéresser de la vérité sur ce que nous ressentons. Bien que cela nous ait permis de continuer à persévérer lorsque nous étions enfants, ignorer habituellement notre système de rétroaction biologique finit par faire des ravages. Avec le temps, ces émotions non résolues s'exprimeront par un mal-être physique, mental et émotionnel.

Le Dr Paul Brand, chirurgien de la lèpre de renommée mondiale, a découvert que les personnes atteintes de ce mal n'ont pas la chair pourrie. Elles sont incapables de ressentir physiquement leurs sentiments. La maladie provoque la coupure du flux sanguin dans des parties clés du corps, entraînant la mort des terminaisons nerveuses. À mesure que les terminaisons nerveuses meurent, la personne perd la capacité de ressentir de la douleur. Ne pas ressentir la douleur peut entraîner de graves complications. Par exemple, les lépreux ont tendance à devenir aveugles parce qu'ils ne peuvent pas ressentir les sensations inconfortables qui nous font cligner des yeux. Lorsqu'une personne met un couvercle sur ses émotions, ces sentiments restent piégés à l'intérieur. Cela peut entraîner des symptômes tels que :

- Dépression
- Chagrin
- Anxiété
- Difficulté à ressentir des émotions
- Troubles de l'alimentation
- Dépendance à la nourriture, à l'alcool, aux drogues, au jeu, à la pornographie, etc.
- Procrastination
- Besoin de reconnaissance
- Problèmes de confiance
- Problèmes relationnels
- Contrôle du comportement
- Comportement d'évitement
- Blâmer
- Autocritique
- Abus
- Auto-sabotage
- Problèmes d'argent
- Pensées obsessionnelles

Le client doit être prêt à permettre aux sentiments et aux émotions de faire partie du processus. N'essayez pas d'effacer la vérité sur ce que vous ressentez. Ne niez pas vos sentiments les plus profonds. Les larmes, qu'elles soient de tristesse, de colère, de chagrin ou de joie, doivent être portées à la conscience et autorisées à s'exprimer.

L'acceptation

Le soldat a répondu : « S'il n'y a rien d'autre à faire, autant me lancer. »

L'acceptation se produit lorsque l'autre partie consent à exécuter la tâche moyennant la compensation spécifiée dans le contrat.

Le diable l'expose dès le début. Il n'y a pas d'argumentaire de vente, pas de tromperie. Il n'a pas le droit de travailler de cette façon, contrairement à la croyance populaire. Le diable doit suivre la nature. Alors, il dit au soldat : « *si tu veux aller mieux, tu vas devoir faire cette besogne* ». *La question est : êtes-vous prêt à vous laisser ressentir vos sentiments les plus authentiques ? Êtes-vous prêt à vous donner la permission de libérer ces sentiments inconfortables afin de vous sentir bien ?*

Et que répond le soldat ? *Si l'on n'y peut rien, autant commencer.* Pas vraiment un hourra ! L'acceptation du contrat par le client est plus un acte de résignation que de volonté. C'est un problème. Désirer guérir n'est pas la même chose que vouloir faire ce qui est nécessaire pour permettre la guérison. Certaines personnes espèrent juste une pilule. Elles ne sont pas vraiment disposées à apporter les changements de vie primordiaux pour avoir en retour les résultats durables qu'elles souhaitent.

C'est pourquoi le contrat est si important pour votre réussite. L'objectif d'une transformation durable est atteint grâce à un processus de restauration de l'équilibre et de l'harmonie internes. La nature fera le reste. Il faut le temps nécessaire pour obtenir la guérison. C'est le contrat. Vous ne vous contentez pas de guider le client vers l'hypnose et de lui faire quelques suggestions. L'hypnothérapie de régression exige davantage du client. Ainsi, votre pré-talk éducatif doit être plus complet que votre pré-talk de base sur l'hypnose.

L'hypnothérapie de régression est un voyage de découverte de soi qui emmènera le client en territoire inexploré. Il doit être prêt à permettre à des pensées, des sentiments et des souvenirs inconfortables de prendre conscience. Et bon nombre des problèmes sur lesquels vous travaillerez seront enracinés dans des expériences traumatisantes non résolues du passé. Naturellement, la plupart des gens ne veulent pas y aller. Mais la recherche montre que le seul moyen efficace de traiter définitivement un souvenir traumatique est de faire face aux sentiments enfermés dans le souvenir. C'est l'œuvre du diable.

La guérison est accomplie à l'instant où le patient ne voit plus aucune valeur à la douleur. — **Un cours en miracles**

Le manque apparent d'enthousiasme de Hans ne signifie pas qu'il est difficile. C'est juste qu'il a été conditionné à voir la réalité de manière mécanique. Ainsi, face à des problèmes physiques ou émotionnels chroniques, il a tendance à chercher un mécanicien qui lui administrera le traitement nécessaire pendant qu'il se couche passivement. Il veut juste que les symptômes disparaissent. Le problème avec cette attitude est que la guérison est un travail intérieur.

Vous ne pouvez pas réparer l'esprit de l'extérieur. Et le seul endroit où notre soldat n'a pas regardé, c'est à l'intérieur. Ce qu'il y a dedans, ce sont des sentiments et des souvenirs qu'il n'a pas voulu voir. Pas étonnant qu'il hésite à y aller ! Il ne veut pas avoir à ressentir, à savoir, ou à être. C'est juste qu'il a déjà épuisé toutes les autres voies. Quelle autre option existe-t-il ? Donc, s'il n'y a pas d'autre moyen, si l'on ne peut pas l'aider, raisonne-t-il, autant se lancer... même si cela signifie affronter le dragon.

Vous pouvez travailler avec ça. C'est là que n'importe quel diable digne de ce nom scellerait l'affaire, en affirmant à quel point il a été horrible de devoir traverser la vie en se sentant si mal, si hors de contrôle, si impuissant, désespéré, effrayé et seul — encore et encore. Le diable rappellerait alors au client qu'il y a une bonne raison pour qu'il ressente cela. Il lui remémore que, quels que soient les changements de circonstances et le passage du temps, des décennies parfois, le sentiment est toujours présent.

Ce sentiment c'est ce qui appelle une résolution. Et cela est lié toutes les fois où le client s'est senti ainsi. Ce sentiment remonte à la toute première fois où il a ressenti cela. C'est là que nous devons aller pour trouver la guérison. C'est le contrat que vous recherchez. Nous allons là où nous devons aller pour obtenir la guérison.

Ne procédez jamais à l'hypnose tant que vous n'avez pas un contrat contraignant. Si le client dit ou sous-entend : « Oui, je suppose que s'il le faut », ce n'est pas une motivation suffisante pour continuer. Croyez-moi, cela reviendra à vous mordre les fesses plus tard. Vous devez identifier, reconnaître et résoudre toute réticence du client avant de poursuivre le processus de guérison.

Ce que vous recherchez, c'est un oui à 100 % ! Je veux être libre de ça ! Ainsi, si le client espère une solution externe telle qu'un médicament ou une intervention chirurgicale et qu'il est simplement disposé à essayer l'hypnose, il n'est, en fait, pas prêt à continuer. Il ne s'investit pas suffisamment dans les résultats pour réussir.

Il n'a pas besoin d'être fascinés par le fait de laisser des souvenirs et des émotions inconfortables prendre conscience. Personne ne l'est. Mais il doit s'engager à parvenir à une guérison complète. Pour y arriver, il est nécessaire d'avoir un contrat, pour l'hypnose et le processus thérapeutique de régression à la cause.

Résistance

L'acceptation du contrat par le client doit permettre à la fois, l'hypnose et la thérapie de régression. Sans cela, vous devrez faire face à de la résistance.

Au cours des séances, la résistance peut se manifester par :

- Résistance à l'hypnose

- Résistance à éprouver des sentiments inconfortables

- Résistance à revoir des événements passés douloureux

- Résistance à admettre des vérités honteuses

- Résistance à ressentir des sentiments désagréables

La résistance ne signifie pas que le client est difficile. C'est simplement la preuve que vous n'avez pas encore de contrat, qui permet à cela (quoi que vous rencontriez) de faire partie du processus. Vous avez besoin d'une autorisation consciente et subconsciente pour guider le processus.

L'esprit conscient peut opposer de la résistance, parce que vous demandez au client de faire face consciemment à quelque chose qu'il essaie d'éviter. Le conscient doit avoir une bonne raison de céder le contrôle et de vous permettre de guider le processus de guérison.

Le subconscient peut générer de la résistance, car il a le devoir de protéger le client de toute menace, réelle ou imaginaire. Il a besoin, de se sentir en sécurité lorsqu'il coopère et révèle des informations sensibles, qui, dans le passé étaient effrayantes ou accablantes pour le client. Vous pouvez éliminer beaucoup de résistances inutiles simplement en utilisant votre pré-talk pour satisfaire ces besoins importants.

Gain secondaire

La résistance ne signifie pas que le client s'accroche au problème parce que cela lui profite d'une manière ou d'une autre. Blâmer le client ne le guérira pas. Alors, écoutez bien ceci : la résistance, c'est la peur. Les êtres humains ont naturellement peur de l'inconnu. Et le gain secondaire est toujours deuxième après le gain primaire.

Si vous vous concentrez sur la résolution du gain principal, la plupart du temps, le bénéfice secondaire disparaîtra ou aura une solution assez simple. Le principal bénéfice est presque toujours celui de la sécurité. C'est la première directive du subconscient : protéger. Lorsque vous rencontrez une résistance, trouvez ce sentiment et concentrez-vous sur cette peur. Cela devient la prochaine étape.

C'est le travail de l'hypnothérapie de régression ! La résistance est un blocage. Il est là pour une bonne raison, mais empêche le client de guérir. Alors, rendez le client responsable des résultats. Rappelez-lui : « Je ne peux pas le faire à votre place ! » Assurez-vous d'avoir un contrat qui autorise la prochaine étape, et elle se déroulera facilement.

Résumé

Le but du pré-talk éducatif est d'établir un contrat contraignant qui vous permet de guider le processus de guérison. Parce que l'hypnothérapie de régression exige davantage du client, votre pré-talk doit être plus complet que ce qui est demandé pour le contrat d'hypnose standard.

Le contrat d'hypnose nécessite simplement un accord du client afin d'autoriser l'hypnose à se produire, en mettant de côté la réflexion et en suivant les instructions. Le contrat d'hypnothérapie de régression, quant à lui, exige que le client participe activement au processus de création de changement, de l'intérieur vers l'extérieur. Pour obtenir un résultat durable, le client doit être prêt à :

1. Vous permettre de guider le processus en respectant les directives.
2. S'engager dans un processus d'auto-guérison facilité.
3. Permettre aux souvenirs et aux sentiments inconfortables de prendre conscience.
4. Restez concentré sur les sentiments.

En apprendre plus sur le Éducatif Pré-discours Cours ici:https://www.tribeofhealers.com/ready-for-regression-first-sessioncours système/

CHAPITRE 6 :
Testez et préparez-vous à la régression

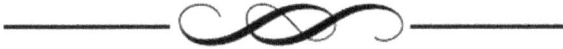

A lors, il partit avec le petit homme qui le conduisit tout droit en enfer. Là, le diable lui a dit quoi faire : entretenir les feux sous les chaudrons où cuisent les âmes damnées ; nettoyer la maison ; porter les déchets derrière la porte arrière et, en général maintenir l'ordre.

Pour les anciens, l'enfer était un endroit sombre, mystérieux et effrayant. Ce n'était pas un lieu de flammes et de soufre ou de punition pour les péchés. En Égypte, le monde souterrain était un lieu de jugement et de renaissance. Les images égyptiennes montrant les méchants détruits dans les foyers des enfers représentaient les ennemis du dieu soleil (lumière). Ces esprits des ténèbres, brûlés par la lumière ardente du lever et du coucher du soleil, étaient interprétés par les premiers chrétiens comme les tourments des âmes damnées.

Psychologiquement, l'enfer est le « Royaume des ombres ». C'est le territoire du subconscient où tout ce que nous avons nié et jugé a été banni de la conscience. Cela fait de l'Esprit un enfer.

Ce qui mijote en enfer, ce sont toutes les impulsions inadmissibles ; tout ce que nous avons refusé d'accepter, y compris notre potentiel non réalisé, se trouve en nous, enterré vivant. Ce que nous condamnons, en nous-mêmes ou chez les autres peut être hors de vue, mais cela n'est jamais en dehors de l'esprit. Plus nous les réprimons et essayons de les éviter, plus ces choses feront des ravages dans nos vies.

Le niveau subconscient de l'esprit est le foyer de tous les problèmes. C'est là que nous devons aller pour résoudre le problème. Mais avant de commencer à faire régresser le client vers des événements passés douloureux, vous devez le préparer à ce travail que vous effectuerez ensemble. Vous ne pouvez pas le faire pour lui.

Le diable rend le client responsable des résultats. Assurez-vous que votre client est prêt, disposé et capable d'effectuer le travail requis pour réussir en lui apprenant quoi faire. L'hypnose étant l'état optimal pour l'apprentissage, commencez par guider le client vers l'hypnose.

L'hypnose

Il existe de nombreuses façons d'induire l'hypnose, mais l'objectif est de mettre de côté, la partie pensée critique de l'esprit, afin d'accéder à la partie irrationnelle et émotionnelle. Le regretté Dave Elman[10] a défini l'hypnose comme « le contournement de la fonction critique de l'esprit conscient, suivi d'une suggestion sélective acceptable ».

---

[10] Dave Elman, *Hypnotherapy* (1964).

L'esprit subconscient est l'esprit émotionnel, donc, le moyen le plus rapide d'amener l'hypnose est de provoquer une sensation inconfortable. Mais lors de la première session, il est préférable de ne pas submerger le client avec ses problèmes. Avant de commencer à le faire régresser vers des événements douloureux du passé, assurez-vous qu'il est prêt à :

1. Suivre vos instructions.
2. Permettre aux émotions désagréables de prendre conscience.

C'est le contrat.

Dans un cadre thérapeutique, l'hypnose est vraiment la partie la moins importante de la séance. Les gens ne paient pas pour de l'hypnose. Ils paient pour des résultats. Vous ne voulez pas perdre beaucoup de temps sur l'induction. Vous voulez amener le client en hypnose et ensuite vous mettre au travail sur le problème. Très bien, mais avant de pouvoir faire cela, vous avez besoin d'un individu convaincu que l'hypnose s'est produite et qui peut entrer très rapidement dans un état de somnambulisme.

La véritable régression nécessite le somnambulisme. Le somnambulisme permet la revivification d'événements passés, et pas simplement le rappel de ces moments. Vous devez tester la profondeur. Vous devez également fournir la preuve que le client est hypnotisé parce que c'est pour cela qu'il pense payer. N'oubliez pas que le client s'investit dans l'hypnose comme solution. Leur conviction que le changement souhaité va se produire dépend de leur certitude que l'hypnose a bien eu lieu.

Si le client ouvre les yeux à la fin de la séance et dit : « Je ne pense pas avoir été hypnotisé », vous n'obtiendrez pas les résultats escomptés. Alors ne sautez pas ces deux étapes importantes. Vérifiez l'état et fournissez un élément convaincant.

J'utilise l'Elman induction dès la première séance, car elle peut être adaptée à n'importe quel client. Elle se transforme facilement en induction de relaxation ou en induction rapide et dispose d'un test intégré pour le seuil de somnambulisme, qui est l'amnésie par suggestion. Un autre test pour déterminer le seuil de somnambulisme est l'anesthésie au gant. Ce test peut également servir de moyen de conviction pour prouver au client qu'il est réellement et véritablement hypnotisé.

La relaxation, n'est pas une nécessité pour l'hypnose, mais, la plupart des gens n'ont aucune résistance à la détente. Pour la première séance, j'aime utiliser une induction de relaxation. Guider un client à se relâcher en hypnose vous donne plus de temps pour observer les réponses, vous permettant ainsi de vous adapter aux ses besoins. Les sentiments et sensations de relaxation croissante offrent la preuve que l'hypnose est sécuritaire tout en garantissant que la première séance du client avec vous soit agréable. Vous pouvez ensuite vous servir de ces expériences pour établir des attentes positives envers les sessions futures.

Une fois que le client est en somnambulisme, j'utilise l'état pour le conditionner à une induction rapide. Je lui enseigne alors comment effectuer les quatre tâches suivantes, qui font partie du processus de guérison de l'hypnothérapie de régression.

Les tâches

Les tâches en enfer sont quatre étapes de guérison universelles. Celles-ci sont utilisées par les guérisseurs du monde entier et s'appliquent à toute intervention de guérison, qu'il s'agisse d'une guérison basée sur l'énergie, sur les émotions ou d'une bonne guérison physique à l'ancienne.

J'ai découvert ces étapes pour la première fois au début des années 90, lorsque j'ai suivi une formation de base en guérison Pranique. La guérison Pranique est une méthode basée sur l'énergie qui encourage la guérison en éliminant l'énergie toxique ou bloquée du système corps-esprit et en la remplaçant par l'énergie vitale ou le prana. Le protocole de guérison Pranique en quatre étapes est le suivant :

1. Ressentir
2. Nettoyer
3. Dynamiser
4. Sceller

Tout d'abord, vous ressentez la région de la blessure. Par exemple, douleur physique ou psychique, tension, tiraillement, inflammation, infection. Ensuite, vous nettoyez la lésion pour éliminer les débris toxiques qui pourraient empêcher la guérison comme : la saleté, une écharde, du pus, des pensées négatives et les énergies émotionnelles.

Vous dynamiserez alors la zone venant d'être nettoyée en remplissant le vide avec de l'énergie positive. Par exemple, antiseptique, énergie Pranique, déclarations de validation, imagerie positive. Cela contribue à encourager le processus naturel de guérison.

La dernière étape consiste à sceller la zone qui a été lavée et stimulée. Cela met une couche de protection sur l'endroit de la plaie fraîchement traité pour empêcher la réinfection pendant que la nature fait son travail. Par exemple, appliquez un pansement, remplissez-la d'une lumière bleue, d'images guidées et de suggestions positives de changement.

Ces quatre étapes correspondent aux instructions du diable : entretenir le feu, nettoyer la maison, porter les ordures et maintenir l'ordre.

1. Entretenir le feu

S'occuper signifie « prêter attention à ». Ce qui bouillonne dans la marmite est une sensation intérieure que le client n'aime tout simplement pas. Ce qui maintient l'histoire de la douleur en vie, c'est le feu qui brûle sous le chaudron. C'est l'impératif des symptômes.

Souvent, au moment où un individu vient vous voir, il souffre vraiment, physiquement ou émotionnellement. La douleur joue un rôle important en nous alertant d'un problème. C'est son but. La première étape consiste donc à prêter attention au ressenti désagréable en se concentrant sur le corps. C'est là que nous vivons nos sentiments.

Les symptômes sont inconfortables. Il peut s'agir d'une bosse, d'une protubérance, d'une douleur ou d'une sensation de mal-être, mais le symptôme est un signal insistant provenant d'un événement qui l'a provoqué. Ce sentiment a tout à voir avec le problème. Se focaliser sur la sensation, c'est comme mettre plus de bois sur le feu. Cela augmente le sentiment, le rendant plus fort. L'amplification d'un sentiment en amène davantage à la conscience. Cette configuration garantit que vous obtenez un pont solide vers la situation à l'origine du problème. Entretenir le feu signifie se concentrer sur le ressenti.

2. Maison propre

Lorsque nous sommes arrivés au bout de nos forces, la vraie liberté exige un grand nettoyage. Faire le ménage veut dire, déblayer tout ce qui nous encombre. Une maison est un lieu d'amour. L'endroit dans lequel nous vivons est dans notre esprit. Cela signifie libérer toutes les pensées et tous les sentiments qui contribuent au problème. Il ne s'agit pas d'essayer de se débarrasser de cette sensation. Il s'agit d'accepter le sentiment et de lui donner la permission de s'exprimer.

Le seul moment où un sentiment peut nous blesser, c'est quand il est enfermé à l'intérieur. C'est comme de la saleté emprisonné dans une plaie ouverte. Ignorez-la pendant une certaine période, et la lésion s'envenimera et deviendra de plus en plus douloureuse. Cependant, les sentiments ne persistent pas longtemps lorsqu'on se contente de les ressentir. La nécessité de le trouver est de pouvoir le libérer parce que sentir le sentiment libère le sentiment.

« Tous les sentiments sont doux et de courte durée, à moins qu'il n'y ait une résistance à ressentir ce sentiment ». —**Gay Hendricks**

Les sentiments sont conçus pour surgir et disparaître assez rapidement. C'est lorsque nous leur résistons qu'ils restent bloqués et commencent à poser des problèmes. S'insurger contre un sentiment arrête son flux naturel. Tous les sentiments servent un objectif positif. Ils font partie de notre système de rétroaction biologique naturel. Ainsi, tous les sentiments sont respectables, même les plus inconfortables. Les bons font du bien. Ils nous font savoir que tout va bien. Tous nos besoins sont adéquatement satisfaits.

Mauvais, les sentiments sont comme des sonnettes d'alarme qui se déclenchent. Ils sont là pour nous alerter dès qu'une menace pèse sur notre bien-être, afin que nous puissions réagir de manière appropriée pour rétablir l'harmonie. La difficulté est que les mauvais sentiments sont désagréables. La tendance est alors d'essayer d'éviter de les ressentir. Mais, cela ne fonctionne jamais.

Lorsque vous refoulez vos sentiments nuisibles, cela installe un couvercle sur tous vos sentiments. C'est le problème des antidépresseurs. Ils ne font pas de distinction entre les bons et les mauvais sentiments. Ils mettent un couvercle sur tous. La personne peut cesser de se sentir mal, mais cela se fait au détriment de vivres ses sentiments agréables. Ce n'est pas une vie !

Ce n'est pas une stratégie efficace pour gérer les émotions. Les clients doivent le savoir. Le blocage des émotions peut entraîner des symptômes très néfastes, car les sentiments sont toujours là. Ils ne sont pas partis. Les sentiments refoulés bouillonnent sous la surface, augmentant la pression au fil du temps. L'unique solution est de nettoyer la maison en vivant la sensation.

De nombreuses pensées et sentiments ont été programmés en nous dès le début de la vie afin que nous puissions opérer au niveau du monde. Mais l'univers est en conflit. Ressentir l'émotion libère la tension interne, rétablissant la stabilité et l'harmonie du système corps-esprit. Ayez confiance, lorsque l'équilibre sera restauré, la guérison se produira.

Hippocrate a enseigné que la guérison n'est pas quelque chose que nous faisons. C'est quelque chose que nous permettons en supprimant les obstacles au flux naturel d'énergie à travers le corps. Vous pouvez compter sur cela, car le nettoyage de la maison entraînera des changements internes. Lorsqu'un blocage est libéré, le client le ressent physiquement. Cela peut ressembler à une sensation de soulagement, de légèreté ou de paix. Il pourra peut-être enfin respirer ! Ce sont les produits dérivés naturels de la libération.

3. Transporter les déchets

Transporter les déchets derrière la porte est le processus consistant à rassembler les changements positifs dans la perception et le ressenti, en les validant. Les mettre derrière la porte demande au subconscient de conserver le changement. C'est un peu comme appuyer sur le bouton enregistrer. Cela encourage le subconscient à permettre davantage de modifications.

La guérison a tendance à être un processus de changement croissant. Cela n'arrive pas toujours d'un seul coup. C'est particulièrement vrai lorsque vous travaillez sur un problème physique, car le corps est soumis à des lois physiologiques. C'est la nature. Le changement émotionnel peut également prendre du temps, parce que les grandes émotions sont inconfortables. Cela peut déclencher l'intervention des défenses naturelles du subconscient pour se protéger, empêchant ainsi la guérison de se produire.

Les changements progressifs sont beaucoup plus sûrs et, par conséquent, plus faciles à autoriser pour le subconscient. En conséquence, le client peut constater des changements remarquables au fil du temps. Ces changements progressifs peuvent ensuite être utilisés pour offrir une preuve tangible au client qu'il a abandonné quelque chose. Il vous suffit d'y attirer l'attention. Le client peut ne pas se rendre compte qu'un changement est en train de se produire, car beaucoup d'entre eux peuvent sembler minimes, voire sans conséquence. Alors, lorsqu'il y a une évolution vers le mieux, attirez l'attention dessus. Reconnaissez-le. Notez-le et mettez-le de côté pour plus tard.

Lorsque vous apprenez une compétence, ne recherchez pas une amélioration importante et rapide. Recherchez la petite amélioration un jour à la fois. _ **Daniel Coyle**

Le diable comprend que le secret de l'authentique richesse, qu'elle soit physique, émotionnelle ou spirituelle, réside dans l'approbation de la vérité. Au lieu d'essayer de suggérer un changement, constatez chaque amélioration au fur et à mesure qu'elle se produit. C'est la réalité de la personne ! Validez toutes les idées ou les meilleurs sentiments. Ratifiez ensuite le droit du client de continuer à grandir et à se transformer à travers ce processus. Cela ouvre la voie à davantage de métamorphoses.

Au fur et à mesure que la pression interne est relâchée, le client ressentira plus de clarté mentale. Lorsque vous participez à un événement du passé, il sera en mesure de fournir davantage de détails, ce qui facilitera votre travail. Il commencera également à avoir un aperçu de la ou des causes du problème et de la manière dont ces éléments l'ont impacté dans la vie quotidienne. Cela ouvre la porte à un réel changement.

Chaque version produit un incrément de changement grâce au changement de perception. Cela devient un balayage qui peut être mis de côté comme un apprentissage subconscient. La perspicacité mène à la compréhension de soi et à l'autonomisation. La gratitude et la compassion commencent à affluer, permettant le pardon de soi et des autres.

C'est à ce moment-là que des états de conscience plus élevés peuvent être réalisés, apportant un sentiment d'épanouissement et de sagesse plus étendu.

Libérer les émotions piégées instaure une sensation d'espace dans l'esprit. Les émotions positives affluent pour remplir cet espace, car elles sont alignées sur notre état naturel de santé, de bonheur et de bien-être. L'espace créé par le processus de libération rend le subconscient beaucoup plus réceptif aux suggestions. Plutôt que de simplement proposer des suggestions de changement, suggérer une validation du changement immédiatement après une session. Cela renforcera ce qui se passe déjà chez le client.

Valider ce que le client vit réellement devient une déclaration de vérité. Cela augmentera la suggestibilité et encouragera l'apprentissage à un niveau subconscient de l'esprit. Vous n'avez pas besoin d'un script pour cela. Il ne vous reste plus qu'à confirmer ce qui est déjà vrai pour le client. Par exemple, si le client signale qu'il se sent mieux, validez ce sentiment plus récent et meilleur.

Ratifiez toutes les idées qui peuvent vous venir à l'esprit. Ces prises de conscience indiquent que l'apprentissage est en train de se produire. Proposez des suggestions qui valident que le changement s'est produit, est en train d'arriver et poursuivra son accomplissement. Ensuite, validez le droit du client de continuer à grandir, à changer et à s'améliorer. Valider des changements progressifs peut ouvrir la voie à un changement plus radical.

Valider, c'est utiliser le pouvoir du « compounding ». Le « compounding » est ce qui se produit lorsque vous avez de l'argent en banque qui rapporte des intérêts sur les intérêts. Chaque confirmation de changement est comme une brique dans le mur du changement permanent que vous construisez.

La première brique pose les fondations pour les couches de brique suivantes. C'est là le pouvoir de l'unité.

1

Mais les briques ne sont pas simplement empilées les unes sur les autres. Une disposition correcte des briques nécessite qu'elles soient décalées pour assurer une bonne stabilité. Ainsi, la validation suivante renforce le rang primaire en posant une nouvelle brique à côté de la première. Cela permet de mettre en place le prochain niveau.

Maintenant, il y a deux briques sur la base avec une posée au sommet, juste entre elles... C'est la puissance de trois.

3

1 — 2

La prochaine validation renforcera encore une fois l'énergie retenue dans les couches précédentes. Une autre brique est posée sur le socle, ainsi que sur le deuxième niveau, avant d'établir la couche suivante. Maintenant, il y a trois briques à la base, deux briques au deuxième niveau et une au sommet. C'est la puissance six.

6

3 — 5

1 – 2 - 4

Chaque validation ajoute une autre couche en renforçant les précédentes. La couche suivante augmentera l'énergie du changement à dix ; quatre sur la base, trois sur la deuxième couche, deux sur le troisième niveau et un sur le quatrième. C'est le niveau dix.

$$10$$

$$6 — 9$$

$$3 – 5 – 8$$

$$1 – 2 – 4 - 7$$

La couche suivante sera composée de $5 + 4 + 3 + 2 + 1 = 15$ briques, et ainsi de suite. Parce que le pouvoir du « compounding » est exponentiel, les validations du changement s'accumulent très rapidement dans le subconscient.

Apparition des symptômes

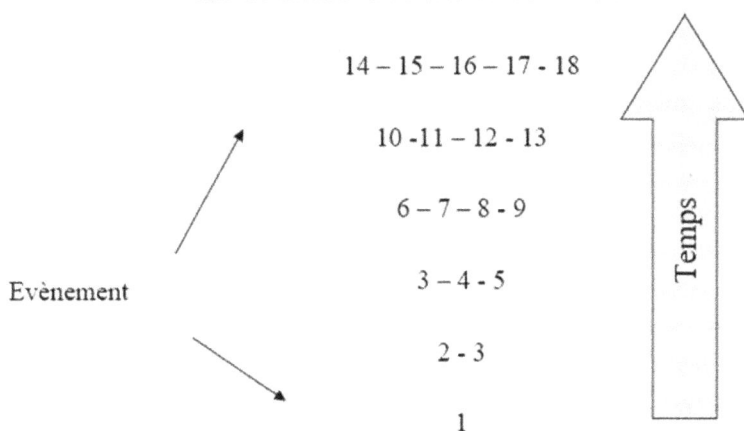

14 – 15 – 16 – 17 - 18

10 -11 – 12 - 13

6 – 7 – 8 - 9

Evènement

3 – 4 - 5

2 - 3

1

Temps

Dans l'ensemble, ce n'est qu'une brique de plus dans le mur. – **Pink Floyd**

4. En général, gardez l'ordre

Conserver l'ordre signifie maintenir les choses en bonne relation les unes par rapport aux autres. C'est une tâche que le subconscient accomplit magnifiquement. Il le fait en généralisant tout enseignement. Chaque nettoyage est le résultat d'une libération, une petite modification de perception qui est mise de côté, derrière la porte, en tant qu'apprentissage du subconscient. À mesure que vous restez cohérent avec le processus, ces réalisations s'accumuleront et, éventuellement, il les utilisera comme des vérités.

Lorsqu'un changement se produit, il force le subconscient à se restructurer. Il prend ces récents apprentissages et les répercute à travers les différentes couches de conscience, les diffusant à d'autres domaines de la vie de la personne. Cela établit un autre niveau interne d'ordre et de stabilité. Vous pouvez encourager les efforts de réorganisation du subconscient en demandant au client de conclure l'affaire avec une déclaration d'engagement.

Tout d'abord, validez que le changement est en train de se produire. Demandez ensuite au client s'il souhaite conserver ces modifications. S'il dit « Oui », faites-le lui énoncer à voix haute. C'est ce qu'on appelle l'autosuggestion. L'autosuggestion est beaucoup plus puissante que la suggestion directe, car c'est une forme de discours intérieur. La suggestion ne vient pas de quelqu'un d'autre. Le client se le dit, ce qui, si cela est vrai, donne automatiquement plus de poids à la suggestion.

Invitez le client à dire : « Je choisis de conserver ce changement. » Ensuite, rendez-le satisfaisant en lui proposant de trouver quelques raisons pour garder ce changement. Vous pouvez le faire en utilisant un exercice de finition de phrases. Par exemple, demandez-lui de dire : « Je décide de maintenir ce changement, parce que.... (il doit mettre la fin) ».

Rendre l'acceptation d'un changement progressif plus raisonnable aidera à établir un accord entre la partie consciente, qui a besoin d'une raison pour tout, et l'esprit subconscient, qui ressent la vérité de chaque pensée et décision.

Résumé

La troisième étape de la phase de mise en place se concentre sur les tests pour s'assurer que vous avez un contrat contraignant, puis sur la préparation du client au travail d'hypnothérapie de régression.

Le contrat exige que le client se plie aux instructions et autorise les émotions inconfortables à faire surface. L'hypnose requiert également qu'il suive les directives. La véritable régression nécessite le somnambulisme. Vous devez être capable d'amener le client en hypnose profonde très vite.

Conditionner l'individu pour une introduction rapide lors de la première séance peut vous aider pour les futures sessions en vous permettant de vous concentrer sur le problème de la personne. Vous pouvez aussi lui enseigner comment travailler avec vous pendant une séance de régression en utilisant les 4 étapes de guérison universelles.

Apprenez-en davantage dans le cours « Créez votre client idéal ici » : www.tribeofhealers.com/ready-for-regression-first-session-system-course/

Mettre de l'ordre dans votre maison est essentiel à la libération. Cela nécessite de placer votre attention vers l'intérieur, sur le niveau de l'esprit ressenti, pour créer un état d'esprit propre. Balayez pour éliminer tout ce que vous ne voulez pas dans votre conscience, puis fermez la porte. — **Jason Lotterhand**

CHAPITRE 7 :
4 étapes de guérison universelles

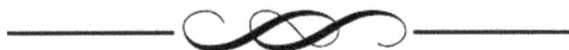

ary présentait une peur intense des serpents. Elle allait parfaitement bien tant que personne ne prononçait le mot serpent, ou, quoi que ce soit, qui ressemblait de près ou de loin, à cet animal. Cela constituait un défi intéressant, car Mary ne pouvait pas réellement me dire quel était son problème. Elle ne pouvait ni prononcer ni écrire le mot serpent. Nous avons dû utiliser un jeu de vingt questions pour que je puisse comprendre à quoi elle avait affaire.

Tout ce qui rappelait à Mary des serpents provoquait une crise de panique. Cela incluait le mot serpent ou ramper, les lignes ondulées et les dessins. Elle avait une réaction rapide et lorsque son déclencheur était activé, la peur prenait le dessus...

Elle avait suivi une thérapie cognitivo-comportementale. Elle avait déjà appris à faire face et à éviter tout ce qui pourrait générer cette situation. Mais le problème était toujours là, et il contrôlait sa vie. Tout ce qui pourrait contenir des serpents était interdit à Mary. Cela comprenait les animaleries, les zoos, les parcs, les films et même les chaînes de télévision sur la nature. Des images de ces reptiles, qu'elles soient en couleur ou en noir et blanc, la plongeaient dans une panique totale.

Tous les membres de sa famille marchaient sur des œufs pour tenter de la protéger et de l'aider à faire face à la situation. La garderie de son fils avait été alertée pour éliminer tout déclencheur potentiel. Mais quelque chose a été oublié. Lorsque Mary a été confrontée à un petit serpent en caoutchouc, elle s'est complètement effondrée devant un groupe de tout-petits. Pour elle, ce fut la goutte d'eau qui a fait déborder le vase, et qu'elle a décidée de tester l'hypnothérapie.

En fait, les serpents n'étaient pas le problème. Mary se promenait avec une blessure émotionnelle persistante issue de son passé, qui réclamait à cor et à cri d'être guérie. C'est pour cette raison que les stratégies d'adaptation n'avaient pas fonctionné. Bien qu'elle ait peut-être réussi à s'intégrer dans la vie malgré sa blessure, cela la contraignait à essayer de tout contrôler, y compris les personnes autour d'elle. Il n'est pas possible de maitriser tous les éléments externes et il y aurait toujours des déclencheurs inattendus et inévitables.

Carla a présenté un cas grave d'eczéma qui couvrait la majeure partie de son corps. La zone la plus préoccupante se situait aux épaules, où de profondes lésions craquaient et suintaient douloureusement. Les démangeaisons et la souffrance la tourmentaient nuit et jour. Elle avait essayé les médicaments, la méditation, la psychothérapie et le programme « Brain Balance ». Même si ces mesures lui avaient apporté un certain soulagement à court terme, rien n'avait résolu le problème.

1. Trouve le !

La première étape du processus de guérison consiste à trouver l'émotion et à lui donner la permission de remonter à la surface. Il peut s'agir d'une sensation de tension ou d'oppression dans le corps. Cela peut être une douleur ou une perception désagréable, ou alors une bosse, une protubérance. Cela peut être également une émotion douloureuse comme la peur, la colère ou la tristesse.

Quoi que ce soit, faites-y attention et acceptez-le. Donnez-lui la permission d'être là. Dès l'instant où le client prête attention à ce sentiment, il ne l'évite plus. À mesure qu'il continue à se focaliser dessus, celui-ci deviendra plus fort, et la personne sera plus consciente de l'inconfort réel de ce sentiment. C'est ainsi que vous amplifiez une émotion. Concentrez votre attention sur les sentiments et les sensations du corps.

Le simple fait de parler du problème activera une émotion intérieure. Si vous attirez la vigilance de l'individu sur ce qui se produit dans le corps pendant qu'il vous raconte son histoire, il ressentira cette sensation. Faites attention à ce qui se passe pendant le « pré-talk », car vos clients entreront en hypnose bien avant que vous ne commenciez le processus d'induction formel.

L'esprit subconscient est l'esprit émotionnel, donc au moment où le client éprouve une émotion, vous bénéficiez du contournement de la faculté critique. Il s'agit d'une induction naturelle. Plus l'émotion est forte, plus le client plongera profondément dans son subconscient. C'est de l'hypnose.

Ce que vous recherchez, c'est un ressenti précis dans le corps. Les émotions s'expriment sous forme de sensations physiques, souvent dans la gorge, la poitrine et l'intestin, alors, le client doit prêter attention aux sensations qui apparaissent, comme, un serrement de la gorge, un nœud dans le ventre, ou un pincement au cœur.

Dans le cas de Mary, la première étape du processus de guérison consistait à retrouver le sentiment associé aux serpents. Pour susciter ce sentiment, j'ai utilisé la suggestion suivante : « Il y a un sentiment à l'intérieur de vous qui a tout à voir avec le problème pour lequel vous me consultez. » Remarquez que je n'ai pas mentionné les serpents ? Les esprits conscient et subconscient de Mary savaient tous deux à quoi je faisais référence, mais prononcer le mot serpent aurait déclenché une forte abréaction. C'était trop tôt pour cela. À ce stade du processus, Mary avait besoin d'apprendre qu'il était sécuritaire de permettre aux sentiments et aux émotions de prendre conscience.

Carla a ressenti une sensation de peur dans son ventre. Ce n'était pas le seul sentiment qui la tourmentait, mais la peur est la mère de toutes les émotions négatives. C'est toujours un bon point de départ. Concentrez-vous sur la peur, car c'est une émotion qui dit : « quelque chose de grave pourrait arriver ». Cette peur s'apprend. C'est comme une attente, qui trouve ses racines dans une expérience passée. Dans son cas, la peur était enracinée dans une blessure profonde survenue pendant l'enfance.

Chaque symptôme est le résultat d'une expérience de vie. C'est la base fondamentale de l'hypnose de régression vers la cause. Donc, la première étape est de trouver le ressenti, car cela résulte d'un événement qui a provoqué une blessure. L'endroit où trouver un sentiment est dans le corps. C'est là que nous ressentons nos émotions.

Une fois que vous avez trouvé un sentiment, vous pouvez choisir de le libérer ou de le suivre jusqu'à sa source. Ce que vous déciderez dépendra de la volonté du client de régresser.

Le but de l'hypnothérapie de régression est de localiser l'événement causal et de résoudre le problème là où il a commencé. Mais pour identifier ce moment particulier, un signal fort est nécessaire. Un signal faible s'éteindra avant que vous n'y parveniez, ce qui peut être frustrant. Ainsi, le client doit être prêt, disposé et capable de permettre à ses sentiments inconfortables de prendre pleinement conscience.

Pour revenir à l'événement causal, il faut trouver une émotion réelle telle que la peur, la colère ou la tristesse. Les sensations subtiles ou vagues dans le corps ne sont pas assez spécifiques ou suffisamment fortes pour établir un lien avec l'événement qui a causé la blessure. Un sentiment d'anxiété se propage dans tout le corps, ce qui est trop flou pour fournir un pont efficace. Les émotions, quant à elles, se ressentent de manière ciblée dans le torse, c'est-à-dire l'intestin, la poitrine et la gorge.

Pour trouver ce sentiment, suggérez au client qu'il existe un inconfort intérieur associé au problème pour lequel il vous consulte. Cela incitera le sentiment à sortir de sa cachette. Ensuite, concentrez-vous sur ce qui se produit dans le corps.

N'oubliez pas que les émotions ne viennent pas de nulle part. Elles sont basées sur des expériences de vie réelle qui ont laissé une forte impression. Il ne se passe rien dans votre bureau qui puisse provoquer ce sentiment. « Ce sentiment » est piégé à l'intérieur, caché dans un événement passé non résolu. C'est ce qu'il y a dans les chaudrons de l'enfer : des souvenirs.

Ce qui maintient ce souvenir vivant, c'est l'énergie de l'événement. C'est le feu. Alors, concentrez votre attention sur l'émotion. Ce nœud dans l'intestin est la communication subconsciente. De quelle émotion peut-il s'agir ? Cette crispation dans la gorge ou dans la poitrine est un signal du passé. Encouragez le client à nommer cette émotion. Peur ? Colère ? Tristesse ? Autre chose ?

Demander au client de concentrer toute son attention sur la sensation dans le corps amplifie cette sensation, vous offrant ainsi un pont plus solide vers l'événement causal. Nommer le sentiment vous donne un signal précis à suivre. Alors, donnez à ce sentiment la permission d'être présent.

Apprenez au client, à honorer son subconscient, en permettant aux émotions d'être reconnus et ressentis, car lorsqu'il se connecte physiquement à une émotion, il commence déjà à régresser. La situation responsable de ce sentiment refait surface.

L'événement est là, dans le « pot de mémoire ». Ainsi, le client ne voyage pas dans le temps. Son esprit conscient entre dans le sentiment qui est encore coincé dans le passé. C'est essentiellement tout ce qu'il y a à raconter sur la régression. La régression est un voyage sans distance, car, en ce qui concerne le subconscient, tout se passe maintenant.

Le seul endroit où un sentiment peut nous blesser est enfermé à l'intérieur. Malheureusement, les sentiments inconfortables sont comme de la saleté emprisonnée dans une plaie ouverte. Ignorez-les assez longtemps et la plaie s'envenimera. Nous devons la nettoyer. La façon de laver la plaie est de ressentir la sensation qui est piégée dans le système énergétique du corps.

#2. Sens le !

Mary était aux prises avec une grande peur des serpents. Je lui ai appris comment laisser apparaître juste assez de sentiments pour qu'elle puisse la libérer. Cela lui a montré qu'elle n'avait pas besoin d'éviter cette émotion. Rien de mal ne lui arriverait si elle s'autorisait simplement à ressentir ce sentiment, et je n'allais pas la jeter dans une fosse aux serpents. C'est ainsi qu'elle a découvert qu'il lui était possible de se sentir mieux.

Cela lui a donné l'assurance dont elle avait besoin pour me faire confiance pour guider le processus de guérison. À travers ce processus, le sentiment de peur nous a ramenés à l'enfance de Mary, où nous avons découvert la vérité. Les serpents n'étaient pas le problème. Son frère était le problème ! Il semble que son frère aîné ait commencé à effaroucher Mary dès son plus jeune âge.

Mary était une petite fille sensible, au début, et l'intimidation s'est poursuivie jusqu'à l'adolescence. Cela a créé un tiraillement interne. Mary chérissait son frère, mais le craignait aussi. L'amour et la peur ne peuvent pas occuper le même espace, c'était donc le conflit sous-jacent. Lorsqu'il a profité de l'occasion pour tourmenter sa jeune sœur en la narguant avec un serpent, son subconscient a trouvé la solution parfaite. Tous les sentiments non résolus piégés à l'intérieur ont été transférés sur les reptiles.

La peur des serpents était une solution subconsciente brillante à un problème bien plus profond. Enfant particulièrement sensible, Mary ne se sentait pas en sécurité, mais ses parents n'ont jamais écouté ses craintes, adoptant plutôt l'attitude de « les garçons restent des garçons ». Cette négligence l'a laissé vulnérable et effrayée.

En tant qu'adulte, elle a réussi à prendre ses distances avec ce garçon violent, allant jusqu'à déménager à l'autre bout du pays pour y parvenir. Cependant, chaque rencontre avec lui réveillait les peurs irrationnelles de son enfance. Et même en son absence, les serpents étaient toujours présents, symboles, vivants de ses angoisses passées.

Les serpents lui servaient de substituts lui rappelant son frère violent, mais aussi, à quel point elle était vulnérable lorsqu'elle était enfant. La peur ne cessait de croître, accompagnée d'une colère grandissante envers la cruauté de celui-ci et l'incapacité de ses parents à reconnaître sa détresse. Elle se sentait abandonnée, blessée par leur manque d'attention. Elle se blâmait également, se considérant comme « anormale », différente des autres. La perspective que son fils hérite de son mal-être la terrifiait.

Se libérer des nombreuses couches d'émotions accumulées au cours d'une vie a pris du temps. Nous avons dû procéder lentement et doucement. La sécurité est la règle n° 1. Mais Mary a retrouvé son pouvoir et sa capacité à se sentir à nouveau en sureté. Elle a pardonné aux personnes qui l'avaient laissée tomber, transformant ainsi ses relations avec les membres de sa famille. Avec le temps, elle n'a plus ressenti le besoin d'éviter les serpents. Elle réalisa qu'elle n'était pas obligée de les aimer, mais qu'ils ne constituaient pas une véritable menace pour sa vie. Cela l'a libérée du passé.

À une occasion, elle a assisté à une garden-party (une situation potentiellement dangereuse auparavant). Lorsqu'un des enfants a couru derrière elle et a agité un petit serpent devant son visage, elle n'a même pas bronché, à la grande surprise de sa famille. Mary comprenait maintenant qu'elle n'était pas obligée d'avoir peur tout le temps, mais qu'elle était enfin libre de profiter de la vie.

La personne la plus importante dans la vie d'un enfant est celle qui s'en occupe principalement. Habituellement, c'est la maman. Un enfant dépend des soignants pour sa survie. Quelles que soient les circonstances qui ont entraîné le problème d'un client, la mère est souvent un facteur, soit pour ce qu'elle a fait, soit pour ce qu'elle n'a pas fait. Les sentiments de Carla remontaient à l'enfance.

Le premier événement blessant était lié au rejet de sa mère à la naissance. Carla, semble-t-il, est le résultat d'une grossesse non désirée. Le rejet de sa mère a semé les graines de la peur chez Carla. Chaque nourrisson sait qu'il faut qu'on prenne soin de lui. Si l'enfant est abandonné, il meurt, donc Carla, craignait littéralement pour sa vie.

Bien qu'elle ait été consciencieusement nourrie et changée, selon les besoins, elle a été abandonnée physiquement et émotionnellement. Bébé Carla est restée seule pendant de longues heures, sans savoir si quelqu'un viendrait un jour ! Même si ses besoins physiologiques ont été satisfaits, ses besoins émotionnels au cours de ses années de développement ont été sérieusement négligés.

La seule grâce salvatrice de Carla était que son père l'adorait, mais il était absent la majeure partie de la journée. En grandissant, elle a essayé désespérément de gagner l'amour et l'approbation de sa mère, en vain. Au fil du temps, cette profonde blessure s'est transformée en haine envers sa mère. Elle se reprochait d'être un fardeau. Cette croyance a créé des blocages autour de l'argent.

Chaque problème que vous rencontrerez aura ses racines dans une sorte de stress. N'oubliez pas que le stress est une réponse naturelle et biologique à la perception d'une menace, réelle ou imaginaire. Cela amène le corps à produire des hormones de stress pour faciliter le combat ou la fuite. Pendant ce temps, d'autres fonctions qui ne sont pas directement nécessaires à la survie sont suspendues. Ceux-ci incluent les fonctions de croissance, de reproduction, immunitaires et cutanées, ainsi que la cognition. Une fois que les sentiments piégés ont la permission de s'exprimer, ils peuvent être pleinement libérés et la guérison se produira.

Carla s'est laissée aller à ressentir ses véritables sentiments. Elle libéra la douleur émotionnelle que sa peau essayait d'exprimer. Elle a trouvé le pardon pour sa maman et pour elle-même. Miraculeusement, son problème de peau a complètement guéri sans avoir besoin de médicaments. Heureusement, Carla a également perdu 10 livres d'excès de poids sans effort, et ses difficultés financières se sont évaporées !

Nous n'avons jamais traité ses symptômes. Les problèmes de peau, de poids et d'argent n'étaient pas le problème. Il s'agissait d'indications, de preuves tangibles d'un problème sous-jacent et non solutionné à l'échelle du subconscient. En trouvant le sentiment, nous avons pu le suivre jusqu'à sa source. Cela nous a donné accès au problème nécessitant des symptômes, une expérience de vie. La résolution du vrai problème a abouti à une véritable guérison et les symptômes ont disparu d'eux-mêmes.

Techniques de libération

Ressentir le sentiment libère le sentiment. Les émotions veulent bouger. Incorporer une sorte de mouvement contribuera à faciliter une délivrance plus rapide et plus profonde de la sensation. Par exemple, la thérapie par l'oreiller, qui est l'approche traditionnelle pour relâcher la colère dans le cadre du travail de pardon, implique des mouvements physiques. L'action de pompage donne la sensation de bouger dans le corps.

Une autre approche pour libérer les pensées et les émotions inconfortables est la méthode du tapotement des méridiens (MTT). MTT est le terme générique désignant toutes les modalités de psychologie énergétique telles que la thérapie des champs de pensée (TFT) et la technique de liberté émotionnelle (EFT). Il existe de nombreuses variantes et versions parmi lesquelles vous pouvez choisir. Elles fonctionnent toutes et sont très faciles à appliquer en hypnose.

Il y a un débat sur le mécanisme des tapotements, et personne ne le sait avec certitude. Certains pensent que cela a à voir avec notre biologie. D'autres pensent que le tapotement permet d'interrompre les schémas traumatiques. Beaucoup pensent que notre champ énergétique interagit avec notre physiologie et que le tapotement permet de libérer les émotions négatives associées aux événements historiques douloureux.

Dr. Bruce Lipton, l'auteur de « The Biology of Belief », décrit la psychologie énergétique comme « un domaine en plein essor basé sur la nouvelle biologie » qui promet de changer notre programmation génétique. D'un point de vue de la psychologie énergétique, tapoter sur les points accède aux voies méridiennes clés pour relâcher les blocages du système nerveux du corps. Au fur et à mesure que l'énergie piégée est libérée, elle circule et s'exprime, et le client ressent rapidement un soulagement.

Le Dr Robert Scaer, auteur de « The Body Bears the Burden », est un expert dans le domaine du traumatisme. En raison de la manière dont le cerveau traite l'information, Scaer voit dans le tapotement une modalité thérapeutique très prometteuse dans la branche de la psychologie somatique.

L'hypnothérapie de régression implique la recherche de l'événement causal ainsi que les événements ultérieurs qui ont servi à renforcer l'événement de sensibilisation initial (ISE). Dans la théorie du cerveau, l'ISE est l'événement qui a rendu l'amygdale hypersensible (sensibilisée) à ce stimulus spécifique. L'amygdale est la partie du cerveau responsable du conditionnement de la peur. C'est le système d'alerte précoce du cerveau émotionnel qui traite les perceptions de menace.

La cause de toutes les émotions négatives est une perturbation du système énergétique du corps. —**Gary Craig**

Lorsque l'amygdale est stimulée à plusieurs reprises, cela entraîne une sensibilisation au déclencheur (c'est-à-dire un conditionnement classique). Le Dr Scaer cite le cas d'une femme dont l'amygdale était calcifiée. En conséquence, elle ne pouvait éprouver ni peur ni rage. Elle était complètement placide. Il semble que sans l'éveil de l'amygdale, nous sommes incapables de ressentir de la peur ou de la colère. Ainsi, la clé pour résoudre ces sentiments est de désactiver l'amygdale.

L'une des choses qui affaibliront l'amygdale est le lien social. Dans les sociétés autochtones, les gens guérissent grâce à des cérémonies. Si vous utilisez un rituel acceptable, il aura tendance à inhiber l'amygdale. Le Dr Scaer déclare : « Parce que l'EFT est associée à beaucoup de rituels, que ce soit le tapotement sur les plans et les points méridiens homéostatiques, régulant le système nerveux autonome, ou que ce soient les rituels, cela n'est probablement pas important »... C'est potentiellement les deux. Une autre façon de rejeter l'amygdale est de recourir à l'autonomisation.

Les phrases de tapotage, même si elles peuvent paraître mécaniques et triviales, sont en réalité des déclarations d'autonomisation. Le tapotement procure à la fois du lien social et de l'autonomisation, ce qui calme l'amygdale tout en se concentrant sur le déclencheur, éteignant ainsi efficacement le traumatisme.

Techniques de tapotement des méridiens

Roger Callahan, le créateur de la « Thought Field Therapy (TFT) », croyait que chaque émotion ou problème nécessitait un diagnostic et un traitement avec un algorithme spécifique, impliquant le tapotement sur une séquence de points. Cependant, cette approche présente un problème : il arrive parfois que les émotions soient multiples et/ou contradictoires, rendant difficile la distinction entre elles.

Alors que Callahan cherchait à démontrer que le simple tapotement pouvait suffire à guérir, et bien qu'il existe certainement des preuves à l'appui, de nombreux traitements peuvent être nécessaires pour traiter les différents aspects contribuant au problème d'un client. Il y a ceux qui sont allés au-delà des méthodes de Callahan pour découvrir que l'utilisation de la suggestion améliore les résultats et que les algorithmes ne sont pas si importants.

Gary Craig, le développeur des « Techniques de Liberté émotionnelle (EFT) », a estimé que des programmes spécifiques étaient inutiles et a développé une recette de base qui pourrait être appliquée à n'importe quel problème. Il croyait que l'EFT pourrait devenir une aide universelle à la guérison. L'EFT s'est avéré être très efficace pour supprimer les émotions négatives, réduire les fringales, atténuer ou éliminer la douleur et atteindre des objectifs positifs. Craig continue de nous encourager à l'essayer pour tout. En fournissant gratuitement un manuel ainsi qu'une bibliothèque complète d'études de cas à tous ceux qui le souhaitent, Gary Craig a offert au monde un outil d'auto-assistance puissant, non médicamenteux et économique, accessible à tous.

Steve Wells et le Dr David Lake, les créateurs de « Provocative Energy Techniques » ont découvert qu'une personne peut taper dans n'importe quel ordre et que, tant qu'elle concentre son attention, elle obtiendra toujours des résultats. En fait, n'importe qui peut apprendre à le faire en quelques minutes seulement. Quelle que soit la nature du tapotement, la recherche a montré qu'il affecte le subconscient profond. C'est là que nous travaillons. Le tapotement est un merveilleux outil à ajouter à votre kit de guérison.

Le tapotement est un rituel qui utilise des éléments tels que la répétition, l'autosuggestion et la concentration ciblée qui sont, tous des composants de l'hypnose. Cela en fait une induction hypnotique naturelle. Parce qu'il semble que vous ne faites que parler, le client n'est pas en alerte pour le début de l'hypnose. En l'absence de toute résistance à l'entrée dans l'État, cela se produit. Le tapotement peut être employé comme une induction secrète.

Le fait de tapoter maintient le conscient occupé, en lui donnant plus d'une chose à faire à la fois. Se déplacer simultanément dans la séquence de tapotements, prêter attention aux sensations dans le corps, prononcer les déclarations et remarquer les associations qui surviennent au cours du processus surcharge l'esprit conscient et pensant. Cela fait également du tapotement une technique d'induction confusionnelle.

La plupart des clients entreront dans un léger état d'hypnose en tapotant. Dès qu'une forte émotion fait surface, réalisez que vous êtes en situation de contournement critique de la faculté (CFB). Et plus l'émotion est importante, plus l'hypnose est profonde. Vous pouvez utiliser le tapotement pour amener la personne dans un état d'hypnose profonde.

Tous les clients ne seront pas immédiatement prêts à régresser. Certains ont besoin de plus de temps pour se préparer au processus. Dans ce cas, des techniques préliminaires comme le tapotement peuvent être utilisées pour préparer un client au travail d'hypnothérapie de régression. Si vous enseignez le tapotement aux clients lors de la première session, vous les étonnerez par la rapidité avec laquelle ils peuvent trouver un soulagement. Cela en fait un outil de conviction efficace. Il leur suffit de quelques tours pour maîtriser la méthode. Il devient vite automatique pour lui de fermer les yeux et de se concentrer sur lui-même tout en tapotant. Vous pouvez ensuite l'utiliser dans vos séances de régression comme induction et pour libérer les sentiments et émotions inconfortables qui sont restés piégés dans les événements passés.

3. Guéris-le !

La guérison survient quand nous lui permettons de se produire, est une leçon enseignée par Hippocrate. Ce n'est pas une action que nous faisons, mais quelque chose que nous laissons arriver en éliminant les obstacles au flux naturel d'énergie à travers le corps. Lorsqu'un blocage est levé, le client peut le ressentir physiquement sous forme de soulagement, de légèreté ou de paix. Pour lui, c'est une preuve tangible d'un changement. En conséquence, les avantages de la libération du stress interne peuvent être obtenus de manière organique grâce à ce processus.

a) Physiquement, se sentir mieux : sentiments de soulagement, de sûreté, de sécurité, de calme, de tranquillité et de détente.

b) Mentalement, clarté accrue : à mesure que le client est capable de penser plus clairement, l'esprit commence à relier les points entre la cause et l'effet.

c) Émotionnellement : La perspicacité mène à la compréhension, ce qui permet des sentiments d'autonomisation et de compassion.

d) Spirituellement : L'autonomisation et la compassion permettent le pardon de soi et des autres, ce qui entraîne sagesse et gratitude.

De petits changements internes peuvent s'avérer être des pas de géant en termes de guérison, car une fois acceptés, le subconscient généralisera naturellement toutes les transformations. Une fois qu'un changement a été reconnu, aussi minuscule soit-il, l'étape suivante est d'encourager le subconscient à l'intégrer à un niveau plus profond. La façon d'y parvenir est d'attirer l'attention du client sur le fait qu'il y a eu un changement et de le valider, car il ne réalise pas toujours quand une amélioration s'est produite. Votre tâche consiste à y penser en le guidant pour qu'il remarque que quelque chose s'est modifié en interne.

Comment peut-il savoir qu'il a publié quelque chose ? Il le sentira ! Une meilleure sensation arrivera pour remplacer la sensation inconfortable. Ainsi, lorsque quelque chose a changé, même un peu, ratifiez-le. Célébrez-le comme si vous veniez de gagner à la loterie ! Cela encourage le subconscient à permettre davantage de changements, ce qui facilitera votre travail.

La validation des petites transformations au fur et à mesure qu'elles se produisent permet au client d'autoriser des changements plus importants de manière plus sûre et plus facile. En effet, les grandes métamorphoses sont souvent perçues comme une menace, représentant un saut dans l'inconnu qui ne semble pas réalisable et peut générer de la résistance. Cependant, même un infime changement positif peut altérer la trajectoire globale de la vie de la personne. C'est tout ce dont vous avez besoin.

La guérison est rarement un événement ponctuel, mais plutôt un voyage. Un petit pas conduit naturellement à une amélioration, ouvrant la voie au suivant, puis a celui d'après. De cette manière, le client peut avancer et bénéficier des avantages de cette évolution. Bien que chaque progrès puisse sembler insignifiant, il représente un cheminement vers l'objectif ultime de la guérison de la personne. Encouragez et renforcez ces progrès positifs en utilisant des déclarations de validation, de reconnaissance et d'appréciation, accompagnées de suggestions directes ou automatiques.

La confirmation de tout changement peut générer des informations. La perspicacité est une forme de connaissance de soi. C'est un instant de prise de conscience, où quelque chose qui n'avait pas été consciemment reconnu auparavant est mis en lumière, une illumination soudaine. Cette nouvelle prise de conscience transforme le client, parce qu'il découvre des aspects de lui-même qu'il ignorait jusque-là. Ainsi, prenez des notes, car c'est une ressource aussi précieuse que de l'or ! Vous pourrez l'utiliser ultérieurement pour formuler des suggestions puissantes !

Une fois que vous avez trouvé la sensation, vous pouvez choisir de la relâcher ou de la suivre jusqu'au moment de la blessure. L'endroit le plus simple pour effectuer le travail de libération est l'événement causal, car vous n'avez pas à gérer un effet cumulatif de situations qui se renforcent au fil du temps. Dès que la plaie est nettoyée, le client ressent un sentiment de calme et de paix, indiquant qu'il est dans un état de grande réceptivité. C'est le moment d'appliquer des suggestions de guérison qui valident le changement parce qu'elle est en train de se produire. Encouragez-le ! Ensuite, scellez tous les transformations.

4. Scelle-le !

La dernière étape de la guérison universelle est une mesure de protection visant à garantir que le client conservera les changements qui se produisent. C'est comme appuyer sur le bouton enregistrer pour toutes les améliorations positives. Sceller signifie enfermer. C'est le but de la synthèse de votre séance. Il s'agit de sceller tous les changements survenus, d'encourager un niveau de guérison plus profond et d'assurer que les résultats seront durables. Cette dernière étape fait appel à des méthodes de tests préliminaires et à des techniques de surface.

Les outils de tests préliminaires comme la stimulation future et la répétition mentale vous permettent de vous assurer que vous avez tout compris et que la guérison est complète. Des techniques de surface telles que l'imagerie guidée et la suggestion directe peuvent ensuite être utilisées pour renforcer et généraliser tous les changements positifs survenus.

Commencez par un examen rapide de tout ce qui s'est passé pendant la session. Qu'a découvert le client ? Quelles idées ont été mises en lumière ? Dans quelle mesure se sent-il mieux après avoir laissé tomber quelque chose ? Quels autres changements sont désormais possibles ?

Liez toutes ces choses à l'objectif thérapeutique du client. Comment ces réalisations, ces évolutions vers le mieux et ces idées contribueront-elles à atteindre son but ? Rappelez-lui tous les avantages souhaités du changement. C'est le facteur de motivation. Cela le maintiendra déterminé à parvenir à une résolution complète du problème.

Le voyage de mille kilomètres commence par un seul pas.
— **Proverbe chinois**

Résumé

Les quatre étapes universelles de guérison peuvent être appliquées à chaque phase du processus. Elles se révèlent particulièrement utiles lorsqu'il s'agit de faciliter la libération émotionnelle. Parmi les techniques de libération particulièrement efficaces utilisées lors des séances d'hypnothérapie de régression, on trouve le tapotement et la thérapie par oreiller.

Tous les clients ne seront pas immédiatement prêts à régresser. Certains auront besoin de plus de temps pour se préparer au processus. Leur enseigner comment libérer un sentiment avant d'entamer la régression peut aider à les préparer à la guérison, ce qui permettra d'avoir un client bien plus réceptif et engagé.

1- Trouvez-le : concentrez-vous sur l'identification du sentiment.
2- Ressentez-le : expérimentez la libération du sentiment.
3- Guérissez-le : reconnaissez les progrès réalisés et les changements positifs.
4- Scellez-le : encouragez un engagement à maintenir ces changements.

Apprenez-en davantage dans le cours « Créez votre client idéal ici » :https://www.tribeofhealers.com/ready-for-regression-first-sessioncours système/

L'hypnothérapie n'est pas comme la chirurgie ou la médecine. Il n'y a pas que les techniques qui peuvent être enseignées. Pour être un bon hypnothérapeute, une personne doit avoir un instinct, une gentillesse inhérente et une sagesse ancienne. — **Gil Boyne, thérapie transformatrice**

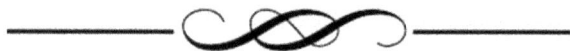

CHAPITRE 8 :
Travail de libération émotionnelle

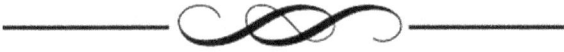

L'événement causal est comme une plaie infectée et ouverte. Ce qui rend la situation si douloureuse, c'est que les émotions toxiques piégées dans le contexte créent une pression interne. Libérer les émotions bloquées apaise cette pression, ce qui apporte un soulagement au client. Libérez tout et l'énergie emprisonnée en cas de blessure peut être dirigée vers la guérison.

La clé de la guérison est de libérer l'émotion. La seule façon de laisser sortir un sentiment est de le ressentir. Il existe de nombreuses manières de procéder, mais les techniques de libération émotionnelle les plus couramment utilisées dans les séances d'hypnothérapie de régression sont la parole, les tapotements et la thérapie par oreiller. Les techniques de tapotement des méridiens (MTT) impliquent un processus très simple qui peut facilement être intégré à vos sessions de régression pour libérer des émotions inconfortables.

1. Trouve le !

Concentrez-vous sur ce qui vous dérange (plus c'est précis, meilleur sont les résultats)

J'enseigne souvent le tapotement au client lors de la première séance. Pendant le « pré-talk », j'attends et regarde une émotion faire surface. Quand cela se produit, j'attire alors l'attention du client sur :

1. Quelles sensations ressent-il dans le corps ?
2. À quel endroit du corps ce sentiment s'exprime-t-il ?
3. De quelle émotion spécifique pourrait-il s'agir ?
4. Sur une échelle de 1 à 10, dans quelle mesure cette sensation est-elle inconfortable ?
5. Veut-il conserver ce sentiment ou le libérer ?

Voici comment vous vous préparez pour le travail de libération. Une fois que le client s'est concentré sur le sentiment, avec sa permission, vous pouvez lui enseigner comment le libérer. J'aime commencer par le tapotement, car n'importe qui peut apprendre le faire en quelques minutes seulement. Il n'y a pas vraiment de bonne ou de mauvaise façon de procéder et, cela peut prouver au client qu'il peut se sentir mieux très rapidement.

2. Sens le !

Le tapotement aide le client à rester concentré sur son émotion. Ressentir le sentiment le libère. Voici comment vous allez faire le ménage. En vous concentrant sur le sentiment associé au problème tout en appliquant une séquence de toucher, de tapotement ou de frottement.

Restez concentré sur le corps tout en réfléchissant au problème. La clé est d'être aussi précis que possible. Par exemple, ce nœud serré dans mon ventre. Cette sensation de peur dans ma gorge. Parler et tapoter fonctionnent à merveille ensemble. Il est donc facile de l'intégrer dans les phases d'explication ou de discussion préalable du processus.

Apprenez au client à utiliser l'autosuggestion et le tapotement pour reconnaître et libérer des émotions inconfortables. Par exemple, j'ai peur ! Je le sens dans mes tripes ! C'est la vérité. Et dire la vérité est bon pour l'âme. C'est comme faire une confession. Cela lui enseigne qu'il est normal d'admettre une (horrible) réalité. Il ne mourra pas et vous ne le jugerez pas. C'est la mise en place de la procédure de découverte de l'hypnothérapie de régression.

Cela fonctionne avec le subconscient. Le ressenti n'est pas le problème. C'est la façon dont le subconscient s'exprime : « Au secours ! Il y a un problème ici ! » Nous voulons donc respecter cela. La vraie difficulté réside dans l'événement qui a provoqué le sentiment. C'est là que nous souhaitons aller. Mais pour obtenir la permission de vous y rendre, vous devez prouver qu'il est possible que les émotions revenant à la conscience soient libérées en toute sécurité.

La séquence de tapotement

Ce qui suit est la séquence de tapotements traditionnelle, mais la séquence réelle que vous utilisez ne semble pas avoir d'importance tant que vous incluez au moins trois à quatre points différents dans le processus. Tapez, ne martelez pas. Utilisez la même pression que vous utiliseriez si vous tapotiez sur le bras du fauteuil.

1. Intérieur du sourcil (IE)
2. Côté de l'œil (SE)

3. Sous les yeux (UE)

4. Sous le nez (ONU)

5. Sous la lèvre (UL)

6. Clavicule (CB)

7. Poitrine/thymus

8. Vignette

9. L'index

10. Majeur

11. Auriculaire

12. Karaté Chop (KC)

Autres points sur lesquels vous pouvez appuyer :

- Sous le bras (UA)
- Haut de la tête (TH)
- Intérieur des poignets (IW)

Commencez la séquence de tapotements avec le « Karate Chop Point (KC) » ou en frottant le point sensible (SS) et répétez la phrase de base d'acceptation de soi trois fois. « Même si j'ai cette [insérer une perception/un sentiment négatif] .... De toute façon, je m'accepte profondément et complètement ».

Continuez la séquence de tapotements tout en répétant une phrase de rappel. « Ceci [insérer la sensation, le descripteur et l'emplacement du corps]. » Par exemple, cette sensation de tension et de colère dans mes tripes.

Appuyez sur chaque point cinq à sept fois tout redisant la phrase de rappel. Le but de la phrase de rappel est de rester concentré sur le ressenti. Plus vous serez précis, meilleurs seront vos résultats.

Terminez chaque séquence sur le « Karate Chop Point (KC) » et la phrase d'acceptation de soi. « Et je m'accepte profondément et complètement. » Ensuite, demandez au client de prendre une profonde inspiration, d'expirer et de rentrer à l'intérieur pour remarquer ce qui reste, le cas échéant.

Si le client ressent encore un certain inconfort, prenez un SUD (SUD signifie Unité subjective d'inconfort). Demandez-lui simplement d'évaluer l'intensité de la sensation sur une échelle de 1 à 10. Ensuite, comparez-la à l'endroit où elle se trouvait lorsque vous avez commencé en prenant un SUD rétroactif. Par exemple, s'il déclare que son sentiment est de six, demandez-lui : « Quelle était la force de ce sentiment quand nous avons débuté ? »

Si le sentiment était plus fort au départ (par exemple, 10), alors vous savez qu'une partie a été relâchée. Il vous suffit de continuer à libérer jusqu'à ce que tout disparaisse. Pour libérer ce qui reste, modifiez la phrase de configuration en « Même si je ressens encore un peu de cela [insérer un descripteur de sentiment], je m'accepte profondément et complètement. »

Modifiez la phrase de rappel lorsque vous appuyez sur les points en « Ce [insérer le descripteur de sentiment] restant ».

Si le sentiment n'a pas changé, vous devez soit :

1. Augmentez sa concentration sur le sentiment, ou l'émotion.
2. Soyez plus précis avec vos suggestions.

N'oubliez pas que ressentir le sentiment est ce qui le libère. Pour attirer davantage l'attention sur l'émotion, demandez au client de la décrire.

Quelle est sa taille ? Est-ce qu'elle a une couleur ? A-t-il une forme, une température ? Plus vous serez précis, meilleurs seront vos résultats.

Le langage du subconscient est l'image et l'émotion. De quelle émotion spécifique pourrait s'agir ce sentiment ? Triste ? En colère ? Effrayé ? Autre chose ? S'il pouvait parler, que dirait-il ? Donnez au sentiment la permission de s'exprimer en disant : « Je ressens... [mettez une fin dessus] ».

Thérapie par oreiller

L'astuce pour relâcher est d'adapter votre technique au niveau d'inconfort du client. Le tapotement peut être utilisé pour libérer à peu près n'importe quoi. Mais lorsqu'un client prend conscience de quelque chose de très tendre, modifiez votre approche pour qu'elle corresponde à l'énergie du sentiment. Les parties de l'enfant sont des parties de sentiments. Faites attention au ton de voix du client. Souvent, il y aura un changement parce qu'il a régressé vers un âge plus jeune. Quand cela se produit, réalisez que vous avez affaire à un « enfant intérieur » et adoptez une attitude plus maternelle. Encouragez-le à laisser libre cours à ses sentiments.

Parfois, je tape très doucement et lentement sur les points du client. Cela lui permet de se concentrer pleinement sur le ressenti. Lorsque des larmes coulent sur les joues et le cou du client, je les tamponne délicatement avec un mouchoir. Ce geste d'amour encourage la libération de la tristesse et du chagrin, et apporte un soutien indispensable à « l'enfant intérieur » blessé. En revanche, quand des émotions brutales comme la terreur ou la rage remontent à la surface de la conscience, cela peut être très effrayant pour le client. Le volume d'intensité est trop fort !

S'il signale une sensation de panique, retirez immédiatement l'oreiller. S'il a du mal à respirer, il pourrait avoir du mal à parler. Ne le laissez pas pris au piège dans cette émotion ! Prenez les choses en main, enlevez l'oreiller et demandez au client de libérer la sensation dans l'oreiller en la tapotant. Travailler avec l'oreiller peut apporter un soulagement plus rapide que le simple fait de tapoter ou de parler.

Placez délicatement un oreiller sur les genoux du client et demandez-lui de « rester concentré sur cette sensation ». Ensuite, montrez-lui comment libérer cette sensation en prenant leur main et en la fermant en un poing. Ensuite, frappez l'oreiller de haut en bas plusieurs fois tout en suggérant de laisser sortir le sentiment. Informez le client que ce qu'il fait donne à cette émotion un endroit où aller. Cela signifie qu'il n'aura plus besoin de la garder à l'intérieur.

Sortir l'émotion aidera le client à se sentir mieux très rapidement. Dites-lui : « Sortez ça, vous allez vous sentir tellement bien. Maintenant, sortez-le ! Vous sortez tout, et c'est fini ! » Un soutien calme et le fait de permettre à la sensation de bouger permettra de rétablir l'équilibre très vite.

Les émotions vraiment intenses, comme la colère, s'apaisent beaucoup plus rapidement si le client augmente le volume et utilise des gestes plus amples. Exprimer sa rage à voix haute (crier) est très efficace et peut être particulièrement libérateur pour le client. Expliquez-lui simplement que ce que vous lui demandez, c'est de relâcher cette émotion hors de son corps, dans l'oreiller, afin de se sentir mieux. Il est primordial que la personne ne perçoive jamais cette approche comme une forme de violence. Toute association à la violence peut provoquer une forte résistance. Nous voulons donner à cette sensation qui se trouve dans l'intestin ou la gorge un endroit où aller. C'est l'oreiller.

Il est vraiment remarquable de constater à quelle vitesse aider un client à relâcher la pression interne peut rétablir l'équilibre du système corps-esprit. Non seulement cela permet à la personne de se sentir plus en contrôle de ses émotions, mais cela vous donne également un client beaucoup plus coopératif lorsqu'il s'agit de faciliter les processus de guérison de l'hypnothérapie de régression.

3. Guéris-le !

Remarquez ce qui a changé à la suite du processus.

La guérison se produit très naturellement, dans de bonnes conditions. Libérer les pensées et les sentiments inconfortables crée les conditions nécessaires à la guérison. Tout ce que vous avez à faire est d'attirer l'attention sur chaque évolution vers le mieux et de la valider. La façon d'y parvenir est de terminer une série de libérations. Puis testez.

Après une série de tapotements ou d'évacuation d'oreiller, accordez au client un moment de repos et de recalibrage. Ensuite, demandez-lui d'entrer et de remarquer ce qui a changé. La plupart du temps, il se sentira bien. Mais il ne s'en rendra peut-être pas compte jusqu'à ce que vous lui demandiez d'entrer et de le remarquer.

Si le client dit : « Je me sens mieux ! », validez-le. Dites : « Bon travail ! » ou « Bien joué ! » Ensuite, invitez-le à l'exprimer à voix haute : « Je me sens mieux ! » Transformez-le en révélation en ajoutant : « J'ai le droit de me sentir mieux ! »

Sérieusement, trop de gens ne savent pas qu'ils ont le droit de ressentir leurs sentiments. Votre travail consiste à valider les sentiments et les émotions, car c'est ainsi que le subconscient communique. Quoi qu'il en soit, lui permettre de s'exprimer est une bonne chose.

Si le client dit : « J'ai toujours (peur) », cela signifie simplement, qu'il n'a pas complètement libéré ce sentiment. Prenez un SUD. Dans quelle mesure le sentiment a-t-il été libéré ? Validez son retour. Ensuite, relâchez ce qui reste.

L'objectif est d'atteindre un relâchement complet en ramenant le niveau de SUD à zéro. Les déclarations de validation encouragent le subconscient à permettre à une plus grande partie de l'émotion de prendre conscience qu'elle est libérée. Par exemple, si cette sensation de peur serrée et étouffante dans la gorge était de 10, et qu'elle est maintenant tombée à 5, cela représente une amélioration de 50 % en quelques minutes seulement ! Faites-le remarquer !

Les êtres humains ont naturellement un préjugé négatif. La tendance est de se concentrer sur l'inconfort, mais le changement ne se produit généralement pas d'un seul coup. Si le client est bloqué dans une réflexion binaire, il risque de négliger le fait que l'énergie est en mouvement. Valider les améliorations progressives peut encourager le client à avancer dans la bonne direction.

Faites prendre conscience du processus de changement au fur et à mesure qu'il se produit en validant chaque changement pour le mieux. S'il reste toujours quelque chose, validez-le également. Par exemple, même si j'ai encore un peu de peur dans la gorge, je me sens mieux. J'ai le droit de me sentir mieux ! Ensuite, poursuivez le processus de libération.

Trouvez le sentiment, ressentez-le. Lavez, rincez, répétez. N'oubliez pas que nous faisons le ménage. Cela signifie que tout, contrairement à l'amour, doit disparaître ! Si cela ne fait pas du bien, ce n'est pas nécessaire. Il peut être reconnu, éprouvé et libéré complètement, permettant au client de se sentir à nouveau bien. Dites au client : « Respirez profondément et expirez. Pendant que vous expirez, entrez et remarquez ce qui a changé. Admettez-le. Validez-le ! Célébrez-le ! Réalisez que vous avez fait bouger votre énergie. » !

4. Scelle-le !

Une fois que la personne aura relâché toute la pression intérieure, elle se sentira plus calme, plus détendu et en paix. Dans cet état, l'esprit devient très réceptif aux suggestions de changement. C'est le moment idéal pour formuler quelques suggestions alignées sur l'expérience interne du client.

Utilisez des suggestions pour augmenter ce qui est déjà vrai, et votre suggestion entrera comme un couteau chaud dans le beurre. Vous n'avez pas besoin d'un script. Renforcez simplement les idées et les changements qui se sont produits auparavant et faites confiance au subconscient pour faire ce pour quoi il a été conçu : guérir !

Résumé

La clé de la guérison réside dans le travail de libération émotionnelle. Relâcher la pression interne apporte au client un soulagement rapide. Deux techniques qui se prêtent également bien à l'hypnothérapie de régression sont le tapotement (EFT) et la thérapie par l'oreiller.

Bien que tapoter soit efficace pour pratiquement tous les sentiments, les mouvements plus larges associés au « pompage » dans un oreiller facilitent la libération d'émotions plus importantes comme la colère.

Le travail de libération émotionnelle suit les 4 étapes de guérison universelle.

1. Trouvez-le : Trouvez la sensation dans le corps.

2. Ressentez-le : Libérez la sensation en la tapotant ou en la pompant dans un oreiller.

3. Guérissez-le : Remarquez ce qui a changé et validez-le.

4. Scellez-le : Proposez des suggestions pour augmenter le changement.

J'utiliserai le traitement pour aider les malades. Je ne l'utiliserai jamais pour leur faire du mal ou leur faire du tort. Je ne donnerai de poison à personne. — **Le serment d'Hippocrate**

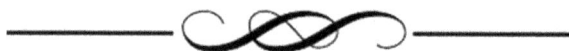

CHAPITRE 9 :
Ne regarde pas

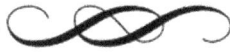

ais, dit le diable, ne regarde pas dans ces chaudrons ! Pas même une seule fois, sinon tu auras des ennuis ». Le soldat a répondu qu'il comprenait et a promis que tout irait bien. Le diable partit en voyage, laissant le soldat s'occuper du feu, balayer, porter les déchets derrière la porte arrière - tout comme on lui avait dit.

« Ne pas regarder » signifie ne pas essayer de se souvenir. Ne réfléchissez pas, n'analysez pas, ne jugez pas. Restez simplement concentré sur le sentiment et laissez le subconscient révéler la solution au problème. N'oubliez pas que la régression se produit. C'est naturel. Vous devez seulement faire en sorte que le client puisse aller là où vous en avez besoin et faire ce que vous devez faire pour assurer la guérison.

Certains clients seront disposés à se lancer directement dans le travail de régression. D'autres seront très résistants aux sentiments inconfortables. La plupart auront besoin d'un peu de persuasion avant de vouloir participer pleinement à la recherche, au ressenti et à la libération d'émotions désagréables. Ne demandez pas à un client de s'y rendre avant d'être sûr qu'il est prêt.

Un client est prêt pour la régression lorsqu'il peut :
1. Suivre les instructions pour atteindre un état de somnambulisme.
2. Est convaincu, que l'hypnose s'est produite.
3. Est prêt à permettre aux sentiments et émotions inconfortables de prendre conscience.
4. Est capable de se libérer de sentiments et d'émotions inconfortables pour se sentir mieux.

Le client fait le travail.

Toute guérison relève de l'auto-guérison. Vous ne pouvez simplement pas le faire pour le client. Il doit être prêt à entreprendre le travail nécessaire pour obtenir des résultats. Pour guérir, le client doit être résolu à affronter et à ressentir. Cela implique que les choses deviendront inconfortables, seulement les êtres humains sont programmés pour rechercher le plaisir et éviter la douleur. Personne ne veut se sentir mal à l'aise.

Le véritable problème réside dans une histoire douloureuse que l'esprit conscient ignore, ne peut résoudre ou ne souhaite pas affronter. Le subconscient a pour mission de protéger. L'une de ses méthodes est de tenir le client à l'écart des souvenirs éprouvant. Le diable sait qu'il vaut mieux ne pas dévoiler immédiatement les événements passés pénibles.

Il y a un couvercle sur ces chaudrons pour une bonne raison ! Rien ne se passera tant que le subconscient ne sentira pas qu'il peut laisser cela se produire en toute sécurité. Piégé à l'intérieur de chaque marmite, se trouve le souvenir d'un événement, en ébullition et bouillant de sentiments et d'émotions non résolues et inconfortables du passé. Le couvercle est là pour protéger en gardant tous les détails d'une situation passée cachés à la conscience. Retirer le couvercle trop tôt peut causer des problèmes.

Vous n'avez pas besoin de problèmes. Ce qu'il vous faut, c'est d'une régression authentique jusqu'à l'événement causal. Il est nécessaire que le client puisse intervenir dans une situation passée et revivre l'expérience. Il doit voir, entendre, sentir, goûter et ressentir, et pas simplement se souvenir de l'histoire.

C'est ce qui distingue la régression hypnotique des autres approches. Les méthodes hypnotiques telles que la dissociation ou la suggestion d'une émotion tentent de protéger la personne du contenu de leur propre esprit. Éviter la cause du problème ne guérira pas le client.

Le but de la dissociation est d'empêcher l'inconscient de devenir conscient. En temps de crise, cela peut être bénéfique en offrant un soulagement à court terme. Les antidépresseurs, peuvent être utiles les techniques de dissociation également. Par contre, pour une amélioration à long terme, vous devez découvrir la cause du problème.

Si vous êtes confronté à une problématique émotionnelle, le point de vue dissocié ne vous donnera pas accès à tous les détails. Essayer de protéger une personne de ses sentiments ne fait que renforcer la stratégie d'évitement. Pire encore, le simple traitement des symptômes conduit finalement à une répétition, une récidive ou une conversion.

Récurrence, Récidive, Conversion

Lorsque vous faites face à une défense émotionnelle, le symptôme constitue rarement le problème dans son ensemble. C'est une solution subconsciente au vrai problème. Si vous essayez de supprimer la manifestation sans vous attaquer à la cause sous-jacente, elle resurgira ou s'exprimera d'une manière différente.

La récurrence des signes est ce qui se produit lorsque vous traitez uniquement le symptôme. Le traitement résout temporairement la grosseur, la bosse, la douleur ou l'éruption cutanée. Mais finalement, ils réapparaissent, nécessitant une procédure supplémentaire. Pourquoi? Parce que le symptôme n'est pas le sujet. C'est une communication subconsciente qui pointe vers un problème plus profond.

La récidive est ce qui se produit lorsqu'on se contente de traiter le comportement. La proportion de rechutes pour les approches conventionnelles de traitement de l'alcoolisme est de 40 à 60 %. Les fumeurs ont un taux de récidive de 60 à 90 % au cours de la première année. Quatre-vingt-dix pour cent des personnes au régime qui réussissent à perdre du poids le reprendront, et même certaines, dans les deux ans. Pourquoi? Parce que manger, fumer ou boire n'est pas le problème. Ce sont des solutions subconscientes à une question plus profonde.

La conversion des symptômes est ce qui se produit lorsque le subconscient propose une meilleure solution au problème. Cela peut prendre la forme, d'un signe différent ou d'un déplacement vers un nouvel endroit. Par exemple, la douleur physique va se propager à une autre partie du corps. Donc, si vous recherchez une douleur physique dans tout le corps, vous êtes probablement confronté à un problème émotionnel.

Le subconscient ne peut pas faire la différence entre la douleur physique et la souffrance émotionnelle. Les deux sont traités par la même zone du cerveau. C'est pourquoi la dépression fait mal physiologiquement. Si vous bloquez la douleur avec des médicaments ou des suggestions hypnotiques, vous désactivez le seul moyen de communication du subconscient. Il commence à chercher une autre solution. Habituellement, il en résultera quelque chose dont il est plus difficile de se débarrasser.

Voilà pourquoi les approches de surface échouent. C'est la raison pour laquelle les personnes qui arrêtent de fumer prennent souvent du poids. Cela explique également le taux de rechute lié à l'abus de drogues et d'alcool qui est si élevé, comme le pourcentage important de criminels récidivent. C'est simplement parce que l'émotion qui motive le besoin de fumer ou de boire, de trop manger, de jouer ou de violer n'a pas été résolue.

Trop de praticiens en hypnose ne s'occupent que des symptômes. Ils pensent que le comportement ou la douleur est le problème, et leur objectif est de s'en débarrasser. Seulement, essayer de laisser de côté un problème émotionnel revient à demander au subconscient de se taire. Ce n'est pas une bonne idée.

Pire encore, parfois, une méthode simple peut réussir. Cependant, peu d'hypnothérapeutes consignent systématiquement leurs résultats sur le long terme. En cas de rechute ultérieure, ils en resteront souvent ignorants. Dans ces circonstances, le client pourrait en conclure que l'hypnose n'a pas fonctionné. Le problème est qu'on ne peut pas utiliser une technique superficielle sur un problème plus profond et espérer avoir un résultat durable. Pour l'obtenir, il faut s'attaquer au fondement du problème.

Vous devez creuser sous la surface, arracher toutes les racines et vous assurer que vous recueillez tout ce qui alimente le problème. Le sentiment sous-jacent peut être une perception de peur, de tristesse, de colère ou autre chose, mais derrière chaque émotion malheureuse se cache un besoin non satisfait. Le ressenti n'est pas la difficulté. C'est l'esprit subconscient qui agite un drapeau rouge et crie : « Hé ! Regardez par ici ! » L'émotion est un signal subconscient vous indiquant où scruter, car elle découle de l'événement qui l'a provoquée.

Complexité

Certaines questions sont relativement simples. Elles ont une sorte de linéarité. Dans ce cas, il y aura un chemin direct menant de l'endroit où se trouve actuellement le client jusqu'à l'événement causal. Il n'y aura que quelques situations qui alimenteront le problème. Et une seule émotion à gérer.

Il s'agit du modèle de régression simple que la plupart d'entre nous avons appris à l'école d'hypnose. Mais dans la vie réelle, les clients ne correspondent pas toujours aux descriptions théoriques. Étant donné que les problèmes ont tendance à se développer avec le temps, d'autres éléments peuvent s'ajouter au problème initial, ce qui intensifie la complexité. Il peut y avoir plusieurs situations, plusieurs aspects, plusieurs couches de perceptions, de pensées et de sentiments, ainsi que plus d'un événement causal contribuant à un problème.

Votre approche sera toujours la même, mais plus il y a de problèmes à résoudre, plus de temps il faudra pour obtenir une guérison complète. Lorsque vous êtes confronté à des souvenirs traumatisants, il y aura une charge émotionnelle importante emprisonnée dans l'événement, c'est ce qui maintient la mémoire en place. Ce qui rend chaque événement marquant est lié au sentiment ressenti. La difficulté est que le subconscient ne perçoit pas le temps de la même manière que l'esprit conscient. Ce dernier organise les événements selon une chronologie linéaire et crée des histoires pour donner un sens à ces expériences, procurant ainsi une impression de contrôle indispensable.

Je mange trop, parce que... J'ai peur des araignées, parce que... C'est l'esprit conscient qui invente une histoire qui donne un sens aux choses. Mais le subconscient ne fonctionne pas de cette façon. Lorsqu'un événement n'est pas résolu, il n'est pas stocké comme événement passé. Il est conservé afin que le subconscient puisse continuer à travailler dessus.

C'est toujours une situation préoccupante. Le subconscient continue d'essayer de trouver une solution, mais il n'y parvient pas, parce qu'il ne dispose que des ressources disponibles à ce moment-là. Si l'événement s'est produit dans l'enfance, il n'a que les connaissances d'un enfant. C'est pourquoi le travail de l'enfant intérieur est si central dans l'hypnothérapie de régression. La plupart du temps, vous allez retourner en enfance, car plus l'enfant est jeune, plus il est impressionnable, et vulnérable à toute menace perçue. C'est, par définition, un traumatisme.

Traumatisme

Le traumatisme a été défini comme « la perception d'une menace dans un état d'impuissance », ce qui signifie se sentir vulnérable. Chaque enfant est impuissant, donc tout le monde a vécu une forme de traumatisme infantile.

Des problèmes surviennent lorsqu'une expérience ne se termine pas bien. Quand celle-ci n'est pas traitée et solutionnée immédiatement, elle reste considérée comme un événement actif, ce qui signifie que, inconsciemment, la menace est toujours présente. La plupart du temps, la situation est mal interprétée par l'enfant, et comme elle n'est pas résolue, elle persiste à l'âge adulte et continue de générer des peurs apparemment irrationnelles.

C'est ce que l'on retrouve souvent dans les séances de régression. En réalité, la menace n'était pas forcément grave. C'est simplement que l'enfant manquait d'informations ou de maturité pour pouvoir donner un sens à ce qui se passait. En conséquence, cela semblait accablant pour lui. Le subconscient essaie de protéger le client du risque d'être à nouveau dépassé.

Le subconscient ne sait pas que la personne est un adulte parce que l'enfant, lui, est toujours coincé dans cet événement, essayant de trouver une issue. Inconsciemment, une menace existe encore. Pour protéger l'enfant, le subconscient empêchera que le souvenir soit amené à la conscience. Votre rôle consiste à travailler avec le subconscient en sécurisant le client pendant que vous le guidez tout au long du processus. Pour faciliter l'émergence des sentiments les plus profonds du client, il est essentiel d'assurer sa sécurité. Vous devez gagner sa confiance afin de le guider vers où vous en avez besoin et qu'il fasse ce que vous souhaitez lorsque vous le lui demandez. En l'absence de cela, vous risquez de rencontrer de la résistance.

En permettant au client de suivre vos instructions en toute sureté, la régression se déroulera facilement lorsque le moment viendra. Une stratégie pour simplifier cela est d'opter pour une régression positive pendant de la première session. Plutôt que de fouiller dans les pots, ramenez-le simplement à des souvenirs agréables, confortables et joyeux du passé.

Retourner à des instants plus heureux ne suscite aucune résistance. Profitez-en pour développer les compétences de votre client. Avec une régression positive, considérez les ressources qui favoriseront la guérison. Présentez divers outils et techniques à utiliser ensemble, tout en évaluant sa préparation avant d'entamer l'exploration des souvenirs plus complexes.

Cela, non seulement, facilitera votre travail, mais également vous offrira un client plus coopératif lorsque vous aborderez des terrains plus périlleux. Il sera plus enclin à coopérer, plus réceptif et mieux disposé pour s'engager dans son propre processus de guérison.

Bien joué!

Quand le diable revint pour vérifier si son homme avait fait son travail, il dit : « Bien joué », puis reparti. L'esprit conscient a le pouvoir de bloquer le processus de guérison. La raison principale pour laquelle nous enseignons au client à effectuer les tâches est de nous assurer qu'il ne tentera pas de prendre le contrôle. Avant d'ouvrir les casseroles, il est capital de lui apprendre à mettre de côté la réflexion, l'analyse et l'envie de tout comprendre.

Le client doit être prêt à laisser émerger tout ce qui se trouve dans les pots tout au long du processus. Que contiennent ces pots ? La vérité, du moins selon le subconscient. Chaque situation, circonstance et événement qui a été condamné et banni de la conscience est toujours là, transformant l'esprit en un enfer vivant. À l'intérieur des chaudrons se répandent des images, des souvenirs, des sentiments et des émotions qui ont été trop douloureux à affronter.

Toute personne ayant blessé le client, que ce soit par des paroles ou des actes, est en quelque sorte enfermée dans ces marmites. En conséquence, elles continuent de le meurtrir dans son esprit. En ouvrant le couvercle sur ces souvenirs, nous révélerons qui est responsable de ces sentiments inconfortables. Mais le diable sait qu'il vaut mieux ne pas forcer l'âme sensible.

Ces souvenirs sont relégués au second plan pour une très bonne raison. À un moment donné, les sentiments associés à ces événements, peur, colère, haine, condamnation, tristesse, solitude, culpabilité, etc. menaçaient de submerger le client. Ainsi, le subconscient est intervenu pour le protéger. C'est son rôle.

Il n'est pas question de coopérer avec vous tant qu'il n'est pas convaincu que vous et le client pouvez gérer la vérité. Cela me rappelle le film « Des hommes d'honneur ». Imaginez Jack Nicholson dans le rôle du subconscient et Tom Cruise dans celui de l'esprit conscient.

SCM (Jack Nicholson): vous voulez des réponses ? CM (Tom Cruise) : Je pense que j'y ai droit.

SCM: vous voulez des réponses ?

CM : Je veux la vérité !

SCM: VOUS NE POUVEZ PAS GÉRER LA VÉRITÉ ! Fils, nous vivons dans un monde qui a des murs. Et ces murs doivent être gardés par des hommes armés. Qui va le faire ? Toi ?

J'ai une plus grande responsabilité que vous ne pouvez l'imaginer... Vous avez le luxe de ne pas connaître ce que je sais, et mon existence, bien que grotesque et incompréhensible pour vous, sauve des vies.

VOUS NE VOULEZ PAS LA VÉRITÉ. Parce qu'au fond, dans les endroits dont on ne parle pas lors des fêtes, tu me veux sur ce mur. Tu as besoin de moi sur ce mur…

Le diable sait laisser la vérité se révéler à travers le processus. La libération du travail enlève une partie de la pression. Plus le client ressent de soulagement, plus le subconscient apprend qu'il peut vraiment gérer la vérité ! À mesure que cela se produit, le subconscient commence à rechercher des opportunités pour obtenir davantage de réconfort.

Le diable sait aussi rendre le client responsable des résultats. Toute guérison est une auto-guérison. Ainsi, au lieu d'examiner quelque chose qui pourrait potentiellement être accablant, il lui montre comment rester concentré sur ce sentiment. Il utilise des déclarations de validation pour attirer son attention sur les signes de réussite. Bien joué ! Et à mesure que le client apprend à s'approprier ces progrès, la résistance est remplacée par la curiosité.

Résumé

Le but de la phase de mise en place est de préparer le client à faire face à la vérité selon son subconscient. Tout comme toute hypnose est une auto-hypnose, toute guérison est une auto-guérison. Le premier objectif est de préparer le client au parcours de guérison. La phase de configuration comprend les trois premières étapes du protocole en sept phases :

1. Le processus d'accueil
2. Le pré-talk
3. La première séance d'hypnose

L'accueil permet d'établir une relation thérapeutique et d'identifier les informations clés importantes pour guider efficacement le processus de guérison. Le pré-talk vous permet d'élaborer un contrat qui autorise l'hypnose et la régression. La première séance d'hypnose permet de guider le client dans l'état nécessaire à une véritable régression.

L'hypnose est l'état optimal pour apprendre. En hypnose, vous pouvez enseigner au client comment faire le travail requis pour obtenir un résultat durable. Cela peut rendre beaucoup plus faciles la recherche et la résolution de l'événement causal. N'oubliez pas que le client est responsable des résultats. Après tout, c'est son esprit ! Pour réussir, il doit être prêt, disposé et capable d'effectuer le travail nécessaire pour atteindre son objectif thérapeutique.

En enseignant à votre client comment identifier un sentiment, vous facilitez l'accès à un pont vers le passé. Lui apprendre à libérer un sentiment lui permettra de faire face et de ressentir des émotions inconfortables emprisonnées dans des événements passés. La validation des petites victoires peut ouvrir la voie à des succès plus significatifs, remplaçant ainsi le doute et la peur par l'espoir et l'enthousiasme de résoudre ce qui entrave le client.

Apprenez-en davantage dans le cours sur le « system Ready for Regression First Session » ici : https://www.tribeofhealers.com/ready-for-regression-first-sessioncours système/

PHASE 2 : TRANSFORMER

Phase de transformation	
4 RÉGRÈS À LA CAUSE (R2C)	5 TRAVAIL DE L'ENFANT INTÉRIEUR
Localisez la cause	*Ré-histoire*
4.1 Trouver un pont	5.1 Travail de dialogue
4.2 Test pour ISE	5.2 Re-parent enfant
4.3 Découvrez l'histoire	5.3 Ré-histoire de l'ISE

En travaillant avec moi, l'hypnose est simplement le passage de la pensée au ressenti... — **Randy Shaw, hypnothérapie avancée de l'Utah**

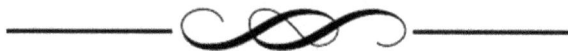

CHAPITRE 10 :
Régression d'âge (R2C)

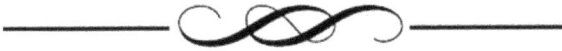

C ette fois, le soldat regarda attentivement autour de lui, et dans tous les coins de l'enfer, il vit des chaudrons en ébullition, bouillonnant avec des feux furieux en dessous. Il aurait aimé les inspecter, mais le diable l'avait expressément interdit.

Le client peut avoir une conscience partielle de la cause du problème. Il peut reconnaître certains des facteurs contributifs. Mais lorsqu'il ne parvient pas à trouver une solution au problème, c'est parce que les informations nécessaires pour le résoudre ne sont pas accessibles au conscient. Cette information est enfouie au niveau subconscient. C'est donc là que nous devons aller pour avoir les réponses.

La difficulté réside dans le fait que l'esprit conscient cherche à comprendre les choses, mais cette activité mentale consciente ne fait qu'entraver le processus. C'est pour cette raison que réfléchir, analyser et essayer d'appréhender les choses est expressément interdit par le contrat. Ne fouillez pas dans les pots. Ne réfléchissez pas. Contentez-vous de suivre les instructions, de vous concentrer sur le sentiment et de répondre avec votre première impression.

Le client doit démontrer cette capacité avant d'être prêt à commencer l'hypnothérapie Régression vers la cause.

L'hypnose nous donne accès à la partie de l'esprit responsable des souvenirs émotionnels. Même si un état d'hypnose léger améliore naturellement l'aptitude d'une personne à se remémorer des souvenirs, il n'est pas assez profond pour obtenir une vraie régression. La véritable régression nécessite le somnambulisme. Vous devez donc tester l'état.

Pour revivre un événement, le somnambulisme est nécessaire. La régression ne se limite pas à simplement penser ou se souvenir d'un événement passé. Il est essentiel de revivre l'expérience, de voir, entendre, sentir et ressentir, exactement comme si c'était la première fois. La personne entre dans la situation et tout se passe maintenant. Cela permet de faire prendre conscience de la cause sous-jacente des symptômes du client.

Les principales méthodes utilisées pour localiser et résoudre la cause sous-jacente du problème présenté par le client comprennent :

1. Techniques de transition

2. Procédures de découverte

3. Libération de ou des causes cachées.

Les techniques de transition ouvrent la voie aux événements responsables de l'apparition des symptômes. La procédure de découverte favorise la revivification avant de mettre en lumière les différentes facettes contribuant à la problématique du client. La libération de ces aspects vous permet de résoudre la ou les causes sous-jacentes.

Les deux R dans R2CH

Les deux R dans R2CH sont la régression et la libération. La régression donne accès aux informations piégées dans l'événement causal. La libération supprime l'exigence subconsciente des symptômes. Le secret pour obtenir un résultat durable réside dans le relâchement. La perspicacité suffit rarement à résoudre définitivement un problème émotionnel. Vous devez éliminer les pensées et les sentiments qui sont restés bloqués dans l'événement causal. Cela crée les conditions dans lesquelles la guérison peut arriver. Hippocrate l'a enseigné. Libérez les blocages et la guérison se produira parce que c'est dans notre nature.

Il existe un enseignement zen qui dit : « Avant l'illumination, coupez du bois, portez de l'eau. » C'est le conseil du diable. Alimentez les feux, nettoyez la maison. Gardez l'attention sur le sentiment. Ressentir une émotion permet de la décharger. Libérer toutes les émotions, sauf l'amour, rétablit l'esprit dans son état naturel d'équilibre et d'harmonie. Les symptômes physiques, les habitudes de pensée, les émotions, la réactivité ou les comportements indésirables disparaissent. L'amour guérit.

Les êtres humains sont comme les arbres. – Cal Banyan

Un modèle mental différent

Selon la Science, au cœur de toute chose, il existe une énergie qui la définit. La religion appelle cette énergie Esprit, Âme ou Dieu intérieur. Psychologiquement, c'est notre état inné d'être simplement « assez ».

C'est là que réside notre programmation de base pour le bonheur, physique, mental et émotionnel.

Le subconscient grandit et se développe de manière similaire à un arbre. Il se développe de l'intérieur vers l'extérieur, mais ce n'est pas linéaire ; c'est un modèle de croissance cyclique. C'est ainsi que fonctionne la nature : tout se déplace en spirale. L'esprit conscient, comme l'écorce d'un arbre, est sa partie la plus externe et le niveau d'esprit le plus mature. Cette partie de l'esprit est chargée de donner un sens à notre environnement. La raison et la logique aident à soutenir les décisions afin de répondre à des besoins importants.

Derrière l'esprit conscient se trouvent tous les anneaux de croissance et de développement. Chaque disque représente une année dans la vie de l'arbre et ces bagues contiennent des souvenirs d'expériences qui ont marqué les esprits. Par exemple, si l'arbre a survécu à une sécheresse, à une infestation d'insectes ou à un coup de foudre, l'histoire de cette expérience est toujours là, enregistrée dans ses anneaux. De même, le subconscient conserve tous nos souvenirs émotionnels.

Tout comme un arbre adulte pousse autour du jeune plant, l'esprit adulte se développe autour de celui de l'enfant. Dans de bonnes conditions, il évoluera en un arbre mature, fort et sain. Comme l'arbuste renferme le code génétique de l'arbre entier, le noyau de l'esprit contient le modèle naturel de santé et de bien-être. C'est ce qu'Hippocrate appelait le pouvoir curatif de la nature. Il demeure toujours présent en chacun de nous. Mais lorsque nous perdons conscience de cette partie-là plus profonde de nous-mêmes, elle devient inconsciente.

L'esprit d'un enfant est grand ouvert et hautement influençable. À mesure qu'il grandit, de la petite enfance à l'âge adulte, des anneaux de croissance et de développement se forment autour de ce « Soi central ». Cela constitue ce que nous appelons le subconscient. Dans le subconscient se trouvent les souvenirs de situations qui, dans le passé, nous ont fait une impression émotionnelle. Chaque histoire est stockée, pour référence future, dans la bague qui représente l'âge auquel l'expérience s'est produite. Si la cause d'un problème est arrivée lors d'un événement à l'âge de deux ans, celui-ci est toujours vivant, organisé dans le deuxième anneau de l'arbre. L'enfant dans cet événement est l'esprit conscient à ce moment-là.

L'esprit subconscient est l'esprit conscient du passé. Cela signifie que lorsque vous faites régresser un client vers un événement survenu dans son enfance, vous parlez à l'esprit conscient du client à cet âge. Au fur et à mesure que vous régressez vers des événements de plus en plus anciens, vous vous rapprochez du centre de l'arbre où réside le plan, ou le code génétique, ou la mémoire ancestrale d'un état de conscience sain. Il s'agit des informations de base avec lesquelles l'arborescence a démarré. Un état d'être, simplement, un état de suffisance, indépendant des conditions extérieures. La guérison est un processus de reconnexion d'une personne avec la conscience de cette source énergétique.

L'ISE

La théorie de la régression postule qu'en l'absence de cause organique, l'origine du problème réside dans l'histoire du client. Les symptômes ne surgissent pas de nulle part ; ils sont toujours reliés à une expérience antérieure.

Chaque problème découle d'une histoire vécue. La régression vers la cause consiste à identifier l'événement à l'origine du problème, appelé événement de sensibilisation initial (ISE). L'ISE représente l'expérience qui a déclenché la sensibilité particulière chez le client. Tout événement lié au problème survenant après l'ISE est désigné comme un événement de sensibilisation ultérieure (SSE).

L'ESS est comme un engrais pour l'ISE. Il alimente le problème en faisant office de rappel de l'ISE. Chaque fois que le client se heurte à une situation qui lui évoque l'ISE, consciemment ou inconsciemment, cela fortifie le problème sous-jacent non résolu.

Une fois qu'une personne a été sensibilisée, une stimulation répétée du motif aura un effet cumulatif. C'est ce que font les événements de sensibilisation ultérieurs. Ils ne sont pas la cause du problème, ils le renforcent, le rendent plus fort. Dès que le schéma est restimulé, les symptômes s'aggravent un peu. C'est pourquoi les problèmes ont tendance à empirer avec le temps.

Vous vous souvenez de la pile de briques ? Si vous regardez le tas de briques en forme de pyramide en réflexion, vous verrez une pyramide inversée. Cela illustre comment les événements s'accumulent au fil du temps. La première brique est l'événement causal. C'est l'ISE. Chaque brique suivante est un événement de sensibilisation ultérieur (ESS), qui renforce le modèle sous-jacent en confirmant les perceptions, les pensées et les sentiments établis lors de l'événement occasionnel. À chaque validation, le modèle se renforce, le rendant plus puissant.

Finalement, le tout prend suffisamment d'ampleur pour produire des symptômes. Le temps que cela nécessite dépend vraiment du nombre de répétitions impliquées. Plus les événements sont fréquents, plus vite les signes apparaîtront. D'autres difficultés peuvent s'ajouter au mélange à mesure que le modèle continue de croître et de se développer au fil des situations ultérieures. Il s'agit cependant de problèmes secondaires, qui sont généralement faciles à résoudre une fois que vous avez débranché l'ISE.

La SPE

La proverbiale «goutte qui fait déborder le vase» est appelée l'événement producteur de symptômes (SPE). C'est alors que les manifestations apparaissent. Ils peuvent être :

- Pensées irrationnelles ou obsessionnelles, par exemple, autocritique

- Sentiments accablants, comme phobie, anxiété, rage

- Comportements indésirables : manger trop, fumer, se laver les mains de manière excessive

- Plaintes physiques, telles qu'urticaire, diabète, cancer

Ce que ces problèmes ont tous en commun, c'est qu'ils sont les symptômes d'une problématique sous-jacente enfermée dans l'événement de sensibilisation initial. L'événement de sensibilisation initial (ISE) est la première fois que la personne fait l'expérience d'un modèle particulier de perceptions, de pensées et de sentiments. C'est ce qui est désormais responsable des pensées, des ressentis et des comportements du client. L'objectif est de trouver un pont vers l'ISE.

L'amour évoque tout ce qui ne lui ressemble pas pour être guéri.
— Sondra Ray

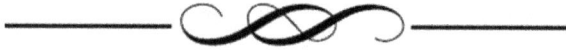

CHAPITRE 11 :
Trouver un pont vers le passé

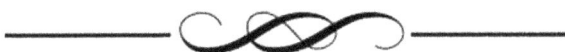

C ette fois, le soldat regarda bien autour de lui, et dans tous les coins de l'enfer, les chaudrons en ébullition bouillonnent, avec des feux furieux en dessous d'eux. Il aurait adoré les examiner, mais le diable l'a expressément interdit.

L'esprit subconscient est l'esprit de l'enfant. Alors, que se passe-t-il quand vous dites à un enfant : « Ne regarde pas ! » Il ne peut pas s'en empêcher. Il ne peut pas s'empêcher d'aller voir ! Adam et Ève, avaient pour instruction de ne pas manger du fruit de « l'Arbre de la Connaissance du Bien et du Mal », mais Eve était curieuse.

Le nom Ève signifie vivre ou vie. C'est dans notre nature d'être curieux. La curiosité nous motive à rechercher ce dont nous avons besoin dans la vie. Cela nous aide à rester en vivant, en satisfaisant des besoins importants tels que la nourriture, un abri, un partenaire, la sûreté et la sécurité.

Pandore était curieuse. On lui a dit de ne pas regarder, mais elle a quand même enlevé le couvercle. Ce faisant, elle a libéré toutes les rancœurs, c'est à dire, toutes ces émotions emprisonnées à l'intérieur. Garder le silence sur les sentiments s'appelle la répression, ou la suppression, ou la dépression. La répression, c'est comme tenir un ballon sous la surface de l'eau. Cela crée une pression interne. Plus il est gros, plus il faut de pression pour le conserver immergé et une grande quantité d'énergie est investie pour le maintenir là.

Finalement, la pression du subconscient devient trop forte. Quand cela arrive, la boule d'énergie émotionnelle surgit dans la conscience, amenant avec elle des connaissances autrefois interdites cachées dans l'événement passé. C'est essentiellement ce qui se produit lorsqu'une personne est déclenchée, elle régresse. Le diable le sait. Il sait aussi que vous ne pouvez pas réfléchir pour revenir à l'ISE. Alors, ne cherchez pas, laissez-le se révéler tout au long du processus.

Trouver un pont

Finalement, il ne put plus se retenir. La tentation devint trop forte, et il souleva un peu le couvercle du premier chaudron et jeta un coup d'œil à l'intérieur. Et qu'a-t-il découvert sinon son vieux sergent. « Aha, espèce de chien ! » a-t-il dit : « Tu es là ? Tu l'as bien fait chauffer pour moi ! Maintenant, c'est à mon tour de te faire suer ! ».

Le diable sait que toutes choses sont liées parce qu'elles partagent la même source. En conséquence, l'esprit peut facilement s'associer à une expérience passée. En effet, il existe une relation entre le problème actuel et l'événement qui l'a provoqué. Cette connexion est un pont vers le passé.

Un pont est un chemin énergétique qui relie deux ou plusieurs événements. Ce qui rattache ces éléments c'est quelque chose qu'ils ont en commun. Cela peut être une idée, une émotion, ou une sensation physique. Puisque le pont existe déjà, tout ce que vous avez à faire est de le trouver et vous pouvez le suivre jusqu'à sa création. C'est l'ISE.

Si la connexion partagée entre les événements est une pensée, on parle alors de «pont cognitif». S'il s'agit d'un ressenti dans le corps, on appelle cela un «pont somatique». Si la connexion est émotionnelle, c'est un «pont d'affect».

Le « Pont d'affect »

«Le pont d'affect" est un terme hypnoanalytique inventé par John Watkins en 1961. Watkins a reconnu la tendance de l'esprit à s'associer. Vous pouvez retenir la mémoire A, qui vous rappelle la mémoire B, qui vous mène à la mémoire C, et ainsi de suite. En hypnose, on s'appuie principalement sur le «Pont d'Affect», car le lien entre la mémoire A et tous les autres souvenirs est une connexion énergétique.

La mémoire A est l'ISE. Ce qui maintient cette mémoire en place, c'est une énergie spécifique, un sentiment identifiable. Concentrer votre attention sur ce sentiment vous donnera le pont le plus direct vers l'événement causal. Par exemple, au niveau des symptômes, le problème peut s'exprimer sous la forme d'un besoin impérieux ou d'une compulsion, mais derrière celui-ci se cache une émotion comme la peur ou la colère. Les émotions déterminent le comportement, elles sont là pour nous motiver à intervenir. La question est : qu'est-ce qui a provoqué l'émotion ou activé ce sentiment ?

Vous pouvez utiliser un pont cognitif, un pont somatique ou un pont pour régresser vers l'ISE, mais la méthode préférée pour l'hypnothérapie de régression est le pont affect. En effet, la seule chose que toute ESS a en commun avec l'ISE est une émotion.

Chaque événement contient des pensées, des sentiments et des sensations, mais ces choses sont toutes liées entre elles émotionnellement. L'émotion est la langue maternelle du subconscient. Cette signature énergétique émotionnelle fait du pont d'affect le chemin le plus direct vers l'événement causal.

Pont cognitif

Un pont cognitif est le processus consistant à suivre une pensée. L'approche de Freud était de suivre une chaîne de pensées ou d'association libre. Si vous pouvez identifier une pensée récurrente ou obsessionnelle, vous pouvez l'utiliser pour revenir à la première fois que le client a eu cette pensée.

Les personnes qui ont beaucoup de discours intérieurs négatifs écoutent indéfiniment de vieilles cassettes, ils sont coincés dans une boucle. Le problème avec cette répétition constante d'une pensée est qu'elle renforce continuellement les sentiments inconfortables, ce qui ne fait qu'empirer les choses.

Parce que la pensée et le sentiment sont connectés, en concentrant l'attention sur la pensée, cela fait automatiquement apparaître l'émotion qui y est liée. En conséquence, vous pouvez convertir un pont cognitif en pont affectif. Lorsque le client a cette pensée, que ressent-il ? Où est située cette sensation dans le corps ? De quelle émotion peut-il s'agir ? Cela peut vous donner un itinéraire plus direct vers l'ISE.

Pont somatique

Un pont somatique est l'endroit où vous utilisez une sensation physique telle qu'une tension, une pression ou une douleur dans le corps pour revenir à la cause. La bosse, la douleur, ou l'inconfort ressentis par le client est un signal du passé qui peut être suivi jusqu'à sa source. Par exemple, lors d'une séance avec Stephen Parkhill, je me concentrais sur une grosseur au sein.

Une sensation désagréable dans le corps est souvent associée à une émotion non résolue. Dans mon cas, la grosseur s'est transformée en une émotion qui m'a ramené directement dans l'utérus. Vous ne pouvez pas vous souvenir consciemment d'une expérience dans l'utérus ! Et c'est là que se trouvait la racine du problème.

La méthode « Regarder et Attendre ».

Celui qui a dit que « le temps guérit toutes les blessures » avait complètement tort. Les souvenirs conscients d'événements douloureux de l'enfance peuvent s'estomper avec le temps, mais du point de vue du subconscient ils sont toujours bien vivants. En tant que tels, ils ont en permanence le pouvoir de nuire au client, même des décennies plus tard.

Ce sentiment, qui agite et fait bouillonner les chaudrons peut, être la peur, la colère, la tristesse, ou toute autre chose, mais il est toujours associé, aux fois où le client a ressenti cette sensation. Tôt ou tard, le subconscient fera à nouveau le lien avec une situation passée qui est en corrélation avec cette sensation. C'est à ce moment-là que le couvercle se détachera du pot et qu'il revivra un événement passé. Il vous suffit d'attendre que cela se produise.

J'ai appris quelque chose sur le fait de prendre du recul et de laisser les choses se produire en regardant un maître d'Aïkido. Le professeur, un petit Japonais, souhaitait montrer à un groupe de garçons de neuf ans comment travailler avec leurs portées. Après avoir obtenu l'aide d'un volontaire, il lui a ensuite demandé de se tenir à six pieds de distance, au bout du tapis, et de se préparer à lancer une attaque.

La consigne du garçon était de courir vers son professeur et d'essayer de frapper de toutes ses forces le petit homme avec le bâton. Le garçon était clairement enthousiasmé par la tâche qui lui était assignée, et lança son attaque vigoureusement et fila à fond vers l'instructeur. L'enseignant, en revanche, semblait impassible à l'approche rapide d'un agresseur. Il a tenu bon jusqu'au tout dernier moment.

Juste au moment où il était sur le point d'atteindre sa cible, le petit homme s'écarta adroitement. Il n'a pas résisté, ne s'est pas opposé à son agresseur d'une manière ou d'une autre. Il a simplement et élégamment tourné son corps à 90 degrés et a reculé d'un pas. Le garçon, désormais totalement emporté par son élan, était dans l'impossibilité de s'arrêter. Il eut l'air très surpris alors qu'il trébuchait maladroitement devant sa cible.

Un léger sourire passa sur le visage du petit homme tandis que le garçon trébuchait, la tête la première, sur le tapis. Pour ajouter à l'injure, alors qu'il tombait, le professeur leva son bâton et tapota doucement les fesses de l'enfant abasourdi.

Tout comme l'étudiant, votre client doit être disposé à participer au processus. En tant qu'enseignant, votre rôle consiste à l'encourager à rester concentré sur ses ressentis et à ne rien retenir. À mesure que le sentiment se renforce, et commence à prendre le dessus, l'intensité augmente, et lorsque cela se produit, vous pouvez donner à l'esprit subconscient un léger coup dans la bonne direction en lui suggérant de faire remonter l'émotion à un événement antérieur. Ensuite, écartez-vous et laissez la nature faire son travail.

Le pont le plus puissant

Le pont d'affect vous offre le chemin le plus direct vers la racine du problème, ce qui en fait l'épine dorsale de la régression pour provoquer l'hypnothérapie. C'est pourquoi le diable enseigne d'abord au client comment travailler avec les sentiments et les émotions.

Mais, si vous parvenez à relier une pensée, une émotion et une sensation dans le corps, et que la personne se concentre sur les trois à la fois, cela vous donnera un pont puissant vers le passé. Par exemple, disons que je considère que je ne suis pas assez bon. Cette pensée va générer un sentiment tel que la peur. Les émotions sont vécues dans le corps. Imaginons que cette peur spéciale existe dans le corps comme un nœud dans l'intestin. Vous disposez désormais d'un redoutable pont vers le passé.

Plus vous serez précis, meilleurs seront vos résultats. Si vous parvenez à cibler un schéma, pensée-sentiment-sensation, spécifique, cela vous donnera un pont très spécifique pour explorer. La pensée, je ne suis pas assez bon, qui me fait peur dans mes tripes, vous donne un signal très caractéristique à suivre jusqu'à ses racines.

#1. Trouvez le sentiment

« Aha, espèce de chien ! » dit-il. « Tu es là ? Tu es là ? Tu l'as bien fait chauffer pour moi ! Maintenant, c'est à mon tour de te faire suer ! »

Le moyen le plus facile de ressentir un sentiment de régression est de commencer par un événement déclencheur récent. Le simple fait de parler de cette expérience provoquera l'émotion et la fera sortir de sa cachette. Lorsque c'est le cas, attirez l'attention du client sur ce sentiment. Retrouver la sensation dans le corps. Ensuite, guidez-le pour qu'il nomme le sentiment.

N'oubliez pas que les émotions sont ciblées dans le torse — principalement dans la gorge, la poitrine et l'intestin. Dès l'instant où le client nomme l'émotion, validez-la en disant : « Voilà le sentiment ! » Ensuite, quantifiez-le.

Quelle est sa force ?

#2. Quantifier le sentiment

Vous avez besoin d'un pont solide pour remonter à l'événement causal. Pour quantifier une sensation, demandez au client d'évaluer son intensité sur une échelle de 1 à 10. C'est ce qu'on appelle une unité subjective d'inconfort/détresse (SUD). Pour prendre un SUD dites au client de se concentrer sur la sensation dans son corps. Demandez ensuite : « Sur une échelle de 1 à 10, où dix est le maximum, quelle est la puissance de ce sentiment (dans vos tripes) en ce moment ? »

Si c'est un sept ou plus, vous avez suffisamment d'intensité pour un pont.

Si c'est moins de dix, obtenez l'autorisation de la personne afin d'augmenter le volume de ce sentiment. Attisez le feu. Dites-lui : « Ce sentiment a tout à voir avec la raison pour laquelle vous êtes ici. Nous avons besoin qu'il soit d'au moins dix. Seriez-vous prêt à laisser le temps atteindre dix pour que nous puissions nous en occuper ? »

Avec la permission du client, vous pouvez procéder à l'amplification du sentiment.

#3. Attiser le sentiment

Sur ce, il laissa tomber le couvercle, attisa le feu et remit du bois.

Le pont d'affect est un processus très naturel. Il est également assez facile à mettre en œuvre. Demandez simplement au client de se concentrer sur le sentiment, vérifiez afin d'être certain d'avoir un pont solide, puis suggérez-lui de suivre ce sentiment jusqu'à une époque antérieure où il l'a ressenti. L'astuce est d'attiser puissamment ce sentiment, car vous avez besoin d'un pont fiable qui vous amènera à l'ISE. Si vous avez évoqué un sentiment de peur, demandez au client de se focaliser sur l'émotion de la peur.

Assurez-vous qu'il la ressente vraiment ! Où la ressent-il dans son corps ? Dans la gorge ? Dans le ventre ? Dans la poitrine ? Restez concentré dessus pendant que vous continuez à amplifier le sentiment. L'approche traditionnelle pour augmenter une émotion n'est qu'un décompte direct de suggestions. Par exemple : « Dans un instant, je vais compter de 1 à 10. Ce faisant, laissez ce sentiment monter en vous avec puissance, en comprenant que... ce sentiment est autorisé à être là. Et votre permission de laisser ce sentiment... être ressenti et libéré est ce qui vous permet de guérir... » Cela indique au client quoi faire – laissez le sentiment atteindre dix. Il fournit ensuite une raison pour permettre que cela se produise.

Le décompte se poursuit ensuite avec des suggestions intermittentes pour amplifier l'intensité ou la force de l'émotion. Par exemple, « Un... il y a le sentiment... Deux... surgissant puissamment à l'intérieur, en vous... vous ressentez le sentiment », et ainsi de suite.

Une approche alternative consiste à démarrer votre décompte qu'importe le niveau, SUD, du client. Par exemple, s'il dit que c'est sept, commencez à compter à sept. « Il y a l'émotion. C'est un sept. Vous pouvez la sentir dans votre poitrine. Elle est bientôt à huit. Vous ressentez le sentiment ». Et continuez à compter jusqu'à ce que vous arriviez à dix. Cette approche est plus conforme à l'expérience subjective du client, mais fonctionne dans les deux cas.

Lorsque vous arrivez à dix, prenez un autre SUD pour vérifier qu'il y en a bien dix. Demandez au client : « Sur une échelle de 1 à 10… quelle est la force de ce sentiment ? » Si c'est au moins dix, vous savez qu'il suit les instructions et a suffisamment attisé les incendies pour fournir un pont vers l'ISE.

Remuez le sentiment

Concentrez-vous sur ce sentiment. Au fur et à mesure que vous vous focalisez dessus, il continue de croître. Cette émotion est autorisée à être ici. Et c'est votre permission de ressentir et de libérer ce sentiment qui vous permet de guérir. Compris ?

À mesure que vous vous canalisez sur ce sentiment, il continue d'augmenter. Lorsque je compte de 1 à 5 (ou de 7 à 10), cette sensation remonte à la surface. Il devient aussi fort et réel que vous ne l'avez jamais connu auparavant. Que cela se produise. C'est l'endroit idéal pour cela.

UN – Il y a le sentiment. C'est ce sentiment intérieur que vous n'aimez tout simplement pas. Vous pouvez le ressentir dans votre corps. Ça ne fait pas du bien.

DEUX – Il monte puissamment en vous, maintenant, bouillonnant à la surface, vous ressentez ce sentiment. Et au décompte suivant, il y a le sentiment, aussi fort que vous ne l'avez jamais connu auparavant.

TROIS – Devenant plus fort, maintenant, remontant à la surface, vous ressentez cette sensation.

QUATRE – Plus puissant, maintenant. Vous ressentez le sentiment ! Et au compte suivant, comme si les vannes d'un barrage s'ouvraient brusquement, il y a le sentiment.

CINQ ! – Voilà le sentiment ! Ce sentiment est un signal vers le passé. C'est lié à chaque événement dans lequel vous avez ressenti ce sentiment, depuis le début.

#4. Suivez le sentiment

Ensuite, il se dirigea vers le deuxième chaudron, souleva un peu le couvercle et regarda à l'intérieur. Dans celui-ci, il y avait son lieutenant. « Aha, espèce de chien ! » dit-il. « Tu es là ? Tu l'as bien fait chauffer pour moi ! Maintenant, c'est à mon tour de te faire suer ! » Il referma le couvercle et alla chercher une autre bûche pour attiser encore plus le feu.

Parce que le subconscient fonctionne par association, il vous montrera les événements qui ont tout à voir avec ce sentiment. Mais le subconscient ira rarement directement à l'ISE. Parfois, c'est un pont trop loin, surtout lorsque l'ISE se situe dans la petite enfance. Ainsi, lors du retour vers le passé, demandez au client de retourner à une époque antérieure où il a ressenti cette émotion (peur, colère, tristesse, etc.).

N'oubliez pas que l'ISE n'est que la première fois que le client a ressenti ce sentiment. Les événements ultérieurs s'ajoutent ensuite à ce schéma non résolu, augmentant la pression interne. C'est pourquoi nous souhaitons réaliser l'essentiel du travail au sein de l'ISE. C'est l'événement auquel est associé le moins de charges émotionnelles, ce qui le rend beaucoup plus facile à affronter et à éprouver.

Les ESS représentent des enjeux plus urgents, car il y a plus de pression dans une ESS qu'à l'ISE. En conséquence, vous êtes plus susceptible d'assister à un événement de sensibilisation ultérieur simplement parce que la charge émotionnelle de cet événement est plus forte.

Si plusieurs émotions contribuent au problème, choisissez celle qui est la plus forte sur laquelle revenir. N'oubliez pas que vous avez besoin d'un pont solide pour tenir la distance jusqu'à l'ISE. Prenez un SUD et concentrez-vous sur celui qui porte la plus grande charge. L'intensité émotionnelle est comme le carburant d'une fusée pour un lancement !

La chaîne d'événements responsables de générer les symptômes est reliée par le même sentiment. C'est le pont. Le secret du retour dans le passé est de vous assurer que vous suivez une émotion réelle telle que la peur, la colère ou la tristesse, puis de rester dessus. Si vous essayez de surmonter l'anxiété ou la dépression, vous n'arriverez nulle part. Il faut une véritable émotion.

En gardant le focus sur une émotion spécifique, comme, la peur, la tristesse, la colère, vous pouvez sauter de nénuphar en nénuphar, jusqu'à l'ISE. Ne changez pas de cheval en plein milieu du parcours. Si vous revenez sur la tristesse, restez avec la tristesse. Si vous suivez la colère, restez avec la colère.

D'autres émotions seront révélées à mesure que vous régresserez vers des événements de plus en plus anciens. Prenez-en note, mais restez avec l'émotion principale sur laquelle vous avez choisi de revenir. C'est le sentiment que vous devez remonter jusqu'à sa racine. Les événements ultérieurs apportent des aspects supplémentaires au modèle global. Il est ainsi facile de se laisser distraire. Par exemple, si vous suivez la colère et qu'elle se transforme en peur, demeurez focalisé sur la colère. Une fois que vous vous êtes engagé dans un pont spécifique, restez concentré sur ce sentiment jusqu'à ce que vous atteigniez la fin de la ligne.

Le discours du pont d'affect

Il y a le sentiment ! Je vais compter de 5 à 1. En comptant jusqu'à 1, votre esprit vous ramène à une scène, une situation ou un événement antérieur qui a tout à voir avec ce sentiment.

CINQ – Remonter le temps.

QUATRE – Vers une scène, une situation ou un événement important pour ce sentiment.

TROIS – Les bras et les jambes peuvent devenir plus petits maintenant à mesure que votre esprit vous ramène de plus en plus en arrière.

DEUX – Passons directement à cet événement important. La scène devient vivante, réelle et claire. Et au décompte suivant, vous voilà, aussi réel que la première fois.

Et UN – Vous y êtes. Dites : Me voici...... [attendez que le client répète] ...
Et je sens [mettre une fin là-dessus] .... [Attendez que le client répète]....

Une fois que vous avez vérifié, que (a) le client est présent à l'événement, et (b) le client ressent toujours ce sentiment, vous pouvez découvrir l'histoire de ce qui s'est passé lors de cet événement.

Résistance à la libération

Si vous suivez la colère et qu'elle se transforme en peur, ne vous laissez pas distraire. Ne commencez pas à vous engager sur la peur. La peur est en réalité une résistance. La façon de gérer la barrière est de la libérer. Si vous ne le faites pas, le couvercle s'abaissera et vous perdrez le pont vers l'ISE. Par contre, si vous libérez la peur, vous découvrirez que la colère est là, en dessous. Validez la colère. Donnez-lui la permission d'être là. Ensuite, retour dans le passé.

La plupart d'entre nous avons appris que la colère est mauvaise. La première étape pour gérer la colère peut donc impliquer d'apprendre à ne pas en avoir peur. La colère est une émotion humaine naturelle. Elle est là pour une raison qui est de responsabiliser la personne face à une menace. Quand nous avons été blessés, nous nous sentons en colère. C'est bien ! La colère est là pour nous motiver à faire quelque chose afin de nous sentir mieux. Le problème avec cette colère est qu'elle est coincée à l'intérieur, blessant le client et tous ceux qui l'aiment. Alors, donnez à la colère la permission d'être là.

Reconnaissez que cet événement est quelque chose que le subconscient prépare depuis des années, engendrant le mal-être. J'avoue que je me sens en colère ! Peut-être une sorte de révélation pour le client à qui l'on a appris à garder le contrôle sur ses mauvais sentiments. Il commence à admettre qu'il ne peut s'empêcher d'être en colère contre ce qui leur a été fait. Valider des déclarations telles que : « Je me sens en colère ! Je le sens dans mon corps ! J'ai le droit de ressentir cette émotion ! C'est mon sentiment ! » Cela aidera à faire remonter à la surface des sentiments authentiques de colère et à alimenter l'enthousiasme de la personne à l'exprimer.

Pour libérer la colère, démarrez par le plus général puis allez au plus spécifique. Commencez par libérer toutes les pensées et tous les sentiments associés à l'événement lui-même (c'est-à-dire ce qui s'est passé). Ensuite, libérez les pensées et les sentiments particuliers envers les joueurs individuels (c'est-à-dire le délinquant et toute autre personne présente). Souvent, le vaurien était un proche — un parent, un grands-parents, un soignant, un frère ou une sœur, etc. Le faire sortir ne peut que modifier les choses pour le meilleur. Alors, attisons le feu ! Puis, encouragez le client à exprimer ce qu'il ressent. Plus il se concentre sur les ressentis et les sensations associées à la personne qui l'a blessé, plus il aura d'énergie disponible pour s'affranchir.

Garder le contrôle de la colère réclame beaucoup d'énergie. Cette énergie peut être utilisée pour la guérison ! Lorsque la colère fait surface, réduire le niveau d'intensité apportera au client un soulagement immédiat. Commencez par demander au client d'évaluer le niveau de colère qu'il ressent dans son corps à l'aide d'une échelle d'unité subjective de détresse (SUDS).

« *Une chose énorme qui m'a marqué, et qu'ils ont tous vécut pendant le service, c'est un horrible sentiment de trahison. Ils se sentaient tous trahis par un officier supérieur, par leur branche du service, par leur pays, ou par quelqu'un ou quelque chose. Cela s'ajoutait à toutes les autres trahisons qu'ils avaient déjà vécues dans la vie. La colère à laquelle ils s'accrochaient entretenait souvent un traumatisme vivant. Ils voulaient conserver cette colère et ce sentiment de trahison, afin de maintenir vivante l'idée, de punir quiconque ou quoi que ce soit contre quoi ils étaient en colère. C'est comme boire du poison et espérer que la personne contre qui tu es en colère tombe malade et meure...* » — **EFT pour le SSPT**[11]

---

[11] Gary Craig, *EFT for PTSD* (2009).

Tapoter libérera une légère colère, mais avoir un oreiller à la disposition du client pour frapper est idéal pour purger une plaie avec abcès. Plus la colère est grande, plus le mouvement est grand. Faites correspondre la puissance du mouvement à la force du sentiment. Ennuyé ou irrité est plus faible sur l'indicateur d'intensité, que fou, en colère, ou enragé. Cependant, le degré de colère ressenti par l'individu n'est pas toujours apparent. J'ai eu des clients qui semblaient plutôt calmes, et qui déclaraient ensuite ressentir de la rage.

Faire face à d'anciennes figures d'autorité et leur faire vivre l'enfer, ça fait du bien ! Donnez au client un très gros oreiller sur lequel il peut aller travailler et surveillez son sourire lorsqu'il pompe, relâche et exprime sa colère dans l'oreiller pour la première fois. Faites-leur découvrir qu'il n'y a rien de mal à ressentir ce sentiment le plus interdit. Ils ne seront pas frappés par la foudre et personne ne mourra s'ils libèrent leur colère de manière saine.

Au fur et à mesure que le client libère ses sentiments envers le délinquant, il est autorisé à lui parler directement et à trouver les mots qui correspondent à ce sentiment. Tout ce qui doit être dit, ils ont le droit de le dire. La seule règle est de tout laisser sortir. Dire à voix haute : « Tu m'as blessé ! Tu as rendu ma vie si misérable ! Je te déteste ! » n'est pas négatif. C'est enfin admettre la vérité sur ce que vous ressentez. Et vous savez ce qu'on dit : « La vérité vous délivrera ».

En disant : « Tu m'as blessé ! Tu m'as fait sentir » ne signifie pas que le client mauvais. Il offre validation, soulagement et autonomisation et lui rappelle que tous ses sentiments sont bons. Même, pour les plus en colère, dire : « Je n'ai pas à porter ça pour le reste de ma vie » rappelle au client qu'il y a une excellente raison de se libérer de ce sentiment. Toute la douleur qu'il a endurée à cause de cet événement/personne peut enfin être abandonnée. Réalisez que ce qui manquait la première fois, c'était l'expression de ces mauvaises pensées, de ces mauvais mots et de ces mauvais sentiments.

Le sortir met fin à la douleur. Le client doit le comprendre. Il doit également savoir que les sentiments sont limités. Même la colère, le ressentiment, la rage, la condamnation et la haine ne dureront pas très longtemps lorsqu'ils sont autorisés, ressentis et exprimés. Les libérer crée un espace pour que les bons sentiments reviennent chez lui. En conséquence, il connaîtra un nouveau niveau de paix et de clarté, ce qui peut ouvrir la porte à une guérison plus profonde.

Libérer la colère est un acte d'autonomisation qui éliminera la peur et la résistance inutiles, vous permettant ainsi de trouver plus facilement l'ISE. Ne vous inquiétez pas de perdre le pont. Ce signal provient de l'événement qui l'a provoqué et n'est allé nulle part. Une fois que la peur qui bloquait son expression est écartée, le client sera capable de faire face à la vérité sur la douleur que ces expériences passées lui ont causée.

Le bûcheron

Voici un mouvement de yoga utile spécialement conçu pour libérer la colère. Le bûcheron prend position avec les pieds fermement ancrés au sol, les genoux un peu fléchis et les talons écartés d'environ deux pieds. Il lève les bras au-dessus de la tête, les mains jointes et cambre légèrement le dos. Puis, faisant un « ah » lors de la descente, il balance toute la partie supérieure du corps vers le bas, en ramenant ses mains entre ses jambes et à travers, comme s'il balançait une hache.

Le mouvement doit être fluide et rapide, exprimant autant d'intensité et de puissance que possible tout en laissant le son être plein et fort, «

Hah ! En tant qu'exercice, il peut être répété cinq à dix fois au cours d'une séance. La sensation d'énergie pénétrera dans le haut du corps alors qu'elle remplit son objectif de libérer la colère.

Vous pouvez improviser le bûcheron pour un travail en session. Par exemple, vous pouvez l'utiliser comme échauffement pour le travail sur l'oreiller ou comme devoir à la maison pour libérer la colère résiduelle. Trouvez des moyens créatifs pour encourager vos clients à le sortir !

Régression spontanée

L'approche la plus courante du pont d'affect consiste à provoquer un sentiment et à le suivre dans des situations antérieures. Mais le diable travaille avec la nature. Il sait que tôt ou tard, une régression se produira. Il suffit de regarder et d'attendre. Souvent, des changements dans le corps indiquent que le client entre dans un événement passé. Vous devez surveiller attentivement, car le client peut être tellement préoccupé par la direction que prend son esprit qu'il ne vous dira pas ce qui se passe. Observez le corps, parce que le corps ne ment jamais.

Vous remarquerez peut-être que les yeux bougent derrière les paupières, indiquant une activité visuelle. Cela peut s'accompagner d'un changement subtil dans l'intonation. Par exemple, le client peut commencer à parler plus doucement ou sur un ton plus enfantin. Vous pourriez observer une réaction physique telle que rougir, trembler ou frémir. Une larme pourrait couler sur la joue. Le client peut dire quelque chose comme : « Je me souviens de la mort de mon chien. » Cela vous indique que le subconscient l'a emmené à cet événement particulier. Quelque chose est amené à la conscience.

À mesure que la situation remonte à la surface de la conscience, le client régresse dans le sentiment. Lorsque cela arrive, vous pourriez être tenté d'explorer ce qui se passe, mais il est trop tôt pour cela. Vous devez tout d'abord vous assurer que vous disposez d'un pont suffisamment solide pour accéder à l'ISE. Restez concentré sur le ressenti.

Certains clients régresseront spontanément vers un événement douloureux. Lorsque cela se produit, ils peuvent réagir. Cela vous indique que leur subconscient vous fait assez confiance pour vous montrer d'où vient la douleur. Cela vous dit qu'ils veulent un certain soulagement. C'est une super nouvelle ! Mais cela peut être une grande surprise de se retrouver soudainement plongé dans une scène de l'enfance qui ne fait pas très plaisir !

Même si l'esprit subconscient est prêt à faire face à ce qui existe, cela ne signifie pas que le conscient y est préparé. Vous devez encourager le client à laisser le sentiment être présent en assurant sa sécurité, en restant concentré sur l'émotion et en travaillant rapidement.

#1. Assurer la sécurité

La priorité absolue est la sécurité. Lorsque le subconscient du client le ramène à un événement douloureux du passé, il est important de reconnaître que ce que recherche le conscient, est un sentiment de contrôle. Cependant, le problème réside dans le fait que le conscient ne peut pas contrôler une émotion. Il n'en a pas la capacité. Il est crucial de rassurer le client en lui faisant comprendre qu'il possède ce sentiment de contrôle. Informez-le que tout est sous contrôle, que tout se déroule comme il se doit et que vous savez exactement quoi faire. Rappelez au client : « Ce sentiment a tout à voir avec la raison pour laquelle vous êtes ici ! Si vous pouvez le sentir, vous pouvez le guérir ! Le seul endroit où cela peut vous blesser est enfermé à l'intérieur ! »

#2. Concentrez-vous sur le sentiment.

L'esprit conscient a le pouvoir de bloquer ce sentiment. Vous avez besoin que le client se conforme à vos instructions afin que vous puissiez en prendre soin. Donner de bonnes raisons pour que cette sensation puisse remonte à la surface avec force. Ensuite, donnez immédiatement l'ordre : « restez concentré sur ce sentiment. » Entretenez le feu en gardant le focus sur les sensations du corps.

Cette émotion est la façon dont le subconscient communique, et il dit : « Hé ! Il y a un problème ici ! » C'est en suivant le sentiment, consciemment ou inconsciemment, que le client est entré spontanément dans une scène, une situation ou un événement qui a tout à voir avec ce sentiment. Gardez l'esprit conscient concentré sur l'émotion. C'est ce qui appelle à la guérison.

Dites au client : « Votre subconscient vient de nous montrer ce qui nécessite une guérison. Laissez-vous rester concentré sur ce sentiment ». Ensuite, passez directement à la procédure de découverte et découvrez ce qui se passe dans cette situation pour provoquer ce sentiment.

#3. Travaillez vite !

Au fur et à mesure que vous accomplissez le processus de découverte, travaillez rapidement. Vous devez conserver une longueur d'avance sur les stratégies d'adaptation apprises par le client. Ne lui donnez pas le temps de réfléchir. N'oubliez pas que la réflexion ne fait que faire obstacle.

Rappelez au client : « ne réfléchissez pas ! Ressentez la réponse ». Ensuite, passez directement à la procédure de découverte. Vous devez travailler vite pour garder une longueur d'avance sur l'esprit conscient.

En effet, il a assimilé comment éviter les sentiments inconfortables, surtout lorsqu'ils n'ont aucun sens, et quand un sentiment surgit de nulle part, c'est irrationnel. Vous devez fournir une bonne raison pour que le client reste présent à l'événement suffisamment longtemps pour identifier ce qui se passe. Par exemple : «Votre subconscient sait pourquoi vous êtes là. Il vous a amenés ici pour une excellente raison, pour que vous puissiez guérir. Permettez-vous de rester concentré sur le ressenti ! Première impression. »

N'oubliez pas que ce sentiment est toujours existant pour une raison. Quelque chose s'est produit pour en être la cause. Vous devez découvrir ce qui se passe lors de l'événement pour provoquer ce sentiment. C'est le but de la procédure d'exploration.

Résumé

Tous les événements sont reliés par un fil. Le fil conducteur peut être une pensée, une sensation physique ou une émotion. Bien que vous puissiez utiliser n'importe lequel de ces éléments pour revenir en arrière, le pont d'affect vous offre une approche très organique pour guider un client vers la cause profonde du problème, parce que ce qui maintient la mémoire en place est le sentiment. C'est la charge émotionnelle emprisonnée dans l'événement qui conserve le problème actif.

Quelle que soit cette émotion, peur, colère, tristesse ou autre, quelque chose s'est produit pour le provoquer. Mais rappelez-vous, pour identifier l'événement qui a causé cette perception et en premier lieu, vous avez besoin d'un pont solide. Plus le sentiment est fort, plus le pont vers le passé est robuste. C'est le secret du retour vers le passé. Assurez-vous d'avoir un pont solide.

La façon d'accéder à un pont solide est de s'y concentrer. Il est nécessaire que l'esprit conscient se concentre sur une unique chose. Focalisez-vous sur une seule pensée, un seul sentiment ou une sensation spécifique dans le corps. N'oubliez pas que cette pensée, ce sentiment ou cette sensation est un signal qui provient de l'événement qui l'a provoqué. Il agit comme un GPS. Tout ce que vous avez à faire est de garder le conscient concentré sur cela, et c'est comme cibler l'ISE.

Une fois que vous avez un pont solide, tout ce que vous devez faire, c'est demander au client de revenir à une époque antérieure au moment où il a eu cette pensée ou ressenti ce sentiment. Faites confiance au subconscient pour vous guider.

Les étapes du processus de transition sont les suivantes :

1. Retrouver la sensation dans le corps
2. Quantifier le sentiment
3. Attisez le sentiment
4. Suivez le sentiment

CHAPITRE 12 :
Localisez l'ISE

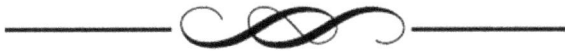

E nsuite, il voulait voir qui pourrait être enfermé dans la troisième bouilloire. C'était en fait un général ! Aha, espèce de chien ! » dit-il. « Tu es là Tu l'as bien fait chauffer pour moi ! Maintenant, c'est à mon tour de te faire suer ! » Il referma le couvercle et alla chercher le soufflet et fit jaillir le feu de l'enfer sous lui.

Le processus de « retour vers le passé » révélera une série d'ESS. L'objectif est de localiser l'ISE afin que vous puissiez identifier tous les facteurs qui contribuent au problème du client. Une fois que vous savez quelle en est la cause, vous pouvez le supprimer. Effacez tout, qu'il ne reste plus rien qui puisse poser problème. C'est ainsi que vous obtenez un résultat durable.

La régression ne révèle pas les faits sur ce qui s'est passé. Il explique comment le subconscient a enregistré l'événement. La régression vous permet de découvrir l'histoire de la façon dont cette expérience spécifique a été perçue et a fait l'objet d'une réponse mentale, émotionnelle et physiologique à ce moment-là. C'est tout.

Lorsqu'une personne est en réaction au stress, certains aspects de ce qui se passe peuvent être déformés ou complètement négligés. En effet, la réflexion se déconnecte à l'instant où nous sommes confrontés à une menace perçue pour notre survie. Quand cela se produit, l'expérience n'est pas enregistrée avec précision.

Si la situation était trop accablante, la répression aurait très probablement lieu. La répression est un mécanisme d'autoprotection sain, nécessaire à la survie tôt dans l'existence. Le problème est que cela contribue à des problèmes plus tard dans la vie. Même si le client régresse vers un événement dont il se souvient consciemment, certains aspects de cette expérience n'auront pas été accessibles à la conscience. Cela suscitera de la résistance.

Résistance

La procédure de découverte rend l'inconscient conscient. En conséquence, il y aura toujours, une certaine résistance, à ce que les détails, soient pleinement connus. Le conscient voudra naturellement remettre en question le processus. Ne laissez pas cela arriver. Restez concentré sur le ressenti. C'est la clé qui ouvre la porte à l'événement. Lorsque vous comptez sur l'événement, ne donnez pas au client le temps de réfléchir. Par exemple, « 5, 4, 3, 2, 1 — SOYEZ LÀ ! »

Soyez là, c'est la première suggestion. Vous voulez que le client intervienne dans l'événement. Pour vérifier qu'il participe à l'événement, utilisez l'autosuggestion. Demandez au client de dire « Me voici », et attendre qu'il répète et termine. Cela lui demande d'entrer pleinement dans la scène. Ensuite ajoutez : « Et je sens... [mettre une fin dessus] » en attendant que le client répète. Cela permet de vérifier qu'il est toujours connecté à son ressenti.

Si le client hésite, vérifiez que le sentiment est toujours présent : « Vrai ou faux, vous ressentez le sentiment ? »

Si le client a perdu le sentiment, vous devez le retrouver. C'est si simple. Recommencer : provoquer-le, quantifier-le, amplifier-le, et retour dans le passé. Travaillez rapidement. Ne donnez pas au client le temps de réfléchir. « 5, 4, 3, 2, 1 — SOYEZ LÀ ! La première impression est ? ... »

Ne passez jamais à l'étape suivante tant que le client n'a pas terminé avec succès celle en cours. Vous devez rendre le client responsable des résultats. S'il dit « Je ne sais pas » ou « Rien », il n'intervient pas dans l'événement. Reculez d'un pas et retrouvez la sensation. Gardez toujours le focus sur le ressenti. C'est ainsi que le subconscient communique.

Découverte préliminaire

Lorsque le client a terminé avec succès les premières étapes de l'événement, voici les trois premières questions de découverte.

Restez concentré sur ce sentiment (de peur) dans votre (intestin…)

1. *Première impression :* c'est le jour ou la nuit ?
2. *Première impression :* vous êtes à l'intérieur ou à l'extérieur ?
3. *Première impression :* vous êtes seul ou avec quelqu'un ?

Le but de ces trois premières questions est d'encourager la revivification. Le client ne se souvient pas de l'événement. Il entre dans l'événement et le revoit à travers les yeux de son jeune moi. Cela vous donne accès aux détails cachés et piégés dans l'événement. Remarquez comment ces questions commencent par la perspective la plus générale et se concentrent progressivement sur des détails plus spécifiques de l'événement. Ils guident le client pour qu'il s'associe plus pleinement à la scène. Ne sautez pas cette étape importante de la procédure de découverte.

Dès que le client répond à la première question, vous y êtes ! Vous avez réussi à retirer le couvercle de la marmite. Cela permettra à tous les détails de ce qui se passe dans cette situation de remonter à la conscience. Les informations clés que vous devez découvrir sont : qui, quoi, quand, où et comment.

1. Qui d'autre est là ?
2. Qu'est-ce qui se passe ?
3. Quand cet événement a-t-il lieu ? (À quel âge ?)
4. Où se déroule cette scène ? (Cour d'école, salon, chambre, etc.)
5. Comment le client ressent-il cela ?

Les questions révélatrices sont toujours posées au présent pour encourager la reviviscence de l'événement plutôt que de simplement se souvenir. Gardez votre langage propre en vous appuyant principalement sur des questions à choix multiples ou des phrases ouvertes. Cela garantit que vous ne dirigez pas le client.

N'oubliez pas qu'une personne en hypnose est hautement influençable. Des interrogations telles que : « Es-tu avec maman ? » ou « As-tu peur ? » agissent comme des suggestions. « Es-tu seul ou avec quelqu'un ? » ou « Quel sentiment ressens-tu ? », en revanche, ne suscite que les perceptions du client. Cela vous permettra d'éviter de contaminer les résultats.

Test pour l'ISE

Quand vous pratiquez un pont de retour dans le passé, le but est de localiser l'ISE. Vous n'avez pas besoin de passer beaucoup de temps à découvrir tous les détails d'un SSE. Gardez un œil sur l'objectif ! Une petite découverte préliminaire vous donnera une idée générale de ce qui se produit lors de cet événement. Enfin, dès que vous avez un aperçu de l'histoire, effectuez un test pour l'ISE.

Le processus suit toujours les mêmes étapes :

1. Pont vers un événement antérieur.
2. Découverte préliminaire pour avoir une idée de l'histoire.
3. Testez l'ISE.
4. Continuez le pont jusqu'à ce que vous localisiez l'ISE.

Les quatre tests suivants vous aideront à avoir la certitude d'avoir effectivement localisé l'événement causal.

1. Le test de l'âge

Le problème n'est pas ce qui s'est passé lors de l'événement. Le problème est lié à la façon dont ce qui se passait a été interprété à ce moment-là. Cela a tout à voir avec l'âge auquel ça s'est produit.

Le premier test pour l'ISE est celui de l'âge. Quel est l'âge du client participant à l'événement ? Souvent, l'ISE aura lieu avant la formation de la Faculté Critique, vers l'âge de cinq ou six ans. Avant cela, l'enfant n'a pas la maturité cognitive et émotionnelle pour donner un sens à son expérience. Les situations de l'enfance peuvent facilement être mal interprétées. C'est certainement ce que l'on retrouve dans les séances de régression. La plupart du temps, la cause du problème n'est pas grave.

Tous les ISE ne se produisent pas pendant l'enfance. Un événement traumatisant survenu dans la vie adulte pourrait être considéré comme un ISE. Par exemple, une scène de violence, un viol, le fait de survivre à un accident de voiture majeur pourrait être des événements déclencheurs. Mais il faut encore tester. Un acte traumatisant dans la vie adulte pourrait être simplement un événement générateur de symptômes. Le Dr Robert Scaer est un neurologue et psychologue spécialisé en traumatologie. Il a découvert que les patients qui ne répondaient pas au traitement standard pour les blessures physiques souffraient souvent d'un choc sous-jacent non résolu dans l'enfance.

Ces patients continuaient de souffrir de douleurs persistantes et de symptômes chroniques parce qu'ils n'enduraient pas seulement une blessure physique. Il y avait un problème émotionnel sous-jacent qui les empêchait de guérir. Psychologiquement, ils étaient coincés dans une expérience traumatisante qui les avait sensibilisés très tôt dans leur existence. C'était ce traumatisme antérieur qui réclamait une résolution à travers les symptômes. L'événement arrivé plus tard dans la vie n'a fait que déclencher le schéma sous-jacent non résolu.

Si votre client revient sur un événement choquant survenu à l'adolescence ou dans la vie adulte, ne présumez pas que vous avez localisé l'ISE. Testez. Vérifiez que vous avez effectivement trouvé l'événement causal. Certaines SSE peuvent être des épreuves importantes et effrayantes. Cela est principalement dû à la pression interne qui s'accumule au fil du temps. Lorsque le subconscient vous amène à un grand événement effrayant, réalisez qu'il y a beaucoup d'intensité émotionnelle emprisonnée dans cette situation, à cause de l'effet cumulatif tout au long des années. En conséquence, l'expérience de cet événement a été bien pire qu'elle n'aurait dû l'être.

Libérer d'abord la charge émotionnelle emprisonnée dans l'ISE diminuera le poids global autour du problème. En effet, vous aurez supprimé la source d'énergie qui alimentait les événements ultérieurs. Vous pouvez alors revenir pour effacer l'événement de traumatisme adulte (et vous devez le faire), et vous constaterez que l'intensité de la scène sera considérablement réduite.

Mais pour accéder à l'ISE, vous devez gagner la confiance du subconscient. La première directive du subconscient est de protéger. Si le client atterrit lors d'un événement majeur et effrayant, la première étape est toujours de satisfaire la sécurité. Rassurez-le en lui confirmant qu'il est en sureté. Ensuite, aidez-les à libérer une partie de l'énergie emprisonnée dans l'événement.

Vous n'êtes pas obligé de résoudre toute l'expérience dans un SSE. Soulagez simplement un peu la pression pour qu'il puisse parler, puis rassérénez-le en lui disant que vous allez régler cette situation dans un instant. Demandez-lui de mettre un signet dessus afin que vous puissiez y retourner.

Le subconscient a besoin de savoir que vous n'allez pas laisser la situation en suspens. Confirmez-lui que vous n'ignorez pas son appel à l'aide. Ensuite, focalisez-vous à nouveau sur le sentiment. Ce sentiment émane de l'ISE. Concentrez-vous sur l'émotion et donnez-lui l'instruction de revenir à la première fois où il a ressenti cette émotion. S'il y a suffisamment de pression, vous pourriez avoir de la chance et vous rendre directement à l'ISE. Yay!

La plupart du temps, cependant, le subconscient vous amènera à une scène antérieure. Comme un insecte par la lumière, il est attiré par les événements qui émettent le signal le plus fort. Ce n'est pas l'ISE.

L'ISE est presque toujours le maillon le plus faible de la chaîne des événements.

C'est la principale raison pour laquelle nous travaillons au sein de l'ISE. La charge émotionnelle dans l'ISE est beaucoup plus faible. Cela signifie qu'il y a moins de résistance à gérer. Il est tout simplement plus facile, tant pour vous que pour le client, de gérer la première fois que d'essayer de traiter une grosse boule d'énergie accumulée lors d'un événement ultérieur. De plus, vous ne courrez pas le risque de traumatiser à nouveau la personne en lui demandant de revivre une scène horrible à l'âge adulte. Ce n'est pas du tout nécessaire.

Libérer la charge émotionnelle dans l'ISE aidera à rétablir l'équilibre du système corps-esprit. En conséquence, le client se sentira plus calme et détendu et pourra penser plus clairement. Cela rendra tout ce que vous ferez par la suite beaucoup plus facile.

#2. Le test des sentiments

L'enfant n'a pas la capacité de réguler ses sentiments et ses émotions, car son cerveau est encore en développement. De ce fait, les petites choses peuvent lui sembler insurmontables. Même si l'ISE peut paraître sans importance pour la conscience adulte, pour l'enfant, ce qui se passe peut sembler accablant. C'est là qu'intervient le deuxième test pour l'ISE.

Le test des sentiments consiste à demander à l'enfant : « Est-ce que ce sentiment est nouveau ou familier ? Ce sentiment de peur [dans vos tripes] est-il un nouveau ou un vieux familier ? Ce sentiment de tristesse [dans votre cœur] est-il nouveau ou familier ? » Si vous êtes à l'ISE, le sentiment de renouer avec lui sera nouveau.

En effet, l'ISE représente la première fois que le client éprouve cette sensation. Mais le test n'est pas la question. N'oubliez pas que vous avez affaire aux perceptions d'un enfant. S'il y a quelque chose de nouveau dans l'événement, il pourrait simplement vous dire que le sentiment est nouveau alors qu'en fait, ce n'est pas le cas.

Si vous avez affaire à un très jeune enfant, vous n'obtiendrez peut-être pas toujours des informations détaillées. C'est pour cette raison que nous avons besoin de plusieurs tests. Les enfants n'ont pas la capacité d'interpréter les choses avec précision. Et les jeunes enfants compartimentent leurs sentiments. Un enfant peut se sentir bien à un moment et mal à un autre. Il peut vous dire que le mauvais pressentiment est nouveau alors qu'il ne l'est pas. C'est juste qu'il ne le ressent pas sur le moment. Quelle que soit la réponse, demandez au client de revenir à la première fois où il a ressenti ce sentiment.

Si le client vous dit que le sentiment est ancien et familier, remontez plus loin. S'il vous dit qu'il est nouveau, revenez plus loin. Donnez l'instruction : « Concentrez-vous sur ce sentiment et retournez à la première fois que vous l'avez ressenti. » C'est le test.

Le test est la réponse du client à votre instruction de revenir à la première fois. Si le sentiment est vraiment nouveau, le client reviendra au même événement. S'il revient sur une scène antérieure, vous le savez maintenant : cet événement était un SSE. Dans ce cas, continuez vers le pont du retour vers le passé et poursuivez les tests.

S'il rebondit sur le même événement, vous disposez probablement de l'ISE. Cela peut être un peu délicat, car parfois le client reviendra au même événement, mais ce sera quelques minutes ou quelques heures avant la situation dans laquelle vous avez atterri pour la première fois. Cela peut en fait vous fournir un début plus précis de l'histoire. Cela vous donne le point de départ pour commencer le travail de l'enfant intérieur.

Le Test d'âge est basé sur la formation de la Faculté Critique. Mais j'ai constaté que la plupart du temps, l'ISE se situe avant l'âge de trois ans. Lorsque vous considérez le test de ressenti, cela commence à avoir du sens. Chaque émotion fondamentale, telle que la peur, la colère, la tristesse, la souffrance a généralement été ressentie vers l'âge de deux ou trois ans. Si le client a 12 ans, il est peu probable que vous ayez trouvé l'ISE. S'il en a cinq, peut-être. S'il est retourné dans l'utérus — bingo !

#3. Le test de sécurité

Si vous êtes à l'ISE, l'enfant ne verra pas ce qui va se passer, car il n'y a rien dans son histoire à quoi comparer cela. Par conséquent, aucun système d'alerte n'est en place. L'ISE commence au moment où l'enfant est saisi par surprise. Si le client réussit le test d'âge et le texte de sentiment, le troisième test concerne la sûreté et la sécurité.

Demandez à la personne de partir avant que quelque chose de grave ne se produise. Cela peut prendre des minutes, des heures, des jours, ou même plus, mais si vous parvenez à localiser le moment précis avant le drame, l'enfant se sentira bien. Rien de mal ne sera arrivé, donc il est bien dans sa peau, heureux, content et complètement inconscient de ce qui va se passer. Ici, il faut faire attention à la contamination. Les jeunes enfants n'ont pas la capacité de ressentir plus d'une émotion à la fois. La faculté d'éprouver des sentiments mitigés s'accompagne d'une maturité émotionnelle, alors, si vous souhaitez des informations détaillées, assurez-vous de bien parler à l'enfant.

Si le client fait état de sentiments mitigés ou d'une peur anticipée avant l'événement, elle provient soit d'une situation antérieure, soit de la conscience adulte. Souvent, c'est la Conscience adulte qui intervient. Si c'est le cas, rappelez au client que « cette partie » d'eux-mêmes doit passer au second plan.

Si l'enfant éprouve une crainte anticipée, c'est que vous n'êtes pas à l'ISE, dans ce cas, revenez à l'endroit où l'enfant se sent toujours en sécurité. Progressez ensuite jusqu'à ce qu'il ressente la sensation.

4. Le modèle SEAL

Il est possible qu'un client revienne à un événement survenu avant l'âge de 5 ans et indique que le sentiment est nouveau, se sente en sécurité avant que l'action ne se déroule, tout en étant toujours dans un SSE.

C'est frustrant, je sais, mais ne vous inquiétez pas. Il existe un autre test qui, combiné aux précédents, vous offre un moyen fiable de vérifier que vous avez localisé un ISE.

La signature de l'ISE est ce que j'appelle le modèle SEAL. Cet acronyme définit les quatre aspects que vous devez surveiller lorsque vous effectuez le travail de découverte : SEAL pour Shock (choc), Energy (énergie), Alone (solitude) et Lack (manque).

S signifie Choc. Un ISE est toujours un événement qui commence par un choc ou une surprise. N'oubliez pas : c'est nouveau. Quelque chose se passe. Cela arrive soudainement. L'enfant ne le voit pas venir, et parce que c'est inattendu, cela envoie un choc dans le système nerveux. Juste avant, l'enfant se sent en sécurité, tout va bien dans le monde. Un enfant va tout simplement bien. Un nourrisson est dans un état de conscience très détendu et diffus. Puis, WHAM ! Quelque chose se passe qui change tout. C'est à ce moment précis que l'ISE se produit.

Le choc capte l'attention, la concentrant sur ce qui se passe MAINTENANT. Le choc est comme un ZZT, qui se répercute sur le système nerveux du corps. Il s'agit d'une réponse biologique normale à un événement inattendu. Le problème est que toute perception de menace va générer une réaction de stress dans le corps, qui est alors inondé d'hormones de stress, comme l'adrénaline et le cortisol, qui le mettent en alerte rouge.

Les hormones du stress ne font pas du bien, et génèrent des tensions dans le corps. Il n'est même pas nécessaire que ce soit une menace véritable, car le subconscient ne fait aucune distinction entre le réel et l'imaginaire. Si cela semble réel, alors cela doit être vrai. Le choc en fait un danger bien réel. Et comme cet événement n'a jamais été résolu, le client est depuis resté coincé dans cette expérience. La clé pour guérir réside dans la libération de l'énergie de l'événement.

E signifie Énergie. Dès que vous relâchez le choc initial, le système corps/esprit commencera à se détendre. C'est comme retenir son souffle. Au moment où vous libérez votre souffle, vous vous sentirez mieux. La sortie met fin au problème.

Bien que plusieurs aspects puissent contribuer à l'ensemble de la problématique, c'est le choc initial subi par le système qui lance le bal. Et parce que l'ISE est un événement qui n'est pas encore terminé, le subconscient continue de s'y accrocher comme s'il s'agissait d'un danger réel et présent. Cela laisse le client suspendu dans l'énergie d'un événement passé, revivant toujours les pensées, les sentiments et les réponses, y compris tout le stress et la tension internes associés à cette expérience.

Parce que la situation n'a pas encore été résolue, chaque fois que quelque chose se produit pour rappeler cet événement au client, il est déclenché. Vous le savez. Lorsqu'une personne est déclenchée, elle revit l'événement — consciemment ou inconsciemment — et la réponse au stress s'active, encore et encore, ce qui ne fait qu'aggraver le problème. L'énergie emprisonnée dans l'événement est trop importante pour que le système nerveux de l'enfant puisse la gérer. Cela semble accablant pour l'enfant. En conséquence, c'est interprété comme une menace, et toute perception de menace engendre de la peur. La peur qui nous dit de nous mettre en sécurité — maintenant !

La peur est une émotion, et les émotions ne sortent pas de nulle part. Mais ce qui se passe est une histoire basée sur les perceptions de l'enfant. Ce sont les informations que vous devez découvrir pour effacer l'ISE. Qu'est-ce que l'enfant voit, entend, sent, goûte, ressent ? À quoi cela lui fait-il penser ? Comment interprète-t-il ce qui arrive ? Qu'est-ce qu'il ressent ? Quelle est la pensée spécifique responsable de générer cette émotion ?

Le diable est dans les détails ! Derrière les émotions, il y a une pensée. C'est la cause de l'émotion. Par exemple, un client régresse dans un événement survenu dans son enfance. La procédure de découverte révèle que ce qui se passait, c'est que maman était distraite par les exigences d'avoir trop d'enfants. (La cliente a grandi avec 12 frères et sœurs.) Étant bébé, ses besoins n'étaient pas toujours satisfaits rapidement ou de manière adéquate. En conséquence, l'enfant en est arrivé à la conclusion : « je ne suis pas désirée ». C'est une décision de l'esprit.

Ce qui a suivi a été une cascade de pensées et d'émotions associées à l'événement. La pensée que je ne suis pas désirée a généré un sentiment de tristesse, ce qui a engendré une autre pensée basée sur la logique d'un enfant : si je ne suis pas désirée... Je ne survivrai pas, ce qui a déclenché une peur intense. C'est souvent ainsi que se déroulera un événement. Il se débobine en couches, dont une grande partie repose sur une perception erronée.

La vérité, c'est qu'elle était recherchée. Le fait est qu'elle a survécu, mais son subconscient ne le sait pas parce que, inconsciemment, il y a une partie d'elle encore coincée dans cet événement, essayant toujours de satisfaire ses besoins. Tout ce qu'il fallait, c'était faire appel à la conscience adulte pour vérifier la réalité de chacune de ces pensées. Reconnaître les erreurs de perception libère automatiquement les sentiments inconfortables et les fausses croyances qui y sont associées.

La peur est la mère de toutes les émotions négatives. Elle est toujours liée à l'incertitude d'une situation, car il est impossible de prédire ce qui pourrait arriver. Si vous ne pouvez pas anticiper les événements dans votre environnement, vous ignorez comment réagir pour prendre soin de vous. Sans cette capacité à répondre à vos besoins, vous ne survivrez pas !

A signifie seul. Un enfant dépend des autres pour subvenir à ses besoins. Il compte sur l'entourage pour l'aider à comprendre ce qui se passe dans son environnement. Quand il n'y a personne, il doit s'en occuper seul. Lorsqu'il n'y a personne pour le soutenir, l'enfant prend pleinement conscience de sa solitude.

Cependant, ce n'est pas nécessairement un fait. Parfois, l'enfant vous dira qu'il est seul alors qu'en réalité, d'autres personnes sont présentes dans la scène. Ce qu'il exprime ne concerne pas l'absence de compagnie, mais le profond sentiment d'isolement qu'il éprouve. Cela souligne, à quel point, un enfant est réellement vulnérable, ce qui amplifie la peur et la détresse.

Le signifie Manque. Même en présence d'autres personnes, l'enfant doit affronter une situation sans soutien et il n'a pas les ressources nécessaires pour le faire. Il doit faire face seule à toute cette intensité, et encore une fois, il manque des moyens pour y parvenir. Cette prise de conscience va alors générer une cascade de pensées et de sentiments négatifs, dont beaucoup seront erronés.

C'est ce que vous devez effacer dans l'ISE, car c'est ce qui est à l'origine du problème. Ce n'est pas la situation, mais la façon dont l'enfant l'interprète et le fait qu'il n'a pas les ressources nécessaires pour y faire face. C'est tout simplement trop pour lui. C'est pourquoi nous faisons appel à la conscience adulte pour soutenir l'enfant.

Faire appel à la conscience adulte résout le fait de devoir gérer les choses seul. Et toutes les ressources qui manquent à l'enfant peuvent être fournies par l'adulte. C'est fondamentalement l'essence même du travail sur l'enfant intérieur. Vous découvrez la cause sous-jacente du problème afin de pouvoir faire appel à la sagesse adulte du client lors de l'événement pour procurer ce qui manquait la première fois.

Le problème sous-jacent est lié au manque de capacité à répondre à ses propres besoins. C'est là où vous devez chercher. Quel est le besoin non satisfait de l'enfant ? Habituellement, il s'agit soit d'un besoin de sécurité, soit d'amour.

S'il ne se sent pas en sécurité pour une raison quelconque, alors il lui faut du soutien et de la protection.

S'il se sent abandonné, alors, ce dont il a essentiellement besoin, c'est d'amour et d'approbation.

Si l'enfant se sent surstimulé à cause de ce qui se passe, alors il a besoin d'être rassuré sur le fait que cela ne va pas durer, et qu'il va s'en sortir. C'est une expérience qui peut être utilisée pour développer la résilience.

L'enfant a juste besoin de savoir qu'il survivra.

Tout ce dont le client a besoin pour se libérer du passé est déjà en lui. C'est en lui maintenant. Tout ce que vous avez à faire est de lui permettre d'accéder à ces choses, et la guérison se produira. Découvrez quels besoins spécifiques n'ont pas été assouvis dans l'ISE. Qu'est-ce qui manquait la première fois ? Identifiez le manque. Une fois que vous avez détecté ce besoin non satisfait, vous pouvez trouver un moyen d'y répondre. N'oubliez pas que l'enfant est impuissant. Lorsqu'il n'y a personne pour l'encourager ou l'aider à comprendre, cela renforce à quel point, il est désarmé et vulnérable dans cette situation. C'est ce qui façonne l'identité de la victime, qui pense : je ne peux pas parce que... Je ne suis pas assez fort... ou assez intelligent... ou assez bien... ou assez capable.

Ce sont les pensées de l'enfant. Ces pensées qui deviennent des croyances. S'il souffre d'un manque de soutien, de négligence, de distanciation émotionnelle ou de maltraitance, cela contribue à l'image de soi du client. Il est vrai que l'enfant n'a pas la capacité de répondre à des besoins importants, il n'a pas la sagesse ni la maturité, pour donner un sens à tout ce qui arrive. Mais la conscience adulte le fait.

C'est juste que l'enfant dépend des autres pour répondre à ces besoins. Et pour une raison quelconque, cela ne s'est pas produit. En conséquence, il a subi un choc. Ce traumatisme est la perception d'une menace dans un état d'impuissance. Il n'est pas nécessaire que cela soit basé sur la vérité ou sur des faits. C'est simplement la façon dont la situation est interprétée à ce moment-là, en fonction de la maturité de l'enfant. Alors, de quoi l'enfant a-t-il besoin ? Qu'est-ce qui lui manque ?

Quel est le manque ?

C'est là que réside la clé pour résoudre le problème. Est-ce un manque de puissance ? Un manque de connaissances ou de compréhension ? Un manque de sûreté ou de sécurité ? Un manque de soutien ? Que manque-t-il pour que l'enfant puisse traverser cette situation sans en être traumatisé ? Si vous parvenez à trouver un moyen de répondre à ces besoins, vous transformerez la vie du client pour le mieux, et d'une manière que vous n'auriez jamais imaginée. Surveillez le modèle SEAL, car c'est ce qui scelle une expérience traumatisante dans la mémoire.

Les aspects spécifiques qui contribuent au problème seront propres à chaque client, en fonction de son historique. Mais une ISE dans l'enfance sera toujours marquée par ces quatre aspects :

1. Choc soudain ou surprise.
2. Intensité d'Énergie.
3. Seul face à une menace perçue.
4. Manque de capacité à répondre à des besoins importants à ce moment-là.

Résumé

L'objectif est de localiser l'ISE et de résoudre le problème du client là où il a commencé. Si vous lui indiquez un événement antérieur, il vous sera beaucoup plus facile de revenir à l'ISE. Vous pouvez simplement passer d'un nénuphar à l'autre, jusqu'à l'ISE. Cela peut vous prendre deux ou trois sauts, ou il en faudra peut-être beaucoup plus. Laissez simplement l'esprit subconscient ouvrir la voie à ce qui appelle une résolution.

Lorsque vous « atterrissez » dans un événement, effectuez une petite découverte préliminaire, puis testez l'ISE. Le but est d'arriver à l'ISE, alors continuez à faire le pont jusqu'à ce que vous le trouviez !

Il existe plusieurs façons de tester l'ISE, notamment :

1. Le test de l'âge
2. Le test des sentiments
3. Le test de sécurité
4. Le modèle SEAL

La procédure de découverte commence au moment du choc/surprise. Les événements ont tendance à suivre une courbe en cloche et à atteindre leur apogée. Il peut y avoir des couches de perceptions, de pensées et de sentiments piégés dans l'événement. Vous devez rechercher la cause profonde sous-jacente en rembobinant et en rejouant l'événement plusieurs fois. Libérer les émotions piégées vous donnera accès à ces couches d'informations plus profondes.

Apprenez-en davantage dans le cours « Root Cause Remedy for Results » ici : https://www.tribeofhealers.com/root-cause-remedy-for-resultscours/

Ma vie a un superbe casting, mais je n'arrive pas à comprendre l'intrigue. — **Ashleigh Brillant**

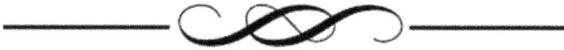

CHAPITRE 13 :
Découvrez l'histoire

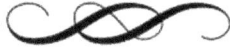

Tout le monde a une histoire qui pourrait vous briser le cœur.
– Amandine Maréchal

Dans sa jeunesse, le Roi Pêcheur[12] jouait dans les bois. Un jour, il a trouvé un campement où un feu crépitait, et un saumon y cuisait. Le garçon, jeune et affamé, remarquant qu'il n'y avait personne aux alentours, tendit la main pour saisir du poisson. Cependant, il était trop chaud à manipuler et lui brûla les doigts. Il le laissa immédiatement tomber et porta ses doigts à sa bouche, juste au moment où les propriétaires du campement revenaient.

Il existe plusieurs variantes de ce qui suit, mais l'histoire se termine toujours au château du Graal, où la vie du roi adulte est devenue tout

---

[12] Robert Johnson, *The Fisher King* (1993).

simplement insupportable. En effet, il souffre constamment et une seule chose le détourne de son état de douleur chronique : la pêche.

Ironiquement, le château du Roi Pêcheur est le gardien du Saint Graal, qui aurait le pouvoir de guérir toutes les blessures. Chaque soir, une merveilleuse procession fait naître le Graal. Chacun des membres de l'assemblée royale du château reçoit instantanément ce qu'il souhaite du Graal. Tout le monde, sauf le Roi Pêcheur. Le roi est incapable d'accepter la guérison, car l'ISE l'empêche de l'accueillir. Il y a un blocage.

L'histoire du Roi Pêcheur contient des indicateurs clairs selon lesquels l'événement survenu dans l'enfance pourrait être l'ISE. Tout d'abord, elle commence avec le garçon jouant dans les bois, où il se sent en sécurité. Deuxièmement, il est jeune. Un ISE peut apparaitre à presque tout âge, mais survient le plus souvent avant la formation de la fonction critique, vers 5 ou 6 ans. Troisièmement, le garçon a faim, ce qui souligne un besoin non satisfait. Ce besoin stimule un comportement de recherche. Le garçon trouve le saumon à la broche et, comme un bébé, il le saisit. C'est le tournant de l'histoire. Si le saumon avait été simplement chaud, les besoins du garçon auraient été satisfaits. Il aurait éprouvé du plaisir et de la satisfaction et serait probablement parti faire une sieste. Le repos et la relaxation indiquent l'achèvement d'un circuit normal/sain.

Mais ce n'est pas ce qui se passe dans l'histoire. Le saumon est trop chaud, ce qui indique une sensation extrêmement inconfortable (douleur physique ou émotionnelle). Automatiquement, le garçon se déplace pour arrêter la sensation en mettant ses doigts dans sa bouche. Au même moment, les propriétaires du camp reviennent. C'est le moment de la blessure. Dès l'instant où le garçon cesse de ressentir et d'exprimer pleinement ses sentiments (c'est-à-dire, les réprime), il est pris en flagrant délit avec des conséquences à vie. Le cycle de la souffrance commence.

Désormais, chaque fois qu'il sera confronté à une situation qui, d'une manière ou d'une autre, lui rappelle l'événement initial qui l'a sensibilisé, son Subconscient percevra une menace. Et le corps va naturellement générer des tensions en prévision d'une blessure. Cette susceptibilité aux crampes ou au resserrement conduira à des tentatives pour éviter la douleur ou atteindre la satisfaction, soit par des passages à l'acte (comme, des attaques de panique), soit par des besoins de substitution (par exemple, fumer). À mesure que la pression monte, cela devient un programme d'autopunition menant à l'étape finale de peur et de colère/haine, qui « inclut également le désespoir, la résignation, le chagrin, l'épuisement, la rage, etc. ».

La peur inconsciente est toujours le fruit d'une blessure. -
Konrad Stettbacher

L'événement de plantation de graines

L'événement de sensibilisation initial (ISE) est l'événement de plantation des graines. Les événements de sensibilisation ultérieurs (ESS) sont des circonstances, des situations ou des événements qui, d'une manière ou d'une autre, entrent en résonance avec l'ISE. Parce que l'esprit fonctionne par association, tout apport sensoriel, par exemple le goût du saumon, de la forêt, des chevaux, du feu, etc., peut servir à renforcer les perceptions, les pensées et les sentiments établis dans l'ISE.

L'intensité et la répétition des SSE déterminent la rapidité avec laquelle un problème deviendra évident. Un léger bouleversement peut prendre des années à s'aggraver, avant, que des symptômes apparaissent. En revanche, un traumatisme grave nécessitera très peu de renforcement. Il s'agit simplement d'empiler suffisamment de briques dans le mur. Ensuite, tout ce qu'il faut, c'est encore un SSE et POUF ! Le sentiment fait surface sous forme de symptômes.

Au milieu de la vie, une grande partie de notre vie émotionnelle est blessée. Une autre perspective donne lieu à une enquête surprenante sur les sentiments blessés. Tout ce qui est ramené dans l'inconscient (comme lorsque le roi pêcheur laisse tomber le saumon qu'il vient de ramasser) une fois dans la conscience s'assombrit et devient un symptôme dans la structure psychologique de l'individu. — **Robert Johnson**

La quête du Graal est comme une série de SSE. Chaque événement offre une opportunité de guérison. Cependant, le Roi Pêcheur est piégé dans le cycle de la souffrance inconsciente, cherchant souvent des solutions externes à un problème interne. Tant qu'il n'ôtera pas le couvercle pour regarder à l'intérieur, il ne pourra pas bénéficier des pouvoirs de guérison du Graal.

Dans le mythe du Graal, la clé de la guérison réside dans la réponse à la question. Qu'as-tu ? L'esprit conscient pense que les symptômes sont le problème. C'est pourquoi toutes les tentatives de solution externe n'ont pas réussi à résoudre le problème. Vous vous souvenez de la première rencontre du soldat avec le diable ? La question : « Qu'as-tu ? Pourquoi as-tu l'air si malheureux ? » attire l'attention sur la douleur, l'inconfort ou le problème physique ou émotionnel. Mais le diable reconnaît que le symptôme est un signal provenant de la situation qui l'a provoqué.

Avec l'hypnothérapie de régression, tout tourne autour de la recherche et de la libération des énergies piégées dans l'événement causal (ISE). C'est pourquoi, vous devez tester l'ISE, c'est la source de l'impératif des symptômes. La clé de la guérison réside dans l'ISE et les événements secondaires (SSE) reposent sur l'ISE, ils ne peuvent donc pas se suffire à eux-mêmes. La suppression de l'influence de l'ISE provoque l'effondrement de la structure entière comme un château de cartes. Mais il est également possible de neutraliser un problème en éteignant les SSE clés.

Comme chaque SSE prend appui sur la couche précédente, chaque fois que vous éliminez un SSE, cela affaiblit toute la structure qui le supporte. Théoriquement, du moins, si vous libérez suffisamment de SSE, tout l'édifice devrait s'effondrer, mettant ainsi fin aux symptômes indésirables. Cela prend juste plus de temps. Même si l'ISE reste autonome, sa puissance est insuffisante pour générer des symptômes.

Apparition des symptômes (Physique, Mentale, Emotionnel)

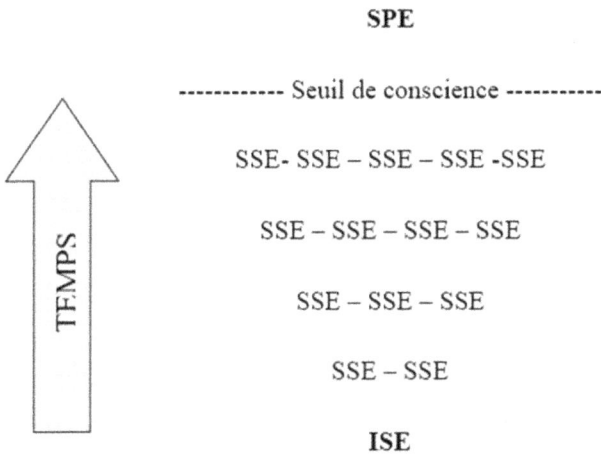

SPE

----------- Seuil de conscience -----------

SSE- SSE – SSE – SSE -SSE

SSE – SSE – SSE – SSE

SSE – SSE – SSE

SSE – SSE

ISE

TEMPS

Sans le mur, ce n'est qu'une brique. Le problème sous-jacent pourrait simplement demeurer en sommeil, n'ayant plus aucun effet sur la vie du client. Et s'il a fallu 40 ans pour accumuler suffisamment de vapeur pour que les signes remontent à la surface, il faudra peut-être encore 40 ans pour entasser suffisamment de SSE pour entraîner une réapparition des symptômes.

L'événement producteur de symptômes (SPE) se situe au seuil de la conscience. Il s'agit d'un événement dont le client garde généralement un souvenir conscient. Par exemple la première fois qu'il a eu une crise de panique, qu'il a fumé une cigarette ou qu'il s'est gavé de glace. Ce n'est cependant pas l'ISE. Le SPE est la première fois que le subconscient trouve une solution au problème en s'exprimant à travers les symptômes. Traiter la SPE ne résoudra pas le problème, car sa racine réside dans une expérience de vie antérieure.

Bien que la résolution du SPE puisse fournir des résultats temporaires, à mesure que l'événement déclencheur continue de se produire, les attaques de panique reviendront bientôt. Le client recommencera à fumer. Il fera une frénésie alimentaire ou une beuverie. L'éruption réapparaîtra. Le cancer reviendra. Ce n'est qu'une question de temps avant que les symptômes ne réapparaissent.

Pour résoudre définitivement le problème, vous devez identifier ce qui s'est passé et qui a nécessité des symptômes en premier lieu. Quel est l'impératif de ces symptômes ? Pour le découvrir, l'événement doit être vu à travers les yeux de l'enfant. La problématique n'est pas ce qui est arrivé, ni ce qui a été dit ou fait, ni même ce que ces choses ont provoqué chez le client. Le problème vient de la façon dont l'expérience a été interprétée à cette époque. Cela a tout à voir avec l'âge auquel cela s'est produit.

Lorsqu'une situation n'est pas résolue, c'est parce qu'elle a été perçue par une conscience, qui manquait, soit de maturité, soit des ressources nécessaires pour y faire face. Cela a généré des sentiments et des émotions inconfortables. C'est ce qui rend tout événement mémorable : ce que l'on ressent.

L'émotion est le moteur du subconscient. C'est ce qui détermine le comportement. Si vous êtes confronté à une conduite habituelle non désirée comme fumer, trop manger, boire, etc., recherchez une sensation désagréable qui survient juste avant que le client ne cherche la substance de son choix. Le ressenti n'est pas le problème. Ce qui provoque une émotion est une pensée.

Les sentiments ne sortent pas de nulle part. La cause sous-jacente du problème est liée aux décisions prises au cours d'une expérience de vie chargée d'émotion. C'est ce que Stephen Parkhill a appelé l'alignement pensée-cause. C'est ce que vous recherchez lors de la procédure de découverte.

Alignement pensée-cause

Le pont d'affect est un processus permettant de suivre une émotion jusqu'à son lieu de naissance. L'ISE est l'événement qui donne naissance à un sentiment spécifique. La procédure de découverte qui suit vous autorise à explorer ce qui s'est passé, pour provoquer ce sentiment. Pour ce faire, vous devez d'abord aider le client à s'impliquer pleinement dans la scène et à la redynamiser. Seulement, vous entrez dans un territoire interdit et demandez au client de faire conscientiser des informations qui ont été cachées à sa conscience. Pour accéder à la cause sous-jacente du problème, vous devez soigneusement extraire tous les détails concernant qui, quoi, quand, où et comment de cette expérience de vie.

La procédure de découverte est un processus répétitif, car il peut y avoir plusieurs couches de perceptions, de pensées et de sentiments. Par exemple, le sentiment sur lequel vous êtes revenu pourrait être la peur. Mais si vous creusez un peu plus profondément, vous trouverez peut-être une couche plus profonde. Cela peut être de la colère ou une peur plus intense. C'est la cause profonde : cette peur. Mais pour parvenir à cette peur, vous devez éliminer toutes les épaisseurs.

Vous devez nettoyer la maison. La façon d'y parvenir est simplement de continuer à rembobiner et à rejouer l'événement jusqu'à ce que tout soit neutralisé. Votre découverte initiale ne fera que mettre en lumière la couche superficielle d'informations sur ce qui s'est passé. Libérer les émotions piégées dans cette couche vous donnera accès à la partie la plus profonde. C'est essentiellement tout ce qu'il y a à faire, rembobiner, revoir, libérer, répéter. Certaines personnes appellent ce processus de remonter à la cause profonde "éplucher l'oignon".

Imaginez un événement comme une courbe en cloche. Cet arc a un début, qui monte jusqu'à un sommet, puis s'abaisse vers la fin. Le commencement est le moment du choc ou de la surprise. C'est à ce moment-là que l'enfant réalise : « Oh oh ! J'ai des problèmes ! » La fin n'est pas encore arrivée. C'est toute la difficulté, la situation est restée en suspens. Inconsciemment, l'événement est toujours actif. Votre rôle consiste à y mettre un terme.

Le milieu est l'endroit où se déroule toute l'action. C'est là que se concentre le travail de découverte. Votre objectif est de faire le ménage en identifiant tous les aspects contribuant au problème. Ceux-ci incluent les perceptions, les sensations physiques, les pensées et les décisions.

Perceptions sensorielles

Notre capacité à reconnaître des modèles est la façon dont nous avons survécu en tant qu'espèce. Ce qui compte le plus, ce sont les premières impressions, car ce sont des téléchargements directs stockés pour référence future. Les premiers ressentis concernant un événement sont des perceptions sensorielles. Qu'est-ce que l'enfant voit, entend, sent, goûte, ressent ? Par exemple, chaud/froid, doux/dur, fort/doux, clair/foncé, confortable/inconfortable, etc.

Tout ce qui est perçu peut établir un point d'ancrage. Lorsqu'elle est suffisamment renforcée, elle devient un déclencheur de réponses indésirables. Cela remplit la fonction de survie, mais cela peut susciter des peurs et des réactions irrationnelles plus tard dans la vie. Par exemple, j'ai eu un client qui a développé une allergie à une chanson. Sans blague.

Si vous posez la main sur une cuisinière brulante, votre subconscient vous en protégera à l'avenir. D'où le dicton « Chat échaudé craint l'eau froide ! » C'est la base d'une phobie. Les informations sensorielles provenant de circonstances extérieures génèrent une réponse dans le corps qui n'a en réalité que deux états ; soit contracté, soit détendu, confortable ou inconfortable. La faim, par exemple, est une sensation de contraction ou de douleur. Pour un nourrisson, il s'agit d'une expérience corporelle complète qui déclenche une alerte rouge. Dès que le besoin alimentaire est satisfait, le bébé ressent du plaisir et le corps se détend à nouveau.

Pensées

Les stimuli externes sont évalués et attribués à une signification. Ceci est une pensée. C'est une décision de l'esprit fondée sur ce que ressent l'enfant. Le plaisir, le confort et la détente font du « bien ». La contraction, l'inconfort et la douleur sont désagréables. Les pensées constituent la base nos certitudes. Les croyances fondamentales se forment très tôt dans l'existence et concernent l'identité, les relations et ce que l'on peut attendre de la vie future. Ces pensées incluent :

- Je suis
- Ils sont
- Le monde/la vie est

Remarque : La première réaction d'un nourrisson face à des sensations physiques inconfortables est souvent la confusion. Cela peut en fait indiquer que vous avez localisé l'ISE. L'enfant ne sait pas quoi penser de ce qui se passe parce que c'est une nouvelle expérience.

Émotions

Les pensées génèrent des émotions. Une bonne expérience se reflétera dans des pensées positives, qui engendrons des émotions agréables comme le bonheur, la curiosité, le bien-être. Une mauvaise expérience entrainera des pensées négatives, amenant des émotions inconfortables comme la peur, la colère, la tristesse. La réponse émotionnelle est basée sur la façon dont la situation est interprétée par l'enfant à ce moment-là. C'est une compréhension clé essentielle à saisir.

Les émotions se ressentent physiquement dans le corps. Normalement, dès que le stimulus n'est plus présent, la sensation s'atténue rapidement. Ces sensations physiques ne durent pas très longtemps. Mais lorsqu'on met un couvercle sur une émotion et qu'on la maintient enfoncée, le sentiment reste coincé à l'intérieur. N'ayant, nulle part où aller, il est disponible pour être redéclenché dans des situations similaires.

Les événements de sensibilisation ultérieurs (ESS) amènent le subconscient à recycler l'événement d'origine pour tenter de trouver une solution au problème, seulement il ne le peut pas, car il n'a que la maturité et les ressources de l'enfant à l'âge où la scène s'est produite. C'est pour cette raison que la personne est maintenue coincée dans les peurs et les perceptions erronées de l'enfance.

Les émotions non résolues peuvent être déclenchées par des stimuli externes ou internes. Par exemple, une crise de panique peut être provoquée simplement en pensant aux serpents. La pensée déclenche la biologie de la peur avec une contraction musculaire, une bouche sèche, un rythme cardiaque qui s'emballe, etc. Tout événement de déclenchement, que ce soit consciemment ou inconsciemment, aura un effet cumulatif, générant un schéma de pensées, de sentiments et d'émotions non résolus, détenus au sein de l'ISE pour se renforcer.

Action réaction

L'émotion est l'énergie motivante du subconscient. C'est ce qui nous pousse à agir pour satisfaire à nos besoins : « E-Motion ». Par exemple, une expérience de perte générera une émotion de tristesse. Le chagrin nous stimule à trouver une nouvelle façon de répondre au besoin créé par la disparition. Cela peut être un besoin de compagnie, de créativité, de réconfort ou autre chose. Mais le ressenti n'est pas le sujet. C'est la pensée derrière la tristesse qui vous dira quel est le véritable problème.

La colère indique un besoin de limites. Cela nous pousse à nous protéger et à préserver les choses qui sont importantes pour nous. La colère peut également désigner une injustice, une blessure ou un sentiment d'injustice qui doit être corrigé. Mais la colère n'est pas le problème. La pensée derrière la colère vous dira quel est (et qui) le vrai problème.

Les émotions ne sortent pas de nulle part. L'émotion est là pour motiver une sorte d'action. Mais, l'émotion est toujours précédée d'une pensée. C'est la cause que vous recherchez. Par exemple, la pensée : « je vais mourir ! », est une décision de l'esprit selon laquelle la situation est une menace. Cette pensée générera l'émotion de peur. La confusion va engendrer de la peur, car ne pas savoir comment réagir pour répondre à ses besoins est une menace pour la survie. La peur est censée nous amener à courir vers un lieu sûr ou à nous défendre. C'est bien.

Comprendre cette relation fondamentale entre pensée et émotion transformera vos séances. Les pensées génèrent des émotions qui déterminent le comportement. Les actions inconsciemment basées sur des expériences passées non résolues s'habituent avec le temps. Ils prennent la forme de comportements et de réactions qui s'expriment à travers les symptômes. Les symptômes tels que la prise de poids, le diabète, les douleurs articulaires, l'anxiété, etc. ne constituent pas le problème. Le problème est lié à une pensée.

Alors que l'esprit conscient peut choisir, l'esprit subconscient décide. Tout est basé sur des expériences passées. Le subconscient ne pense pas. Il exécute simplement la programmation qu'il a stockée en mémoire. Ces programmes sont de nature émotionnelle et peuvent être identifiés grâce à l'alignement pensée-cause.

L'alignement pensée-cause est un modèle stimulus-réponse. Cela commence par un stimulus de perception sensorielle, qui augmente les sensations physiques. La cause des sensations physiques de tension ou de contraction est une perception spécifique, voir, entendre, sentir, goûter, toucher, qui peut engendrer une ancre. L'expérience ressentie est interprétée et trouve son expression sous forme de pensée.

Perception sensorielle (déclencheur)

⬇

Sentiment (Sensation confortable/inconfortable)

⬇

Pensée/croyance (signification négative/positive)

⬇

Émotion (énergie en mouvement)

⬇

Action/Comportement (Désirable/Indésirable)

⬇

Effet/symptôme (Désirable /Indésirable)

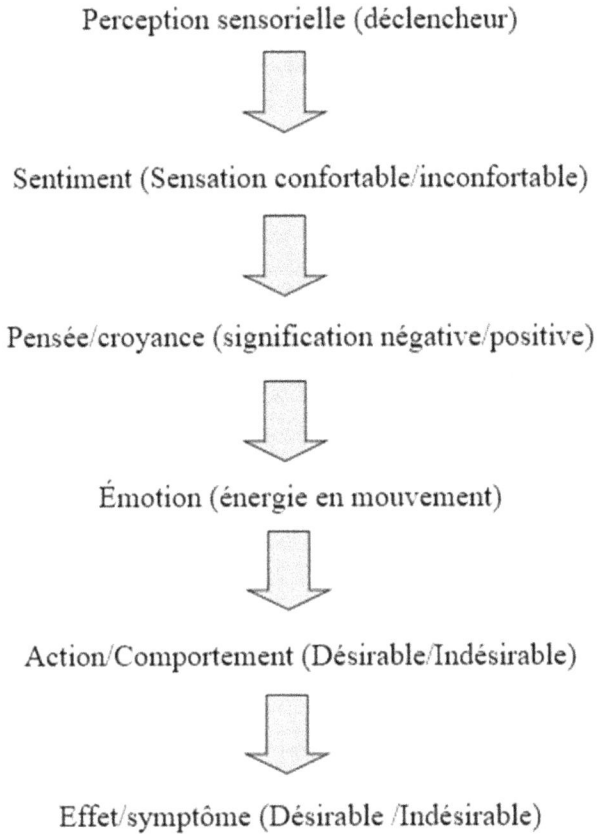

La cause de la pensée est l'inconfort ressenti. Le sens attribué à ce qui se passe va alors générer une émotion comme la peur, la colère ou la tristesse. L'émotion est toujours congruente et provoquée par la pensée. L'émotion motive l'action afin de répondre au besoin spécifique exprimé par la pensée. Par exemple, la sécurité, l'alimentation, la réussite, la connexion, etc. L'action (ou l'incapacité d'agir) dans l'ISE est renforcée par les ESS, engendrant des symptômes.

Ce sont les informations à noter lors de la procédure de découverte. Il représente le modèle produisant des symptômes appelant à une résolution.

- Perception (voir, entendre, sentir, goûter, toucher)
- Sensation (confortable ou inconfortable)
- Pensée (à propos de soi, des autres, de ce qui pourrait arriver)
- Émotion (peur, colère, tristesse, etc.)
- Action (se battre, fuir, se figer, pleurer, etc.)

Cartographie des sessions

Suivre un ressenti sur des événements de plus en plus anciens peut faciliter la localisation de l'ISE. L'hypnothérapie de régression ne consiste pas seulement à trouver l'ISE et à le réparer. Vous avez besoin d'une histoire plus large, composée d'une séquence de SSE. La création d'une carte de session vous donnera quelque chose à quoi vous référer lorsque vous guiderez le client vers des événements de plus en plus anciens et produira également un inventaire des SSE. Vous en aurez besoin plus tard, pour tester et intégrer toutes les modifications au cours de la phase de vérification.

Pour des raisons pratiques, nous pouvons nous représenter la chronologie d'une personne comme un ensemble linéaire de voies ferrées. Nous pouvons imaginer quitter la gare de « l'ici et maintenant », en remontant vers des événements de plus en plus lointains qui conduisent jusqu'à l'événement causal. Le processus qui nous permet d'avancer le long de cette chronologie imaginaire s'appelle un pont. Cependant, le subconscient n'est pas linéaire.

Ce à quoi vous avez affaire est une matrice d'événements qui sont tous reliés par le même fil. Nous pouvons accéder à n'importe quel événement simplement en remontant le fil depuis sa création, car, en ce qui concerne le subconscient, tout se passe MAINTENANT, MAINTENANT, MAINTENANT. C'est ce qui rend la régression possible.

Un modèle plus approprié pour le subconscient serait une toile d'araignée. Plus le câble est fort, plus vous avez accès aux événements qui alimentent le problème du client. C'est parce qu'ils transmettent tous le même signal simultanément. La régression consiste à suivre le fil d'une pensée, d'une sensation physique ou d'une émotion.

Pour créer une carte de session, tracez une ligne horizontale sur une feuille de papier. Divisez cette ligne en trois parties. La première section commence à l'extrême gauche et concerne les événements prénatals. Écrivez ici le chiffre zéro pour indiquer la Conception.

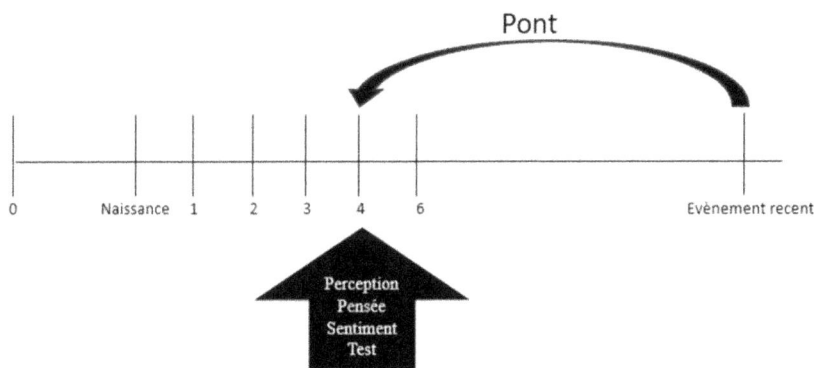

Pont

| 0 | Naissance | 1 | 2 | 3 | 4 | 6 | | Evènement recent |

Perception
Pensée
Sentiment
Test

La deuxième section est l'endroit où vous suivrez les événements de la vie depuis la naissance jusqu'à maintenant. Cela comprend la plus grande section de votre fiche chronologique. Au début de la deuxième section, notez B pour signifier la naissance.

Le début de la troisième section signifie le point de départ de votre régression, qui peut être le moment présent ou un événement déclencheur récent. Au-delà de cela se trouvent les événements futurs. Cela vous donne une carte visuelle à suivre qui vous montre l'histoire de la croissance et du développement du problème du client.

Au fur et à mesure qu'il revient sur des événements de plus en plus anciens, vous pouvez noter les informations clés, notamment l'âge, les perceptions, les pensées et les émotions. Une fois que vous disposez des indications clés sur l'événement, effectuez le test pour l'ISE et continuez à faire le pont jusqu'à ce que vous le trouviez.

Âge : Quel est l'âge du client participant à l'événement ? Le test d'âge nous indique que l'ISE aura généralement lieu avant les cinq ans. À moins qu'un événement traumatisant spécifique ne se produise plus tard dans la vie, les événements survenus avant cinq ans sont ceux auxquels il convient de prêter attention.

Perceptions : Les perceptions sont en rapport avec ce qui se passe lors de l'événement. Qu'est-ce que l'enfant voit, entend, sent, goûte et ressent qui est important pour le sentiment sur lequel vous avez fait un pont ? Il peut s'agir d'ancrages qui devront être retirés. Par exemple, l'expression de son visage, l'odeur de l'alcool, cette chanson, etc.

Pensées : Comment le client interprète-t-il ce qui se passe lors de cet événement ? À quoi ça lui fait penser ? Les enfants interprètent souvent mal les choses, donc une fois que vous avez localisé l'ISE, vous devez vérifier la réalité de toutes les pensées avec la conscience adulte du client. Par exemple, si l'enfant dit : « je ne suis pas désiré », c'est une pensée qui peut être vraie ou non.

L'enfant prend une décision qui dit : « je suis une personne qui n'est pas désirée (ni digne ni méritante) ». Vous devez vérifier cela en demandant à la Conscience adulte : est-ce vrai ? Parce qu'il n'existe pas de pensées neutres, et lorsqu'une pensée reste incontestée, elle peut former une croyance. La question est : que se passe-t-il pour que l'enfant pense : « je ne suis pas désiré » ?

La seule manière de savoir si une pensée est correcte est de vérifier auprès de l'adulte. Est-ce vrai ? N'est-il pas désiré ? N'oubliez pas que les croyances fondamentales sont façonnées par les événements de l'enfance. Elles décident de ce que nous allons obtenir dans la vie. L'enfant n'a pas la maturité nécessaire pour donner un sens à ce qui se passe et peut mal interpréter les choses. La conscience adulte peut corriger ces erreurs de perception, et changer ces croyances inexactes peut avoir un impact considérable sur la vie d'une personne.

Parfois, cependant, l'enfant interprète correctement ce qui se passe. Dans ce cas, le travail de la conscience adulte consiste à aider l'enfant à accepter la vérité et à libérer la charge émotionnelle. Cela permet à l'enfant de grandir jusqu'à l'âge adulte, transformant ainsi, la façon dont le client pense et ressent dans la vie quotidienne.

Émotions : Comment l'enfant interprète-t-il ce qui se passe lors de l'événement ? Les pensées génèrent des émotions. La pensée spécifique déterminera l'émotion spécifique appelant à l'expression. N'oubliez pas que l'émotion n'est pas le problème. Le but du sentiment est de motiver la personne à passer à l'action et à répondre à un besoin important. La question est : quel besoin n'est pas satisfait ? Quel est le manque ? De quoi l'enfant a-t-il envie ou besoin ? C'est la clé pour résoudre le problème sous-jacent.

Cartographier vos séances de régression le long d'une chronologie visuelle peut vous aider à développer vos compétences pour faciliter le processus de guérison de l'hypnothérapie de régression. Non seulement cela vous donnera un moyen de noter les informations critiques telles que l'âge, les perceptions, les décisions et les émotions, mais au fur et à mesure que vous suivrez ces éléments, vous commencerez à remarquer des tendances.

Cela peut donner un aperçu du modèle global, la matrice, qui vous aidera à guider le processus de guérison et à résoudre l'ensemble du problème. Par exemple, si vous suivez le sentiment de peur, vous remarquerez peut-être que c'est toujours la même pensée. Ou alors, la sensation apparaît systématiquement dans l'intestin. Ou bien cela implique les mêmes personnes, la même couleur, l'odeur, etc. Il se peut que ce soit simplement la même histoire qui se joue encore et encore...

Parce que l'esprit fonctionne par association, plusieurs événements ou acteurs peuvent être impliqués dans une condition. Les souvenirs les plus récents s'appuient sur des souvenirs plus anciens, remontant à l'enfance. Le subconscient voudra naturellement s'allier à d'autres événements dans le but d'obtenir plus de soulagement. Le problème est que le subconscient a tendance à regrouper toutes sortes de souvenirs. Ce que nous devons faire, c'est les séparer et travailler sur eux un par un. Le succès réside dans l'effondrement complet du lien émotionnel avec chaque événement avant de passer à de nouvelles scènes ou événements.

Résumé

Le pont d'affect est un processus permettant de suivre l'émotion jusqu'à l'événement qui l'a provoqué. Cependant, le ressenti n'est pas la cause du problème, mais est lié à la pensée derrière le sentiment.

C'est l'alignement pensée-cause. Les pensées génèrent des émotions qui nous motivent à agir pour répondre à nos besoins. Le but de la procédure d'exploration dans l'ISE est de trouver quels besoins spécifiques de l'enfant ne sont pas satisfaits.

Cartographier votre session le long d'une chronologie imaginaire peut vous permettre d'organiser des événements de manière linéaire, facilitant ainsi le suivi de l'histoire globale de l'évolution de la problématique au fil du temps. Votre plan de session peut vous aider à identifier le modèle complet tout en découvrant les aspects particuliers qui nécessitent une résolution. Une fois que vous aurez effacé toutes les facettes piégées dans l'ISE, vous aurez un enregistrement de tout ce dont vous avez besoin pour la phase de vérification, où vous rendrez permanents tous les changements positifs.

Apprenez-en davantage dans le cours sur le système « Ready for Regression First Session » ici : www.tribeofhealers.com/ready-for-regression-first-session-system-course/

Vous tenez entre vos mains une carte d'un trésor enfoui ! Ce que vous devez faire maintenant, c'est perfectionner votre capacité à reconnaître quand X marque l'endroit. Ce qui se passe ensuite dépend de vous. Mais sachez ceci... tout le travail acharné nécessaire pour naviguer sur le territoire du subconscient récompensera vos clients de manière inattendue. Vous pourriez même vous surprendre en découvrant comment ces stratégies simples donnent des résultats remarquables ! Vous disposez de toutes les informations dont vous avez besoin. Restez simple, suivez le chemin logique et vous réussirez.

— Wendie Webber

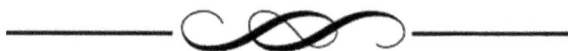

CHAPITRE 14 :
Travail avec les parties

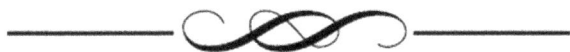

―――――― ⚭ ――――――

*T*out ce que nous possédons est une ressource, mais certaines personnes ne perçoivent pas certaines parties d'elles-mêmes de cette façon. Tant que nous devons rabaisser, cacher, rejeter ou nier quoi que ce soit sur nous-mêmes, nous ne pouvons pas utiliser notre énergie librement. **– Le modèle satirique**

Le travail avec les parties ou la « thérapie des parties » est en réalité une base pour une hypnothérapie de régression efficace. Les parties sont des aspects de la personnalité qui appellent à la guérison ou qui peuvent nous aider à accomplir le travail de guérison. Le travail sur l'enfant intérieur consiste à découvrir, identifier et guérir les parties reniées ou blessées.

Cette approche est au cœur du processus de régression, car les parties de l'enfant sont des éléments émotionnels. Elles sont façonnées par des événements survenus très tôt dans l'existence et forment nos croyances fondamentales. Chaque partie a ses propres souvenirs et son point de vue individuel, basés sur les expériences passées et ce qu'elles en ont appris. Ainsi elles peuvent être une source d'autonomisation ou un problème selon la manière dont cela s'exprime dans la vie d'une personne.

Les parties s'expriment sous forme de symptômes. Elles se manifestent par des pensées, des sentiments et des comportements, ainsi que par des réactions indésirables et des troubles physiques, y compris des maladies. La plupart des problèmes pour lesquels les clients viendront vous voir sont liés à des parties qui ne sont pas alignées avec leurs souhaits conscients. Par exemple, les clients vous demanderont de l'aide pour résoudre les schémas habituels de discours intérieurs négatifs, d'émotions douloureuses, de réactions incontrôlables et de comportements irrationnels qui ont été semés dans des expériences survenues durant l'enfance.

Sigmund Freud a reconnu que bon nombre de nos parties se forment pendant l'enfance et peuvent se faire connaître à travers les rêves et l'hypnose. Il a émis l'hypothèse que les souvenirs d'enfance peuvent être refoulés et que les parties réprimées s'expriment sous forme de pulsions inconscientes, ce qui peut causer des problèmes dans la vie adulte. Par exemple, les pulsions instinctives et primitives d'auto-préservation et de procréation sont responsables de comportements inconscients.

Carl Jung, un étudiant de Freud, est à l'origine du concept d'enfant intérieur. Ceci a été élargi par de nombreuses thérapies différentes, comme la « Gestalt-thérapie » de Fritz Perl qui fonctionne avec des parties. L'hypnothérapie appelle cela la « thérapie sur chaise » ou « travail de dialogue ». Virginia Satir, a développé une méthode pour travailler avec plusieurs parties en même temps, appelée « Parts Party ». En hypnothérapie, cela s'intitule « la technique de la salle de conférence ».

Selon le poète Robert Bly, certaines parties de la personnalité sont comme un peloton. Lorsqu'une partie est exécutive, elle agit comme un sergent et prend des engagements. Malheureusement, cela se produit sans consulter le reste de la garnison, ce qui peut entraîner des conflits internes. Le processus de réalignement des parties est ce que Fritz Perls a appelé « la gestalt ».

La Gestalt, qui signifie le tout qui est plus grand que la somme de ses parties, est enracinée dans l'idée que nous ne sommes pas qu'une seule personne ; nous ressemblons davantage à une communauté de parties. Chaque élément d'une collectivité a un rôle ou une tâche spécifique, qui remplit une fonction importante au service de la personnalité tout entière. Cela signifie que chaque partie apporte une contribution précieuse à l'ensemble. Certaines peuvent mal se comporter, mais chacune sert un objectif positif. Lorsque toutes les parties s'activent ensemble en harmonie, nous ressentons un état interne de bien-être, nous sommes plus ingénieux et jouissons d'une meilleure santé et d'un plus grand bonheur dans la vie quotidienne.

Nous avons de très nombreuses parties qui, ensemble, constituent la personnalité. Celles-ci peuvent inclure des parties de délinquant, des parties malveillantes, des parties du corps, des parties spirituelles, des parties habituelles, etc. Bien que chacune de ces parties soit accessible via l'hypnose, les trois principales avec lesquelles nous travaillons dans les séances de régression sont :

1. L'enfant intérieur
2. La partie adulte ou mature
3. Les parties parentales

En ce qui concerne le subconscient, nous ne sommes pas qu'une seule personne. Nous sommes plutôt un kaléidoscope de parties. Ces éléments du soi ont tous été façonnés par des expériences spécifiques en grandissant, et ils sont tout le temps-là, contenus dans le niveau subconscient de l'esprit. En conséquence, le client adulte assis sur votre chaise est, à un certain niveau, toujours un adolescent. Il a des tout-petits et des nourrissons vivants à l'intérieur de lui, rivalisant pour attirer l'attention. Il y a même une partie qui est encore dans le ventre de maman !

Si vous n'êtes pas formé à la thérapie des parties, j'ai quelques suggestions de livres pour vous. « La méthode Satir » de Virginia Satir est facile à lire et très pertinente pour l'hypnothérapie de régression. « I'm Okay — You're Okay » de Thomas Harris vous apprendra les trois parties principales avec lesquelles nous travaillons — Enfant, Parent, Adulte — tout en vous donnant un aperçu des étapes de développement de l'enfance.

Certaines parties sont également connues sous le nom d'États du Moi ou de sous-personnalités. « Ego States » de John et Helen Watkins est basé sur un projet de recherche de l'Université de Stanford qui offre un excellent aperçu de l'ensemble du concept de parties et de personnalités multiples (trouble dissociatif de l'identité). « L'Ego Therapy » de Gordon Emerson est une autre lecture intéressante.

Charles Tebbetts a adopté l'approche de Paul Federn pour travailler avec les parties du moi et l'a adaptée à l'hypnothérapie. Roy Hunter a été encadré par Charles Tebbetts. Son livre Hypnose pour « la résolution des conflits intérieurs » est un texte complet sur la thérapie des parties écrit spécifiquement pour les praticiens de l'hypnose.

Parties de l'enfant intérieur

Même si certaines parties peuvent se former à tout âge, les plus importantes se dessinent au cours de l'enfance. Les parties de l'enfant intérieur sont des enregistrements de réponses apprises à des expériences spécifiques de l'enfance. Cependant, il n'y a pas qu'un seul enfant intérieur. Nous avons de très nombreuses parties de l'enfant intérieur. Chacune est la cartographie d'un événement réel et contient les perceptions, les pensées et les sentiments de l'enfant, à l'âge auquel il a été formé.

Comme la faculté critique de l'esprit n'est complètement façonnée que vers l'âge de 6 ans, les parties constituées avant cette période contribuent à modeler l'identité d'une personne. Plus l'enfant est jeune, plus il est hyper-réceptif aux suggestions verbales et non verbales, notamment celles venant des parents. La plupart des problèmes sur lesquels vous travaillerez remonteront à la petite enfance.

Les parties de l'enfant intérieur peuvent avoir un impact durable sur la vie d'un individu, car elles sont responsables des croyances fondamentales et des émotions primaires comme la peur, la tristesse, la colère et la souffrance. Les croyances fondamentales forment la faculté critique de l'esprit, qui décide de ce que nous allons obtenir dans notre existence, sur la base de nos expériences passées.

Lorsque vous faites régresser un client vers un événement de son enfance, l'enfant représente l'enregistrement de la façon dont il a vécu cette situation particulière. Quelque chose s'est produit pour que cette partie se forme en premier lieu. Elle exprime une réponse émotionnelle à ce qui a été dit ou fait, vu ou entendu à ce moment-là. C'est un écho du passé.

Les parties génératrices de problèmes sont souvent des parties enfants qui ont été jugées et rejetées parce qu'elles n'étaient pas « assez bonnes ». Cela crée un conflit interne car la suffisance est notre état naturel. Alors, cherchez le manque, et identifiez ce dont l'enfant avait spécifiquement besoin dans cette situation. Était-ce un manque de soutien ? Un manque de sécurité ? L'incapacité à trouver une teneur aux choses ? Comment l'enfant donnait-il un sens à ce qui se passait ? Quelle était la pensée ?

Généralement, ce sera une pensée insatisfaisante. Par exemple,

- Je ne suis pas (assez) aimable.
- Je ne suis pas (assez) important.
- Je ne suis pas (assez) désiré.
- Je ne suis pas (assez) intelligent.
- Je ne suis pas (assez) bon.

Lorsque les parties expriment des symptômes indésirables, elles sont toujours censées être utiles. Elles soulignent un besoin non satisfait au niveau subconscient de l'esprit. Parfois, le problème vient simplement du fait que l'enfant a mal interprété la situation. Parfois, c'était dû à des abus. C'est principalement parce que l'enfant avait le sentiment d'être dépassé.

Lorsqu'un enfant se sent perdu et qu'il n'y a personne pour le soutenir, il doit trouver comment faire face à l'évènement par lui-même. Cependant, une stratégie qui a bien fonctionné pour un tout-petit peut ne pas marcher aussi bien pour le client, en tant qu'adulte. Les réponses formées dans l'enfance seront considérées par la Conscience adulte comme irrationnelle ou hors de contrôle. Parce que l'esprit conscient a besoin d'un sentiment de contrôle, la tendance sera de mettre un couvercle sur la mémoire.

Lorsque nous réprimons une partie de nous-mêmes, elle ne peut pas grandir. Une partie refusée, rejetée, jugée ou condamnée reste coincée dans l'événement formateur. C'est l'ISE. À partir de là, elle continuera à s'efforcer d'être reconnue par les symptômes. Certaines parties peuvent faire des ravages en asservissant une personne à des inhibitions ou à des pulsions à l'excès. Les problèmes émotionnels comme l'insécurité, le doute de soi, l'anxiété, la dépendance, les déficiences sociales et même les maladies sont souvent enracinées dans des schémas qui se développent à la suite d'expériences vécues pendant l'enfance. Mais l'enfant n'est jamais le sujet. C'est ce qui appelle à la guérison.

La partie adulte

La partie adulte est responsable de la guérison des parties enfants. Toute guérison est une auto-guérissons. C'est en aimant et en acceptant l'enfant que l'adulte acquiert la sécurité intérieure, l'estime de soi et la confiance nécessaire pour prendre les mesures appropriées à l'avenir. La partie adulte est essentiellement, l'esprit conscient du client dans « l'ici et maintenant ». Cette partie repose sur la réflexion, le raisonnement et la logique. C'est la partie adulte du client qui a la capacité d'analyser, d'évaluer et d'appliquer la sagesse adulte.

La partie adulte est très importante dans l'hypnose de régression, car c'est celle du client qui a la capacité de perspicacité et de réalisation. C'est l'esprit mature. Vous vous souvenez des anneaux de l'arbre « Mind Model » ? Le subconscient est simplement l'esprit conscient du passé. Lorsque vous revenez à un événement de votre enfance, vous revenez à l'esprit de l'enfant. Vous accédez à l'anneau de l'arbre qui était alors exposé au monde extérieur.

Les événements organisés dans chaque anneau représentent l'esprit conscient du client à cet âge. Si vous revenez à une situation à l'âge de deux ans, l'esprit conscient du client n'a que la maturité et la compréhension d'un enfant de deux ans. C'est la conscience qui était disponible à cette époque.

Quand l'esprit est très jeune, il est très émotionnable. Les petites choses peuvent faire une grosse impression. Lorsqu'un enfant est blessé, ou est incapable de communiquer un besoin important, ou ne peut pas appréhender ce qui se passe dans son environnement, ou ne peut pas contrôler ce qui arrive, cela crée un conflit dans l'esprit. Pour survivre, un enfant doit apprendre à s'adapter en grandissant autour d'expériences douloureuses.

Cela ne signifie pas pour autant que le client doive souffrir pour le reste de son existence. Contrairement à l'enfant, la partie adulte du client a développé une maturité cognitive et émotionnelle. Il a plus d'expérience de vie sur laquelle s'appuyer. En conséquence, la compréhension de l'adulte peut être intégrée à un événement passé douloureux pour examiner, réévaluer et vérifier la réalité des perceptions, découvrir des liens et avoir une vue d'ensemble. Cela crée les conditions dans lesquelles de nouvelles et meilleures décisions peuvent être prises pour permettre la guérison.

Parties parentales internes

Le parent qui apparaît dans une session de régression n'est pas le véritable parent. Il s'agit d'une représentation interne de la façon dont le client percevait son parent en tant qu'enfant. C'est une partie du client. Les parties parentales sont des enregistrements des impressions faites sur le client par les parents dans l'enfance. Tout comme nous avons plusieurs parties enfants, nous avons plusieurs parties parentes. Chacune est basée sur la perception parentale spécifique et l'âge de l'enfant. Les parties parentales sont basées sur ce qui a été modélisé dans l'enfance, ce qui a été observé et ce qui a été dit ou fait à l'enfant.

Les parents fournissent à la fois les règles nécessaires pour survivre et pour naviguer dans l'existence. Les normes nous disent comment être et comment ne pas être, afin de répondre à nos besoins. Elles inculquent des valeurs familiales, culturelles et religieuses, qui sont acceptées comme des vérités. Les parents projettent sur les enfants leurs croyances, valeurs et attentes. Ils apportent aussi les procédures de la vie. Comment se brosser les dents, comment nouer ses lacets, comment faire du vélo, comment lire l'heure. Ils conditionnent également leurs enfants à être compétitifs ou à craindre l'opinion des autres : que penseront les voisins ?

Les parents deviennent les voix dans nos têtes. Ce sont les bla-bla-bla qui retentissent en arrière-plan pour nous distinguer du bien du mal, de ce qu'il faut faire et de ce qu'il ne faut pas faire. Ces voix sont intériorisées en tant que parties parentales. Par exemple, le Critique Intérieur est souvent la voix d'une Partie Parent Critique. C'est ainsi que s'apprend le perfectionnisme.

Ce à quoi nous résistons persiste. — **Carl Jung**

La façon dont nous élevons nos propres enfants est souvent le reflet, ou le rejet, de la manière dont nous avons été éduqués lorsque nous étions enfants. Les difficultés relationnelles sont couramment liées à une interaction compliquée avec un parent. Nos choix de partenaires sont basés sur ce qui nous a été modelé en grandissant. Quand il y a un conflit dans le mariage, enlever le masque au conjoint peut vous montrer quel rapport parental pose un problème au client.

Les parties sont de toutes formes et tailles. Il existe des parties enfants, des parties parents, des parties délinquants et même des parties malveillantes qui opèrent hors de tout contrôle conscient. La clé pour aider une partie à guérir est de reconnaître que, peu importe, à quel point elle se comporte mal, ce n'est pas nocif. Elle est juste coincée dans une mauvaise situation.

Parties méchantes

Sharon, une guérisseuse spirituelle, New Âge, voulait avoir un aperçu de la présence d'une énergie négative qu'elle ressentait dans son appartement. Cette énergie la faisait vraiment « flipper ». Elle avait peur de s'endormir la nuit et se demandait si cette énergie était reliée à elle. Alors que Sharon se concentrait sur ses sentiments, une force sombre plutôt méchante se révéla.

En essayant de converser avec cette partie de la cliente, j'ai vite découvert qu'elle n'était pas très ouverte. Elle a refusé de me donner son nom et elle ne me dirait pas d'où elle ne venait ni qui l'avait recruté.

Bien que toutes les parties soient bonnes, elles ne sont pas toutes aimables. Non seulement cette partie n'était pas amicale, mais elle n'était pas disposée à me parler, ce qui ne facilitait pas le dialogue. En fait, l'unique chose que j'ai pu en tirer, c'est qu'elle était avec Sharon depuis très longtemps et que son seul but était de lui rendre la vie impossible. Plus j'interrogeais la partie, plus elle devenait agacée et hostile à mon égard. Finalement, elle m'a posé une question agressive. Est-ce que tu sais qui je suis ?

J'ai décidé de faire l'idiote plutôt que de me lancer dans un match de catch avec une partie de la cliente. « Non, » répondis-je innocemment. « Pourquoi tu ne me le dis pas ? »

Cela semblait irriter encore plus la partie. Elle m'a ensuite répondu : « Tu n'es pas très intelligente, n'est-ce pas ? » D'accord, au moins maintenant nous parlions. J'ai décidé de continuer à faire l'idiote et je lui ai respectueusement demandé de m'éclairer. Honnêtement, je pense que c'est par pure exaspération qu'elle m'a révélé son identité.

Ce qui est intéressant, c'est que lorsqu'elle m'a donné son nom, elle l'a fait à voix basse. Visiblement, cette partie avait peur de se faire prendre ! « Satan », murmura-t-elle. « Vous savez, LE DIABLE ! »

La cliente pensait qu'elle était possédée par un démon ! Mais je ne discutais pas avec une employée du diable. Je parlais à une enfant effrayée. Je savais que j'avais affaire à une partie profondément blessée de la cliente et qu'elle était frustrée de ne pas pouvoir satisfaire un besoin important. Elle n'était plus juste frustrée, elle était, en colère très, en colère.

Les parties essentielles de la personnalité se façonnent au cours des années de développement où un enfant est vulnérable. En conséquence, de nombreuses parties enfants ont une fonction protectrice. Certaines se sont formées à la suite du processus de conditionnement en grandissant, d'autres sont dues à des expériences traumatisantes. Mais les parties sont des enregistrements de la façon dont la personne a appris à faire face à un ensemble de circonstances spécifiques.

Malheureusement, j'apprenais encore comment faciliter l'hypnothérapie de régression et je n'avais pas les connaissances ou les compétences nécessaires pour traiter ce problème. J'ai juste fait de mon mieux pour me dépêtrer en utilisant une approche de thérapie des parties. En fait, ce n'est qu'après la séance que Sharon a révélé son histoire. Elle avait grandi en tant que fille d'un prédicateur baptiste et, dès son plus jeune âge, avait été plongée dans la culpabilité et la peur. On lui avait appris à craindre le diable.

C'était un facteur majeur qui contribuait à former cette partie d'elle qui était si méchante. Cette partie malveillante de Sharon avait été jugée, rejetée et niée dans son enfance parce qu'elle était mauvaise. C'est ça le mal, n'est-ce pas ? Le mal est mauvais. Très mauvais. Mais le thème religieux n'était que le reflet de l'éducation de Sharon. Cette partie d'elle portait une charge de culpabilité et de peur pour que Sharon n'ait pas à le faire. C'est une chose très affectueuse à faire, n'est-ce pas ?

C'est ce que font Parties. Elles répondent aux besoins. Dans ce cas précis, elle protégeait Sharon, même si c'est d'une manière plutôt tordue. Mais c'est comme ça avec elles. Elles essaient toujours de satisfaire un besoin important du client en se basant sur la sagesse dont elles disposent à l'âge auquel elles se sont formées. Les parties incarnent des décisions qui ont été prises plus tôt dans la vie et même si ces décisions ont pu servir la cliente à ce moment-là, elles peuvent devenir des freins plus tard dans la vie. Plus la partie est jeune, moins elle sera délurée, et plus elle se sent vulnérable.

Grâce au processus, j'ai pu convaincre Sharon de libérer la partie en colère en générant un sentiment de joie. Essentiellement, nous avons remplacé l'émotion négative en engendrant une émotion positive beaucoup plus forte. Cela créait un environnement interne inconfortable pour la partie en furie. En conséquence, elle a choisi de partir. Même si ce n'est pas le résultat auquel j'aspirerais, aujourd'hui, cela a résolu le problème. Du moins, temporairement.

Pourtant, je ne peux m'empêcher de me demander ce qui aurait pu être révélé si j'avais simplement suivi ce sentiment jusqu'à l'événement causal. Cette partie malveillante, colérique et auto-punissante de la cliente sortait d'un passé où, enfant, elle était conditionnée à la culpabilité et à la peur. La régression vers la cause aurait dévoilé le moment précis où le problème a pris naissance. Cela aurait mis en lumière l'expérience qui a nécessité la formation de cette partie démoniaque d'elle-même.

Toutes les parties sont formées pour répondre à des besoins importants en matière de sécurité, de nourriture et de confort. Chacune mérite d'être traitée avec gentillesse et respect. Même des parties en colère ou malveillantes. Celles qui posent problème, c'est la plupart du temps parce qu'elles ont été jugées et rejetées. Les parties en colère et destructrices sont souvent des parties de l'enfant qui ont été profondément blessées et qui ont besoin d'être aimées et acceptées pour guérir.

Le processus de découverte de l'hypnothérapie de régression aurait permis à Sharon adulte d'avoir un aperçu de ce qui a causé la formation de cette partie destructrice d'elle-même. Elle aurait peut-être réalisé à quel point cette partie était coincée dans le passé. Et comment cela a réellement servi un objectif positif. Peut-être s'est-elle formée pour la protéger en portant le fardeau du mal qui lui était imposé bien avant qu'elle ne puisse penser par elle-même.

Libérer les émotions internes piégées aurait pu apporter une plus grande clarté, permettant à Sharon de mieux comprendre l'impact d'une programmation négative au début de la vie sur un enfant. Elle aurait pu saisir comment ces fausses croyances entraient en conflit avec la vérité plus profonde de sa bonté essentielle. Elle aurait pu constater par elle-même l'impact de ce conflit sur son enfance et les effets qu'il a continué à avoir sur elle à l'âge adulte. Ces idées et compréhensions lui auraient donné la possibilité d'aimer et d'accepter cette partie d'elle qui revient à la plénitude. Transformer puis intégrer en tant que partie précieuse et digne de son être tout entier lui aurait donné accès à de nouvelles ressources et à une plus grande autonomisation.

Des mois plus tard, Sharon s'accrochait toujours aux résultats positifs. Le programme selon lequel les pécheurs sans valeur méritaient d'être punis avec lequel elle avait lutté pendant la majeure partie de sa vie avait finalement disparu. Mais pour combien de temps ? Si j'avais su alors ce que je connais maintenant, j'aurais fait les choses différemment. Bannir une partie ne résout pas le problème, au contraire, cela ne fait que l'enfoncer plus profondément sous terre. Toute tentative, d'amputer une partie ne provoque que l'aggravation de la situation.

Ce n'est qu'une question de temps pour que cela se réaffirme, car, lorsqu'une partie blessée d'une personne est reniée ou rejetée, c'est comme si elle était bannie en enfer. N'ayant nulle part où se tourner elle peut commencer à prendre des aspects déplaisants. Les parties malveillantes peuvent pousser un individu à agir de manière autodestructrice, sans aucun doute. Celle de Sharon générait de l'anxiété et l'empêchait de dormir la nuit. Elle devenait de plus en plus paranoïaque jour après jour. Mais chaque partie est digne de la personnalité. C'est une ressource précieuse dont le client a été coupé. Si elle est bloquée, il faut la libérer.

La chose à retenir est que ces parties ont besoin d'aide. Celle qui génère le problème n'est pas l'ennemie. Elle est blessée et coincée. Souvent, c'est une partie enfant qui fait de son mieux pour répondre à un besoin important du client. Le problème est qu'elle ne dispose que des ressources dont elle jouissait à l'époque de sa création.

Supposons que vous ayez deux ans. Dans ce cas, vous apprendrez peut-être que sucer votre pouce est une stratégie efficace pour vous apaiser au moment où vous vous sentez anxieux. Sucer votre pouce à l'âge de deux ans est utile, car, lorsque vous êtes effrayé ou incertain, le soulagement est à portée de main. Mais quand on a trente-deux ans, c'est une habitude gênante. Sucer le pouce pour un adulte n'est tout simplement pas socialement acceptable. C'est à la hauteur de se curer le nez, ou d'avoir des flatulences en public. De plus, la succion du pouce peut désaligner vos dents et le travail orthodontique n'est pas bon marché.

Lorsque mettre votre pouce dans votre bouche devient une menace, devinez ce que le subconscient va faire ? Intervenez pour vous protéger. Le besoin d'allègement, de sécurité, ou tout autre besoin que ce comportement assouvit n'a pas disparu. Le subconscient propose une manière plus socialement admissible de satisfaire ce besoin. Devinez quoi ? Manger et fumer sont des conduites socialement acceptées et apaisantes. C'est ainsi qu'il faut les considérer. Fumer une cigarette, c'est comme sucer son pouce. Porter de la nourriture à votre bouche quand vous n'avez pas faim, c'est comme mettre votre pouce dans votre bouche. Ce n'est ni mauvais ni incorrect. Cette posture ne fait qu'ajouter à la culpabilité. Le comportement sert un objectif important. Le confort et la sécurité sont bons. Au lieu d'essayer d'amputer cette attitude indésirable, pourquoi ne pas trouver un moyen de satisfaire le besoin sous-jacent ? Répondre au besoin et le client n'aura plus besoin de tétine.

Les comportements s'apprennent, et les parties s'expriment au travers des conduites et des réponses. La cause de l'attitude indésirable se situe toujours dans le passé du client. Toutes les émotions, croyances et sensations corporelles qui étaient présentes lors de la création de cette partie sont détenues par elle. Le ressenti associé à une partie vous donne l'énergie dont vous avez besoin pour le « Pont d'Affect ». Vous pouvez revenir à l'événement qui a provoqué la naissance de cette partie, en premier lieu, découvrir ce qui s'est passé pour qu'elle se forme et identifier le besoin qu'elle a tenté de satisfaire. Vous pourrez ensuite aider la cliente à se libérer émotionnellement des sentiments qui la maintiennent coincée dans cet événement. Enfin, trouvez un moyen de contenter le besoin non satisfait, ce qui délivrera la partie afin qu'elle puisse assumer un travail plus récent, meilleur et plus épanouissant.

Travail de dialogue

La manière de découvrir les aspects qui appellent une transformation est d'avoir une conversation. Le travail avec les parties implique toujours un processus d'échange. Lors d'une session de régression, le dialogue peut se dérouler uniquement entre vous et la partie, ou cela peut être une discussion que vous facilitez entre le client et une partie de lui-même. Par exemple, le travail de l'enfant intérieur nécessite que la partie adulte du client retourne dans un événement du passé pour parler avec la partie plus jeune d'elle-même.

Pour le travail de pardon, la partie mature est appelée à avoir une conversation adulte avec la personne qui lui a fait du mal dans le passé.

Le travail sur parties consiste à avoir une conversation avec une ou plusieurs parties. Vous pourriez avoir un échange avec la partie enfant ou avec une partie parente, ou cela pourrait être une partie méchante comme l'auteur de l'abus, ou même quelque chose de plus sinistre. N'oubliez pas que ce sont toutes des parties du client. Ce sont des représentations internes de soi ou des autres qui sont liées à des expériences spécifiques antérieures dans la vie. Cela signifie qu'ils sont disponibles pour avoir une conversation à condition qu'ils soient disposés et capables de parler.

Toutes les parties ne sont pas capables de parler. Par exemple, j'avais une cliente qui gémissait, grognait, et se tordait dans son fauteuil, et peu importe ce que j'essayais, je n'arrivais pas à la convaincre de répondre à mes questions. Non seulement c'était un véritable défi de comprendre de quoi il s'agissait exactement, mais c'était aussi effrayant ! Maintenant, vous pourriez être tenté de supposer que j'étais confronté à un attachement spirituel. Croyez-moi, cela m'a traversé l'esprit. Mais la seule façon d'en être sûr, c'est de la laisser vous le révéler. Dans ce cas, j'ai fait appel à la partie adulte du client pour qu'elle me fasse un rapport sur ce qui se passait sur la scène. Il s'est avéré que la partie ne pouvait pas parler, car il s'agissait d'une partie préverbale. Ne supposez jamais... demander.

Toutes les parties coexistent, même si elles ne sont pas toujours harmonieuses. Et quand il y a un conflit, le client le ressent. Restaurer l'union intérieure rétablira la paix et libérera les énergies nécessaires à la guérison.

La guérison est toujours certaine. – **Un cours en miracles**

Résumé

Le travail avec les parties est la base d'une hypnothérapie de régression efficace. Elles constituent la personnalité et comprennent les parties de l'enfant, les parties des parents, les parties du délinquant, les parties malveillantes, les parties du corps, les parties spirituelles, les parties habituelles et bien d'autres. Certaines sont des enregistrements de la façon dont l'individu a appris à faire face à un ensemble de circonstances spécifiques.

Même si toutes les parties coexistent, elles ne le font pas toujours harmonieusement. Toutes les parties sont bonnes et censées être utiles. Beaucoup remplissent une fonction de protection. Mais lorsque certaines sont désavouées ou rejetées, elles peuvent devenir problématiques. Dans certains cas, elles peuvent adopter des attitudes malveillantes et commencer à agir de manière autodestructrice.

Les trois parties principales avec lesquelles nous travaillons dans les séances de régression sont celles de l'enfant intérieur, de l'adulte et du délinquant ou parent. Les parties de l'enfant sont des parties sensibles. Lorsqu'il y a un conflit, le client le ressentira. Les parties parentales sont des représentations internes des soignants primordiaux. Elles fournissent les règles pour être et faire. La partie adulte est la conscience mature du client dans l'ici et maintenant.

Cette partie du client est primordiale pour le travail avec l'enfant intérieur, car l'esprit conscient peut apporter une logique et une raison matures au processus de révision des événements passés. En conséquence, elle a une capacité de perspicacité et de réalisation.

CHAPITRE 15 : Le travail de l'enfant intérieur

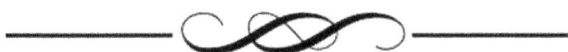

L e travail de l'enfant intérieur est un processus d'auto-changement qui implique d'amener la conscience adulte dans l'ISE pour soutenir l'enfant intérieur et fournir ce qui a manqué la première fois. Il s'agira principalement d'assurer la sécurité, mais aussi d'aider l'enfant à comprendre ce qui se passe. Faire appel à la conscience adulte vous permet de re-raconter l'événement.

Le processus commence par des tests visant à localiser l'événement de sensibilisation initial (ISE) à mesure que vous revenez à des situations de plus en plus anciennes. Une fois que vous avez trouvé l'ISE, l'étape suivante consiste à découvrir le conflit interne. Le client devient la partie de lui qui était un enfant dans cet événement. Cela vous donne accès aux pensées et aux émotions de l'enfant. Le client voit au travers des yeux de l'enfant, et entend au travers de ses oreilles. Il ressent également tous ses sentiments.

En éliminant les couches de pensées et de sentiments, vous découvrirez le modèle d'alignement pensée-cause (TCA) sous-jacent. Rappelez-vous que la cause du problème est la pensée. Les pensées engendrent des émotions qui déterminent des comportements. Nous suivons le sentiment jusqu'à l'ISE, car il existe un lien direct entre le symptôme et l'émotion. Derrière l'émotion se trouve la pensée chargée de la générer. Que se passe-t-il ? Comment l'enfant interprète-t-il cela ? Quel sens est donné à cette expérience ? En quoi est-ce en contradiction avec ce que veut l'enfant ?

Identifiez toutes les connexions pensée-émotion. Par exemple, la pensée (non recherchée) me fait [peur]. Quelle est la nécessité insatisfaite de l'enfant ? Comprendre les exigences de développement d'un enfant peut vous aider à cibler le manque spécifique qui a provoqué la formation de la partie enfant dans l'ISE.

Parties prénatales

Une personne coincée dans un événement prénatal peut ressentir le sentiment d'être incomplète, sans valeur ou non désiré. En tant qu'adulte, il peut tergiverser lorsqu'il s'agit de commencer ou de terminer les choses.

Partie formée à la naissance

Si une cliente régresse vers l'expérience de la naissance, découvrez ce que les parents pensent de l'arrivée de ce nouvel enfant dans leur existence ? Sont-ils prêts à accueillir un nourrisson dans leur vie ? Sont-ils heureux de la venue du bébé ? Sont-ils préparés à assumer les responsabilités parentales ? Les parents ambivalents sèmeront l'incertitude chez l'enfant, ce qui générera de l'anxiété.

Parties formées de la naissance — 6 mois

Un problème semé entre la naissance et six mois peut entraîner des problèmes liés à la capacité de faire confiance aux autres. Ils ne sont peut-être pas pleinement conscients de leurs propres besoins et ne donnent pas la priorité à ceux d'autrui. Ces clients peuvent avoir une tendance à l'engourdissement. Les éléments à explorer entre la naissance et la période de six mois comprennent : qui est le principal responsable de la garde de l'enfant ? Celui qui assure les soins répond-il de manière appropriée aux besoins de l'enfant ? Par exemple : prennent-ils le bébé et le regardent-ils dans les yeux ? Touchent-ils le nourrisson et lui parlent-ils avec amour ? Est-ce qu'ils chantent pour l'enfant ?

Parties formées entre 6 et 18 mois

Un événement bloqué dans une période situé entre six et dix-huit mois peut se traduire par des problèmes d'ennui. Le client peut être compulsivement soigné ou perfectionniste. Les éléments à explorer au cours du cycle de six à dix-huit mois comprennent : le principal dispensateur de soins est-il cohérent dans ses soins à l'égard de l'enfant ? L'enfant est-il en sécurité et protégé contre tout danger ? Quel est le ton de la conversation entre le parent et l'enfant ?

Parties formées entre 18 mois et 3 ans

Un ISE entre 18 mois et 3 ans peut manifester une préférence pour avoir raison plutôt que réussir. Le client peut dissimuler sa peur et sa tristesse par de la colère. Il peut intimider les autres ou se comporter de manière rebelle. Avoir du mal à fixer des limites ou à exprimer indirectement sa colère. Les éléments à explorer au cours de la période de 18 mois à 3 ans comprennent : l'enfant reçoit-il des encouragements et des compliments ? Bénéficie-t-il d'un cadre raisonnable ? A-t-il la permission de verbaliser ses sentiments (positifs ou négatifs) ? Les soignants sont-ils d'humeur égale ?

Parties formées entre 3 et 6 ans

Une ISE entre trois et six ans peut s'exprimer par un manque d'assurance. Le client peut avoir un fort besoin de garder le contrôle et de s'imposer. Il peut avoir du mal à se sentir à la hauteur et à se comparer aux autres. Il peut avoir une confusion quant à son identité. Par exemple, il peut se définir par son travail ou une relation significative. Il peut s'habiller ou se comporter de manière bizarre, vouloir ou attendre des solutions magiques est typique de cette période. Les éléments à explorer au cours de l'étape de trois à six ans comprennent : l'enfant est-il soutenu dans sa découverte du monde, des personnes et des choses ? Est-il acceptable qu'il explore des idées et des sentiments ? Est-il incité à exprimer ses sentiments ? Est-il encouragé à interagir avec ses sentiments et ses pensées ? Reçoit-il des réponses à ses questions ? Est-il félicité pour son comportement approprié ?

Configuration pour le processus de dialogue

Pendant que vous facilitez le travail de découverte avec la partie enfant, l'esprit conscient ou la partie adulte du client joue le rôle d'observateur. Il est juste en marge. Il est temps d'introduire cette partie adulte dans l'événement avec la partie enfant. La façon d'y parvenir est de suggérer : « *Que ce soit comme si vous étiez deux, là maintenant, la partie de vous adulte et celle de vous, âgée de cinq ans* ». *Et soyez simplement présent avec l'enfant que vous étiez autrefois.*

Ce dispositif est installé pour le processus de dialogue que vous allez faciliter entre la partie enfant et la partie adulte. Désormais, chaque fois que la conscience adulte s'avancera, l'enfant prendra place au second plan, puis lorsque l'enfant s'avancera, l'adulte assumera le rôle d'observateur.

L'enfant a une capacité limitée à interpréter les situations. Des choses peuvent arriver qui semblent accablantes pour un enfant et qui, pour la conscience adulte, peuvent paraître sans importance. La fonction principale de la conscience adulte est d'intervenir, d'être un soutien affectueux pour l'enfant et de l'aider à donner un sens à tout ce qui s'est passé lors de cet événement.

#1. Guérir le "SEAL"

La signature d'un ISE dans l'enfance est le modèle SEAL. Ce qui s'est passé a été une surprise. L'intensité émotionnelle était écrasante parce que l'enfant n'avait pas la capacité de s'autoréguler. Mais le principal problème est qu'il n'y avait personne pour s'occuper de l'enfant. L'enfant a dû faire face seule à la situation. Pour neutraliser le motif SEAL, allez-y avant l'événement. Ce sera un point avant l'ISE où rien de grave ne s'est encore produit. L'enfant se sentira toujours en sécurité. Ensuite, faites appel à la conscience adulte pour préparer l'enfant à affronter les difficultés en lui disant ce qui va se passer.

Rappelez-vous, la raison pour laquelle il y a un problème est que le client a été coupé de cette partie de lui-même. La mise en scène de la partie adulte avec l'enfant introduit un changement fondamental par rapport à l'événement initial, car l'enfant n'a plus à faire face seule à la situation. Le travail d'un adulte consiste à trouver un moyen de répondre aux besoins de l'enfant. Cela résout le manque. Cela guérit le SEAL.

Le but n'est pas de changer l'événement, vous ne pouvez pas, il est déjà arrivé. Tout ce que vous pouvez faire, c'est créer les conditions propices à la guérison. Informer l'enfant neutralise le choc initial. Il sait désormais ce qui va se passer.

La prochaine étape consiste à remplir l'enfant d'amour. L'amour et la peur ne peuvent pas coexister. Inonder l'enfant d'amour introduit une énergie contradictoire à l'événement original. Cela ne l'éliminera peut-être pas complètement, mais cela contribuera à réduire l'impact émotionnel lorsque vous rejouerez la scène.

#2. Trouver l'amour

Demandez à la conscience adulte d'entrer dans son cœur et de trouver l'amour. Il est là. Il se peut que ce soit juste un scintillement, pour commencer, mais ce à quoi nous prêtons attention, nous en obtenons davantage. Dites au client de trouver le sentiment, puis faites un test pour vous assurer qu'il le ressent.

La seule chose qui compte vraiment, c'est que le client ressente cette sensation. S'il ne parvient pas à éprouver l'amour pour l'enfant, régressez jusqu'au point où l'enfant est encore attachant. Vous ne pouvez pas procéder au travail de l'enfant intérieur tant que vous n'avez pas un adulte capable d'aimer et d'accepter l'enfant. La guérison consiste à se reconnecter à notre énergie fondamentale. C'est la source de toute guérison, y compris de tous nos bons sentiments. Assurez-vous que le client ressent de l'amour avant de continuer.

#3. Ressens l'amour

Si le client ressent de l'amour, amplifiez ce sentiment en attirant l'attention sur le corps. Les émotions se ressentent dans le corps. Quelles sensations y a-t-il? Il pourrait dire qu'il ressent de la chaleur dans la poitrine ou dans le cœur. Ils pourraient éprouver une sensation agréable circulant dans tout le corps. L'idée est d'attiser les braises pour créer un feu agréable.

S'il ressent une sensation de chaleur et de confort dans la poitrine, donnez à cette sensation la permission d'être là. Vous pouvez simplement dire « c'est vrai » ou « Il y a un sentiment » ou « c'est bien ». Réalisez que c'est votre émotion. Vous avez le droit de vous sentir aimé. Ensuite, encouragez-le à le ressentir pleinement. Ça fait du bien parce que ça inonde le corps d'endorphines !

Une fois que le client est pleinement plongé dans ce sentiment, demandez-lui de transmettre ce sentiment à l'enfant en l'envoyant, de cœur à cœur. Cela donne à l'enfant l'expérience de la chose dont il a le plus besoin : se sentir en sécurité, aimé et accepté. L'amour est l'état naturel de l'enfant. L'amour fait du bien. Validez qu'il a le droit de se sentir à nouveau bien. Ensuite, faites-lui de remarquer, à quel point il se sent bien.

C'est une guérison. Faire entrer ce genre d'énergie positive chez l'enfant changera la façon dont le client se sent en tant qu'adulte. Guidez-le pour qu'il remplisse l'enfant de son amour et de son acceptation. Ensuite, vérifiez que l'enfant reçoit réellement l'amour en demandant : « Comment l'enfant ressent-il ça ? ou « Est-ce qu'il vous semble que l'enfant accepte votre amour ? »

Si l'enfant accepte l'amour de l'adulte, il le ressentira. Continuez à l'envoyer jusqu'à ce que l'enfant soit totalement rempli d'amour. Cela ne prend pas très longtemps. Accordez simplement au client un moment de silence pour vous assurer que l'enfant est complètement comblé. Ils sauront quand ce sera terminé parce qu'ils le ressentiront. Pendant que cela se produit, les énergies affluent également vers la conscience adulte. N'oubliez pas que vous travaillez avec des parties de la même personne. Lorsque les besoins de l'enfant sont satisfaits, ce changement se répercutera sur la vie adulte du client.

Lorsqu'une personne ressent des émotions fortes, elle est dans un état hyper-suggestible. C'est le moment idéal pour utiliser l'autosuggestion, car vous avez déjà établi un niveau d'amour-propre. Invitez l'adulte à dire des mots d'amour et d'acceptation à l'enfant. Vous pouvez aider à lancer le bal en lui proposant de prononcer la phrase d'acceptation de soi EFT : « Je t'aime et je t'accepte profondément et complètement ». Ensuite, dites au client de continuer à parler. Personne ne connaît mieux l'enfant que l'adulte, car c'est l'enfant devenu grand. Tout ce que vous avez à faire est de suggérer : « À l'intérieur de vous se trouvent les mots que l'enfant a besoin d'entendre. »

Si le client est à court de mots, vous pouvez le soutenir en lui posant quelques questions. Mais ce que l'enfant a le plus besoin d'entendre viendra du processus de découverte. Par exemple : « Est-ce que ce nourrisson est assez bien ? Dites-lui : « Tu es assez bien. » Est-ce que ce bébé est assez intelligent ? Dites-lui : « tu es assez intelligent ». Est-ce qu'il/elle compte pour vous ? Dites-lui : « Tu comptes pour moi. Tes sentiments m'ont ramené à toi. Je suis tellement content de t'avoir trouvé. Et maintenant que je t'ai trouvé, je suis là pour toi. Tu ne seras jamais seul. »

Vous ne pouvez pas inventer ce truc ! Tout ce dont vous avez besoin est dans l'esprit du client. La procédure de découverte vous donnera tous les détails nécessaires pour obtenir un résultat durable.

#4. L'amour guérit

Le travail intérieur de l'enfant se produit en tandem avec les processus d'exploration et de libération. Une fois que vous aurez terminé la découverte initiale, vous aurez une idée générale de l'histoire. Vous saurez, ce qui s'est passé, qui était impliqué et ce que l'enfant pensait et ressentait pendant l'expérience. Il est maintenant temps de modifier le modèle de symptôme nécessitant une nouvelle parentalité pour l'enfant. Ceci est également connu sous le nom de technique de l'enfant informé. L'adulte va résoudre les aspects nécessitant des symptômes piégés dans l'événement en fournissant tout ce dont l'enfant a besoin pour vivre la scène sans se sentir dépassé.

Re-parent l'enfant

Le processus de re-parentalité de l'enfant commence par le remplissage de l'enfant d'amour et d'acceptation. Cela crée un lien entre la partie adulte et la partie enfant. La partie adulte assume le rôle d'un parent aimant, car c'est ce qui manquait dès la première fois. Le processus de création de liens consistant à envoyer et recevoir de l'amour établit un niveau de confiance entre ces deux parties du client.

Cela change la donne, car cela restitue au client le pouvoir de choisir. À partir de maintenant, la conscience adulte décide de ce qui doit se passer. Vous guidez simplement le processus, et aidez le client à élaborer, le changement.

Toute guérison est une auto-guérissons. La conscience adulte possède ce qui manquait à l'enfant : la maturité. L'adulte peut évaluer la situation, identifier les erreurs de perception et fournir à l'enfant la compréhension dont il a besoin pour transformer l'expérience en un moment d'apprentissage. C'est l'objectif.

Une fois que l'enfant a été rempli d'amour, il est temps de le préparer à traverser l'événement. Seulement, cette fois, il saura qu'il n'est pas seul. L'adulte est avec lui. L'enfant saura qu'il va survivre, l'adulte en est la preuve. Il saura que dès que quelque chose arrivera, l'adulte sera là pour lui.

Remarquez comment nous établissons un contrat avant l'ISE ? Le client prend une décision éclairée pour affronter le problème de front. L'enfant sait que cette fois, il n'est pas seul. Les adultes savent qu'ils peuvent y faire face, ils sont adultes ! Au fur et à mesure que l'enfant traverse l'événement, la conscience de l'adulte peut être sollicitée pour vérifier la réalité des perceptions et des pensées de l'enfant.

Le travail de la conscience adulte est de remettre en question les croyances erronées et de fournir des connaissances contrastées. L'enfant interprète-t-il correctement ce qui se passe ? Est-ce vrai ? Si la pensée n'est pas bonne, le rôle de l'adulte est d'informer l'enfant de la vérité sur ce qui arrive. Cela libérera l'émotion attachée à la fausse perception.

Si l'enfant interprète correctement l'évènement, le travail de l'adulte consiste alors à l'aider à y faire face. De mauvaises choses arrivent aux petites personnes. Mais les situations difficiles au début de la vie peuvent être utilisées pour développer la force, la sagesse et la résilience. Parfois, il suffit de savoir qu'une expérience douloureuse ou un sentiment inconfortable ne durera pas longtemps.

Même la pire émotion ne durera pas plus de 90 secondes. Ce qui maintient l'individu coincé dans un sentiment, c'est d'y résister. Autoriser au sentiment d'être ressenti et exprimé lui permet de se terminer. Ensuite, c'est fini. Ce que l'enfant doit savoir, c'est qu'il survivra. L'adulte est la preuve vivante qu'il survivra à cette expérience.

L'enfant est innocent. Il n'aurait rien pu faire pour mériter d'être maltraité. Pour une raison quelconque, les personnes chargées de s'occuper de lui n'ont pas fait leur travail. Si l'enfant a fait une erreur, c'est pardonnable. Rien ne pourra jamais changer la vérité à leur sujet :

ils sont adorables. Les êtres humains sont censés apprendre de l'expérience. L'enfant apprend des leçons précieuses qui lui permettront de grandir. Aidez le client à découvrir ce que cela pourrait être. C'est ce que Stephen Parkhill appelait trouver le bien. »

Pardonner, c'est trouver le bien. — **Stephen Parkhill**

Re-histoire de l'ISE

La blague préférée de Ronald Reagan concernait un petit garçon dont les parents craignaient qu'il soit trop optimiste. Naturellement, les parents ont emmené le garçon trop joyeux chez un psychiatre. Dans une tentative, de refroidir le moral du garçon, le psychiatre l'a conduit dans une pièce remplie de crottin de cheval. Le petit garçon était ravi ! Grimpant au sommet du tas, il se mit à quatre pattes et commença à creuser. « Que fais-tu ? » » demanda le psychiatre. « Avec tout ce fumier, » rayonna l'enfant, « il doit y avoir un poney ici quelque part ! »

La guérison est complète lorsque le client peut revenir sur son histoire de vie (le fumier) et trouver le poney (le bien). Comment cela lui a-t-il été bénéfique ? Comment cela l'a-t-il rendu plus fort ou plus sage ? Qu'a-t-il appris à faire ou à ne pas faire, qui lui servirait à l'avenir ? Quelle valeur avait-il ? À quoi servait-il ?

La première directive du système corps-esprit est la protection. Lorsqu'un os cassé guérit, le site de l'ancienne fracture reste plus solide que l'os voisin. Quand une blessure profonde dans la chair se referme, elle laisse une cicatrice, une zone de peau plus dure. Le résultat est le même lors de la guérison de l'âme humaine.

Il faut une certaine maturité pour revenir sur notre histoire et découvrir comment elle nous a rendus plus forts. Joseph Campbell a déclaré que ce n'est que vers l'âge de 75 ans qu'en repensant à sa vie, il s'est rendu compte qu'une main invisible l'avait guidé depuis le début. Cela me rappelle le poème « Empreintes de pas dans le sable » :

« Une nuit, j'ai rêvé que je marchais le long de la plage avec le Seigneur. De nombreuses scènes de ma vie ont traversé le ciel. Dans chaque scène, j'ai remarqué des empreintes de pas dans le sable. Parfois, il y avait deux séries d'empreintes de pas ; d'autres fois, il n'y en avait qu'une seule. Cela m'a dérangé parce que j'ai remarqué que pendant les périodes creuses de ma vie, lorsque je souffrais d'angoisse, de chagrin ou de défaite, je ne pouvais voir qu'une seule série d'empreintes de pas. Alors j'ai dit au Seigneur : « Tu m'as promis, Seigneur, que si je te suivais, tu marcherais toujours avec moi. Mais j'ai remarqué que pendant les périodes les plus difficiles de ma vie, il n'y avait qu'une seule trace de pas dans le sable. Pourquoi, quand j'avais le plus besoin de toi, n'as-tu pas été là pour moi ? Le Seigneur répondit : « Les années où tu n'as vu qu'une seule trace de pas, mon enfant, c'est quand je t'ai porté. »

Avec le recul, nous ne savions pas alors ce que nous savons aujourd'hui. Nos perceptions étaient basées sur les connaissances et la sagesse que nous avions alors. Plus l'âge est jeune, moins nous disposons d'histoires permettant d'évaluer ces circonstances et d'y répondre. Lorsque la guérison est accomplie, le recul est de 20-20. Il est possible de réaliser que nous sommes plus âgés et plus sages après avoir traversé ces événements, aussi douloureux soient-ils. Nous sommes désormais capables de voir les choses sous un angle plus élevé et de découvrir comment le passé aurait pu servir à quelque chose.

On dit que c'est un vent mauvais qui ne souffle rien de bon. Même si cela n'a peut-être pas été la meilleure des expériences, à ce moment-là, le client peut reconnaître qu'il a réussi. Après tout, ils sont toujours là, respirant encore. Attribuer une signification positive à ces expériences les aidera à abandonner leur besoin de contrôler l'extérieur. Cela mettra également fin à l'empreinte que le passé avait sur sa vie quotidienne, car, lorsque le client peut enfin bénir le passé, il se donne la permission d'avancer dans sa vie, sans se sentir comme une victime.

La vie suit son cours. L'expérience nous apprend comment être et faire, ainsi que comment ne pas être et ne pas faire. Qu'a appris le client ? Quelle leçon de vie précieuse ces expériences ont-elles apportée pour faire de lui une meilleure personne ? Quelle sagesse possède-t-il maintenant après avoir vécu cela ? En trouvant le bien dans ces circonstances, ils trouvent son propre bien. Et c'est là le véritable trésor ; la bonté, l'étincelle du Divin en eux.

Ce qui ne me tue pas me rend plus fort. -**Frédéric Nietzche**

Résumé

Le travail de l'enfant intérieur se produit principalement dans l'ISE et implique un processus de dialogue entre la conscience adulte et l'enfant intérieur. La conscience adulte est appelée à fournir amour et soutien à l'enfant intérieur tout en aidant à trouver des moyens de subvenir à ses besoins. En aidant l'enfant à donner un sens à son expérience, la clarté et la paix peuvent être restaurées pour permettre la guérison.

Les parties essentielles de la personnalité se façonnent au cours des années de formation de l'enfance, avant l'âge de cinq ou six ans. La signature d'un ISE dans l'enfance est le modèle SEAL. Pour neutraliser le modèle SEAL, la conscience adulte est amenée avant l'ISE pour préparer l'enfant à l'évènement en :

1. Trouvant l'amour
2. Ressentant l'amour
3. Guérissant le « SEAL »
4. Trouvant le bien.

Apprenez-en davantage dans le cours sur le système "Ready for Regression First Session" ici : www.tribeofhealers.com/ready-for-regression-first-session-system-course/

CHAPITRE 16 :
Le temps qu'il faut

Ainsi, il a continué à exercer ses fonctions en enfer pendant sept ans. Il ne s'est pas lavé, il ne s'est pas peigné, il ne s'est pas coupé les cheveux, il ne s'est pas coupé les ongles, il ne s'est pas essuyé les yeux. Et les sept années sont passées si vite qu'il semblait qu'il n'était pas là depuis plus de six mois.

La base de l'accord du diable est que le client doit faire le travail. Le contrat ne consiste pas simplement à masquer ou à gérer les symptômes. Il s'agit de parvenir à un changement durable. L'accent n'est pas porté sur les symptômes, ils sont juste la preuve d'un problème demandant une solution. Il est mis sur les sentiments. En permettant aux sentiments et émotions inconfortables de faire partie du processus, la cause cachée peut être amenée à la conscience pour être libérée. Cela requiert un engagement.

Le client doit être prêt à effectuer les travaux nécessaires pour obtenir une résolution complète du problème en nettoyant soigneusement la maison. Libérer les blocages crée les conditions dans lesquelles la guérison peut se produire. Mais cela peut encore prendre du temps. L'hypnothérapie de régression n'est pas une approche en une seule séance. Il s'agit d'une méthode thérapeutique centrée sur le client. Le temps requis dépend vraiment des besoins, des objectifs et des ressources individuels du client.

En moyenne, six ou sept séances ne sont pas déraisonnables et donnent le temps nécessaire pour tester les résultats et garantir un résultat durable. Mais même s'il a fallu 20 séances pour obtenir un résultat persistant, cela reste vraiment impressionnant. Le conseil nécessite en moyenne six séances rien que pour établir une alliance de travail avec le client. Pour obtenir un rétablissement complet chez 50 % des clients en psychothérapie, il faut en moyenne 20 séances, alors qu'un taux de réussite de 75 % demande généralement 50 séances hebdomadaires. C'est pourquoi l'hypnothérapie provoquant la régression est considérée comme une thérapie brève.

Le processus de guérison de l'hypnothérapie de régression commence par la période de mise en place, où l'accent est axé sur la préparation du client à effectuer le travail nécessaire pour réussir. Ce qui suit est la phase de transformation, qui repose sur les deux R de R2CH — Régression et Libération.

La régression vers la cause est un processus permettant de trouver l'événement responsable de l'apparition de symptômes à l'aide de :

- Techniques de transition
- Procédure de découverte
- Tests pour l'ISE
- Symptôme nécessitant une identification de modèle
- Cartographie des sessions

La libération est un processus qui peut être enseigné pendant la phase de configuration. Il peut ensuite être utilisé pendant la procédure de découverte pour accéder à des couches plus profondes de perceptions, de pensées et de sentiments en ayant recours à des techniques telles que :

- Trouvez le sentiment
- Quantifier le sentiment
- Remuez le sentiment
- Suivre le sentiment

#1. Trouvez-le !

1. Trouvez le sentiment du pont d'affect
2. Pont vers l'événement précédent (SSE)
3. Procédure de découverte préliminaire
4. Test pour ISE
5. Pont de retour vers ISE
6. Découvrez l'histoire piégée dans ISE (Que se passe-t-il ?)
7. Identifier les parties impliquées dans l'histoire (qui ?)

#2. Sentez-le !

L'énergie emprisonnée dans le système nerveux du corps est inconfortable. Cela peut générer de la résistance et bloquer la prise de conscience. Libérer l'énergie émotionnelle emprisonnée rétablit la paix et la clarté du système corps-esprit. Cela vous donnera un client plus coopératif, vous permettant de continuer à rétablir le pont vers l'ISE. Cela facilite également la découverte des détails piégés dans un événement.

#3. *Guérissez-le !*

La libération apporte un soulagement. En conséquence, l'esprit devient de plus en plus réceptif aux nouvelles programmations. C'est le but de l'enfant intérieur

Travail : le but de la procédure de découverte est d'identifier les problèmes non satisfaits.

Besoins de l'enfant : Aider le client à répondre à ces besoins résoudra le besoin sous-jacent de symptômes.

Une fois que vous avez décelé ce qui est en contradiction avec ce que veut l'enfant, la conscience adulte du client assume un rôle parental envers son jeune moi. Le travail de l'adulte consiste à solutionner les aspects nécessitant un symptôme en :

- Offrant un soutien affectueux
- Des perceptions vérifiant la réalité
- Trouvant des connaissances contrastées
- Remettant en question les croyances erronées

La phase de transformation comprend deux étapes dans le protocole en sept phases :

4.   Régression et libération

5.   Travail d'enfant intérieur

La phase finale est l'étape de vérification, où vous prendrez des mesures pour assurer un changement durable.

PHASE 3 : VÉRIFIER

Phase de vérification	
6 Test	7 Le travail du pardon
Tester et intégrer les modifications	*Permanent sans effort*
6.1 Tester l'ISE	7.1 Restaurer la bonté
6.2 Tester les SSE et les modifications composées	7.2 Renonciation des griefs
6.3 Tester les résultats dans la vie réelle	7.3 Test de pardon
	7.4 Récupérer la plénitude
	7.5 Progression selon l'âge

Les sentiments sont comme un thermomètre humain. Un thermomètre indique la température qu'il fait, ce qui nous aide à décider quoi porter. Les sentiments nous renseignent sur la température de nos processus internes et nous aident à décider comment être et quoi faire.

— **Virginie Satir**

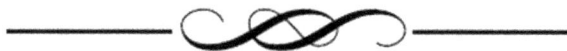

CHAPITRE 17 :
Testez les résultats

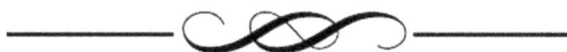

L orsque son temps fut enfin écoulé, le diable vint et dit : « Eh bien, Hans ! qu'as-tu fait pendant tout ce temps ? Et Hans lui fit un rapport : « Eh bien, j'ai entretenu les feux sous les chaudrons, j'ai balayé et j'ai porté les déchets derrière la porte. »

C'est la première fois dans l'histoire que le soldat est appelé Hans ! Cela indique qu'un changement s'est produit ! Le client est revenu à lui-même à certains égards. Qu'a fait Hans pendant tout ce temps ? Les trois premières étapes de la guérison universelle !

1. Trouvez l'ISE en régressant et en relâchant.
2. Ressentez les sentiments pour révéler la cause profonde sous-jacente.
3. Guérissez la partie enfant qui a été piégée dans cet événement.

La quatrième étape consiste à la sceller en s'assurant que les résultats vont durer. Comment savoir si tous les aspects contributifs a été abandonnés ? Comment être certain que le client est vraiment libéré du passé ? Comment savoir quand votre travail est terminé ? Vous testez. La seule façon de savoir quoi que ce soit, c'est de tester.

« Mais, dit le diable, tu as aussi regardé dans les chaudrons ! C'est une bonne chose que tu ais mis plus de bois, sinon tu aurais perdu la vie ».

Le diable sait que toute condition nécessite une vie. Le client doit volontairement abandonner celle qu'il a vécue. Une maladie grave exige littéralement la vie. Même si la colère est une réponse naturelle aux blessures perçues, lorsqu'elle est culturellement considérée comme mauvaise, seul un diable encouragerait une personne à l'exprimer. C'est précisément ce qui est demandé. S'accrocher à la peur, à la colère, à la blessure, au ressentiment, à la rage, au blâme, à la condamnation et aux pensées de punition ne fait que blesser le client. Alors le diable dit : « Heureusement que tu l'as sorti ! »

En ouvrant le voile sur ses sentiments, le client a été confronté au contenu toxique de son propre esprit. Cela demande du courage. Si Hans avait évité les souvenirs ou les sentiments interdits, le moment de délivrance aurait été perdu. Le problème serait retombé dans l'oubli et, avec lui, la solution. Même s'il avait pu bénéficier d'un certain soulagement à court terme, les symptômes auraient fini par refaire surface. Ou pire. Si le client veut guérir complètement, il doit être prêt à pardonner le passé. C'est seulement alors que les événements passés n'auront plus aucun pouvoir pour le contrôler.

Malheureusement, la plupart des gens ne savent pas ce que signifie pardonner le passé. Au lieu du pardon, ils utilisent le[13]

- Déni : ignorer et minimiser l'expérience.

- Auto-accusation : expliquez leur expérience en fonction de leurs propres actions ou comportements.

- Identité de la victime : restez coincée dans l'apitoiement sur soi, l'impuissance et la plaie.

- Indignation : favoriser la colère, l'intolérance, la vengeance.

- Identité de survivant : se distancier de l'expérience blessante en se considérant comme un survivant.

La guérison totale nécessite une libération complète de tous les sentiments négatifs. C'est ce que signifie pardonner le passé. Le pardon est un lâcher-prise. Ce qu'on demande au client, c'est d'abandonner le problème. Libérer les pensées toxiques et les énergies émotionnelles emprisonnées à l'intérieur lui permettra de laisser son identité de victime. À mesure qu'il récupère son pouvoir authentique, il connaîtra une cessation totale de l'expression des symptômes de manière permanente et sans effort.

« Eh bien, il semble que votre temps soit écoulé. Veux-tu rentrer chez toi ? » « Oh, oui », dit le soldat. « J'aimerais beaucoup voir ce que fait mon père à la maison. »

---

[13] Dr Sidney B. Simon et Suzanne Simon, Pardon : Comment faire la paix avec son passé et continuer sa vie (1991)

Avez-vous remarqué que c'est le soldat qui a répondu à la question, pas Hans ? Ce que cela nous dit, c'est que Hans conserve toujours sa position de petit soldat coriace. Il y a une partie de lui qui est encore coincée en mode survie. C'est aussi la première mention de ce cher vieux papa ! De toute évidence, quelque chose n'est pas résolu.

Dans le film *Shrek*[14], il y a une conversation entre l'ogre Shrek et son ami Donkey, où Shrek affirme : « Les ogres ont plus à offrir que ce que les gens pensent. »

Shrek : Les ogres sont comme des oignons ! (Il montre un oignon que l'Âne renifle.)

Âne : Ils puent ?

Shrek : Oui . . . Non !

Âne : Oh, ils te font pleurer ?

Shrek : Non !

Âne : Oh, si vous les laissez au soleil, ils deviennent tous bruns et commencent à pousser de petits poils blancs.

Shrek :(Il épluche un oignon.) NON ! COUCHES. Les oignons ont des couches. Les ogres ont des couches. Les oignons ont des couches. Vous comprenez ? Nous avons tous les deux des couches. (S'en va.)

---

[14] *Shrek*, réalisé par Andrew Adamson et Vicky Jenson (2001 ; États-Unis : DreamWorks).

Âne : Oh, vous avez tous les deux des COUCHES. Oh. Vous savez, tout le monde n'aime pas les oignons. Et le gâteau ? Tout le monde aime le gâteau !

Shrek : Je me fiche de ce que tout le monde aime ! Les ogres ne sont pas comme des gâteaux.

Âne : Vous savez ce que tout le monde aime d'autre ? Parfait ! Avez-vous déjà rencontré quelqu'un et vous dites : « Allons prendre du parfait », et ils répondent : « Bon sang, non, je n'aime pas de parfait » ? Les parfaits sont délicieux !

Shrek : NON ! Espèce de bête de somme miniature, dense et irritante ! Les ogres sont comme des oignons !

Le diable sait que, comme les oignons et les ogres, les souvenirs comportent des couches. Vous devez travailler à travers les nombreuses couches pour identifier tous les aspects qui y contribuent. Le problème est que vous travaillez toujours contre la montre ; vous ne pouvez pas faire grand-chose en une seule séance.

Même si vous traitez minutieusement tous les aspects contributifs, rien ne garantit que vous ayez trouvé toutes les racines du problème du client. Des couches de vérité plus profondes peuvent être retenues jusqu'à ce que le subconscient estime qu'il peut les révéler en toute sécurité. Ainsi, vous ne découvrirez pas nécessairement toute l'histoire tout de suite.

Le client peut consciemment choisir de garder certaines informations parce qu'il les juge sans importance ou trop honteuses pour l'admettre. Mais si le problème n'est pas mis en lumière, vous ne pouvez pas y remédier. Tout ce qu'il omet de divulguer est toujours là, appelant à sa libération. S'il n'est pas résolu, le problème persistera. C'est pourquoi vous devez tester les résultats.

#1. Testez l'ISE

Pour tester les résultats dans l'ISE, le client examine l'événement du début à la fin. L'événement se déroule exactement comme la première fois, la seule chose qui change, c'est ce qu'il ressent. La guérison ne consiste pas à changer l'histoire, elle consiste à transformer la façon dont le client se sent intérieurement, de telle manière qu'il ne soit plus lié aux choses du passé.

Le passé n'est que le passé. L'avenir réside dans sa capacité à apprendre des expériences antérieures et à s'en laisser transformer afin que les situations et les personnes de la vie quotidienne ne l'affectent plus négativement. L'ISE ne change pas. Ce qui change, c'est ce que l'on ressent. Lorsque le client peut parcourir l'événement sans être déclenché, l'événement a été effacé.

Recueillir des informations

"Tu as mérité ta récompense », dit le Diable. « Voici comment l'obtenir : passe derrière la porte, remplisse ton sac à dos de déchets et ramené-les chez toi. »

Lorsque le client peut accepter calmement ce qui s'est passé, libre des perceptions et des jugements qui lui ont initialement causé de la détresse, un nouveau niveau d'ordre et de stabilité s'établit. Dès que le client reconnaît ce changement, il devient permanent. Pour encourager ce nouveau niveau de conscience, demandez au client : « Qu'est-ce qui a changé ?

Cette question est génératrice d'informations. Laissez-le vous dire quels changements spécifiques sont actuellement réalisés. Cela permet à l'événement de devenir une expérience d'apprentissage, transformant la façon dont il se voit lui-même et le monde qui l'entoure. En conséquence, il réagira très différemment à des situations similaires à l'avenir. Cela prépare le processus de progression à travers les ESS.

Réaliser, c'est rendre réel. Que découvre le client ? Qu'est-ce qui a changé ? Est-ce vrai ? Comment soit-il que c'est vrai ? Toutes les preuves appuyant le changement doivent provenir de l'expérience du client au cours de la séance. N'utilisez pas de script. Renforcer les propres réalisations du client. Plus il trouvera de sens à son histoire, plus il rassemblera de ressources intérieures supplémentaires et plus la transformation sera profonde.

Vous pouvez approfondir la transformation en suggérant : vous avez changé ! Demandez alors : « Comment savez-vous que vous avez changé ? » Valider la reconnaissance du changement par le client. Ensuite, demandez : « En quoi le fait de savoir cela change-t-il les choses à partir de maintenant ? » Cela vous dira ce que le client attend à l'avenir. Vous installez de nouvelles croyances, alors assurez-vous de relier ces changements à l'objectif thérapeutique du client.

Ce que l'esprit attend a tendance à se réaliser. – **Gérald Kein**

L'ISE est une expérience où une partie du client est restée coincée dans son enfance. En conséquence, il n'a pas pu grandir. Libérer les émotions piégées créera un état de forte suggestibilité. Le travail sur l'enfant intérieur profite de cet état en installant des concepts et des idées qui sont alignés sur l'état fondamental de santé et de bonheur de l'enfant.

La prochaine étape consiste à transférer ces changements vers la conscience adulte en aidant l'enfant à grandir. La façon d'y parvenir est de demander à l'enfant de rassembler tous les changements, les idées et les meilleurs sentiments et de s'en approprier. Encouragez-le à incarner ces changements en les ressentant pleinement. Ensuite, faites-le grandir en progressant dans les SSE.

#2. Testez les SSE

Faire grandir l'enfant est un processus de stimulation du futur depuis l'ISE jusqu'aux SSE sur le scénario du client. Cela vous permet de tester les résultats obtenus dans l'ISE, de combiner toutes les modifications et de transformer le scénario du client. C'est là que votre plan de session va vraiment vous aider, car il vous donne une carte visuelle du scénario du client.

Chaque SSE représente un événement futur pour l'enfant qui a été piégé dans l'ISE. En progressant dans les SSE, l'enfant se libère de cet événement et peut grandir jusqu'à l'âge adulte, sachant ce qu'il sait maintenant. En conséquence, la conscience adulte reçoit tous les bénéfices du changement.

Les changements spécifiques qui ont été réalisés vont désormais accompagner l'enfant à mesure qu'il grandira jusqu'au prochain SSE sur la chronologie. Ainsi, une fois que l'ISE est clair, demandez à l'enfant de rassembler le nouvel et meilleur état de conscience et d'apporter ces changements avec lui au prochain événement important. Par exemple, si l'ISE était à deux ans et que le prochain SSE sur la chronologie est à cinq ans, l'enfant est invité à grandir jusqu'à cette situation à cinq ans avec la mémoire de tout ce qu'il a appris dans l'ISE. Le SSE est ensuite revu par l'enfant transformé.

C'est ainsi que vous obtenez un résultat durable. Effacez tout ce qui est lié au problème présenté par le client dans l'ISE. Ensuite, installez les ressources, que l'enfant intérieur n'avait pas la première fois. Cela signifie que celui qui avance dans la vie n'est plus la même personne. Il a changé ! Parce qu'il a changé, les SSE changeront pour refléter la façon dont les événements se seraient déroulés si l'enfant n'avait pas été aussi réactif.

Mais si l'enfant est déclenché par quelque chose dans un SSE, vérifiez si cet aspect existait dans l'ISE. S'il s'agit d'un problème dans l'ISE, c'est qu'il n'est pas encore clair. Revenez à l'événement causal, trouvez le sentiment et effectuez le test de sentiment. Il pourrait y avoir une situation antérieure liée à cette émotion. Des problèmes complexes peuvent avoir plusieurs ISE alimentant les mêmes symptômes. Ce sentiment peut vous ramener au même ISE, ou vous découvrirez peut-être qu'il en existe un autre. Quoi qu'il en soit, vous saurez sur quoi vous concentrer ensuite.

Si l'aspect mis en lumière ne figurait pas dans l'ISE, alors c'est probablement quelque chose qui a été ajouté au modèle global après l'ISE. Dans ce cas, publiez-le dans le SSE, rembobinez et rejouez l'événement. Testez pour vous assurer que le SSE est clair. Ensuite, avant de passer au SSE suivant, saisissez l'opportunité d'augmenter le changement en demandant à l'enfant : « Qu'est-ce qui a changé ? » Puis laisser le client vous le dire. Enfin, validez ses idées en disant : « VOUS avez changé » !

Apprenez au client à s'approprier chaque changement positif survenu. De cette façon, vous pouvez soigner le scénario à mesure que l'enfant grandit. Cela utilise la tendance naturelle du subconscient à généraliser tout apprentissage.

Généraliser le changement

Ces changements se répercutent tout au long de la chronologie, jusqu'au client dans l'ici et maintenant. En aidant l'enfant à grandir en sagesse et en compréhension, vous développez et renforcez la conscience adulte.

Au fur et à mesure qu'il avance dans la chronologie, les transformations se répercuteront sur d'autres expériences ou événements qui peuvent ou non avoir été mis en lumière au cours de la régression. Différentes parties de la personne peuvent bénéficier de ces changements. En conséquence, des problèmes apparemment sans rapport avec la demande présentée par le client se résoudront souvent d'eux-mêmes, comme par magie.

Intégrer le changement

Faites grandir l'enfant jusqu'au client assis sur la chaise. Ensuite, ancrez les changements dans l'ici et maintenant en le guidant pour qu'il remarque à quel point il se sent mieux. Reconnaissez et célébrez le succès en l'encourageant à revendiquer la responsabilité d'avoir créé ces merveilleux changements. Dites au client : « Vous avez fait ça ! » puis donnez au subconscient des instructions pour intégrer tous les changements, physiques, mentaux, émotionnels et spirituels, permettant à chaque partie de bénéficier de ces magnifiques transformations. Sachez que le processus d'incarnation d'un changement réel et durable a été engagé.

#3. Testez les résultats dans la vie réelle

« Oh, tu dois aussi, ne pas être lavé ni peigné, avec des cheveux longs et une longue barbe, avec des ongles non coupés et des yeux larmoyants ». Si quelqu'un te demande d'où tu viens, tu dois répondre :

« De l'enfer ». Et s'il te demande qui tu es, tu devras répondre : « Le frère crasseux du diable et mon roi aussi ! »

Dans les temps anciens, le roi était seul responsable de son propre royaume (réalité) et ne répondait devant personne d'autre que Dieu (puissance supérieure). Être son propre roi, c'est être souverain. L'autonomie est le vrai pouvoir. C'est la capacité de répondre aux conditions extérieures avec autorité.

Le client s'engage dans une démarche de reconquête d'autorité sur sa vie. Le diable évoque simplement le contrat. Le contrat est un accord permettant aux sentiments inconfortables de faire partie du processus de guérison. Alors le diable dit : « Oh, au fait, vous allez être plus conscient de vos sentiments grâce au bon travail que vous avez fait aujourd'hui. »

Le diable rappelle également au client la relation thérapeutique. « Nous sommes dans le même bateau (frères). Nous nous y tiendrons jusqu'à ce que nous obtenions la guérison ». Si quelque chose arrive entre les séances, faites-le-moi savoir. Cela garantit que, s'il est déclenché ou présente une récidive des symptômes, il ne renoncera pas au processus. Il reviendra et vous remettra un rapport complet. Cela maintient le contrat ouvert.

Gardez le contrat ouvert

La guérison est un processus, pas un événement. Nettoyer la maison dans l'ISE et faire grandir l'enfant à travers les SSE commence le processus de guérison à un niveau subconscient de l'esprit. Mais vous ne pouvez résoudre que ce qui est mis en lumière au cours de la séance. Le subconscient va seulement vous montrer à quoi il pense que le client est prêt, et le changement ne se produit pas pendant la séance. Il se produit dans la vie éveillée du client. C'est là que les suggestions post-hypnotiques prennent effet. La meilleure façon de savoir avec certitude que le problème a été complètement résolu est de tester les réponses du client dans la vie de tous les jours.

Considérez le temps entre les séances comme une période d'immersion au cours de laquelle les suggestions de changement prendront effet ou seront remises en question. Si rien ne change, rien ne change. Donc, il devrait se passer quelque chose entre les séances. Le client peut se sentir mieux, plus mal, ou connaître des hauts et des bas. Cela fournit les informations dont vous avez besoin pour guider efficacement le processus de guérison. Tant que quelque chose se passe entre les sessions, des progrès sont réalisés et vous indiquent ce qui doit arriver ensuite.

Si le client revient et rapporte qu'il se sent mieux, cela vous montre qu'il a pu conserver les changements. Des progrès ont été réalisés. C'est quelque chose qui mérite d'être célébré !

S'il connaît des hauts et des bas entre les séances, il y a un mouvement indiquant qu'un changement est en train de se produire. Rien n'engendre le succès comme le succès ! Alors, validez chaque signe de réussite avant de passer à la pièce suivante du puzzle.

Même lorsqu'il quitte votre bureau en se sentant bien, il ne sera peut-être pas en mesure de conserver ces meilleurs sentiments. Deux ou trois jours plus tard, ils peuvent replonger profondément dans la boue. S'il se sent plus mal ou est déclenché, c'est simplement que vous n'avez pas encore résolu tout le problème.

Enlever le voile sur les événements passés fait naturellement bouger les choses au niveau subconscient. En conséquence, cela va fonctionner en coulisses, en se réajustant à tous les changements survenus. Il s'agira d'intégrer ces changements dans la vie du client, MAINTENANT. Mais l'amour fait remonter tout ce qui ne lui ressemble pas pour être guéri.

Lorsque vous percez un trou dans une poche de venin[15], cela libère une partie de la pression interne, et quand le subconscient obtient un certain soulagement, il en voudra davantage. En conséquence, cela commencera à faire resurgir davantage de choses à la surface afin que le problème puisse être résolu. Les rêves peuvent refléter ce processus et les souvenirs peuvent remonter à la surface de la conscience, de manière inattendue. C'est une excellente nouvelle, car la couche suivante devient accessible à la guérison.

Certaines personnes doivent se retrouver dans des situations difficiles. Elles doivent encore faire face à des situations de stress à la maison ou sur leur lieu de travail. Il se peut qu'il y ait un problème dans le système familial ou dans la relation principale dont vous ne savez rien. Lorsqu'un problème n'est pas complètement résolu, d'anciennes réponses peuvent être déclenchées par des situations et la vie quotidienne des gens.

Quel que soit le statu quo dans l'existence du client, il constitue un dispositif de soutien pour le problème. Créer un changement intérieur bouleversera ce statu quo. En conséquence, les enfants peuvent commencer à passer à l'acte. Les conjoints peuvent devenir contestataires. Les patrons ou les collègues peuvent remettre en question la capacité du client à conserver des changements positifs.

---

[15]Matt Sison, La vie est un système parfait (2017)

Qu'on le veuille ou non, leurs opinions comptent pour le client. Mais la guérison du client ne peut pas dépendre des avis ou du comportement des autres. Si quelque chose arrive et le déclenche, cela vous donne un événement spécifique que vous pouvez utiliser pour faire apparaître un pont vers l'événement causal.

On ne peut pas s'attendre à ce que ces personnes pensent ou se comportent différemment de ce qu'elles ont fait dans le passé. Après tout, ils n'ont pas changé, le client lui a changé. Mais les individus les plus proches de lui ont le pouvoir de saboter sa progression en tentant inconsciemment de réinstaller l'ancienne programmation familière. Garder le contrat ouvert constitue une bouée de sauvetage afin que, si quelque chose devait lui arriver dans sa vie quotidienne, il n'abandonne pas. Il se souviendra qu'il est engagé dans un processus qui le libérera du passé en récupérant son droit à ressentir ses sentiments les plus vrais.

Le temps nous le dira. Demandez donc au client d'emporter ces changements avec lui dans sa vie de tous les jours, pour tester les résultats. Rappelez-lui que dès que tout sera réglé, il ne sera plus sensible aux personnes et aux situations comme par le passé. Lorsque des événements se produiront dans la vie présente, qui rappellent des expériences passées, ils n'auront plus aucun pouvoir sur ses sentiments. C'est la vraie liberté émotionnelle.

Je suis maître de mon destin. Je suis le capitaine de mon âme. – **Henley**

Le temps nous le dira

Le soldat se tut et fit ce que le diable lui avait demandé sans se plaindre, mais il n'était pas du tout satisfait de sa récompense.

Lors d'une formation d'une semaine en Floride, j'ai eu l'honneur de vivre une séance d'hypnothérapie régression à cause avec Stephen Parkhill. Ce n'était pas du tout ce à quoi je m'attendais ! Il n'y a pas eu de relâchement. Au lieu de cela, j'ai été emmené dans un voyage en montagnes russes à couper le souffle dans un événement pour la petite enfance. Effacer les nombreuses couches d'émotions dans l'ISE a restauré la clarté et la paix. Et pourtant, immédiatement après la séance, je me sentais désorientée et un peu déprimée. Peut-être que j'étais encore en train de traiter. Mais je n'en ai parlé à personne. Je n'ai pas non plus mentionné que je n'étais pas satisfaite du manque d'images visuelles. Je m'attendais à ce que la régression soit une expérience 3D. Au lieu de cela, c'était plus onirique, comme si je voyais les choses à travers une épaisse gaze.

Même si les émotions étaient viscérales et réelles, je ne pouvais m'empêcher de me demander si je n'avais pas tout inventé. Cela m'a appris une leçon importante. Les clients ne vous disent pas tout. Certains continuent d'espérer un miracle en une seule séance, même s'ils ont été informés du contraire. D'autres peuvent penser qu'une fois guéris, ils peuvent reprendre une relation toxique ou un mode de vie responsable des symptômes. C'est une attente irréaliste. Vous ne pouvez pas outrepasser la loi de cause à effet. Personne ne le peut. Tout ce que vous pouvez faire, c'est travailler avec la nature.

Si le client espère que vous agitiez votre baguette magique, il ne sera pas satisfait de sa récompense. Voici un exemple :

Client : Après avoir perdu du poids, si je recommence à manger normalement, est-ce que je reprendrai du poids ?

Diable : Par manger normalement, voulez-vous dire faire ce qui vous a fait grossir au départ ?

Des vérités honteuses peuvent être mises en lumière lors d'une séance de régression, que le client peut choisir de ne pas partager avec vous. Certains d'entre eux auront des doutes tenaces sur le processus, se demandant si ces souvenirs étaient réels ou imaginaires. D'autres peuvent être mécontents de devoir affronter des histoires douloureuses du passé. Même si le fait de libérer des sentiments inconfortables apporte un soulagement, le client peut être contrarié que vous lui ayez imposé de les explorer. Il peut être fâchés de découvrir qu'un véritable changement nécessite de réels engagements ou que la guérison prend du temps.

Tout ce que vous pouvez faire est de guider le processus. Le client est responsable des résultats. Toute guérison est une auto-guérison. Cela demande des efforts et dépend de la participation du client. Le temps que cela prend n'est pas de votre ressort, c'est à lui de décider. S'il choisit de dissimuler des informations qui pourraient être essentielles à sa guérison, vous ne pouvez rien y faire. S'il n'est pas disposé à respecter sa part du contrat, vous ne pouvez pas l'honorer. Tout ce que vous pouvez faire, c'est travailler avec ce qu'on vous donne et tester les résultats.

La guérison se produit. Le temps nous dira quand le problème sera définitivement résolu.

Pour réussir, développez la persévérance, la détermination et la volonté de travailler dur pendant vingt-deux minutes pour donner un sens à quelque chose que la plupart des gens abandonneraient après trente secondes. **– Malcolm Gladwell**

Avantages secondaires

Dès qu'il fut de retour dans les bois, il ôta son sac à dos pour le vider. Il allait jeter les déchets, mais lorsqu'il a ouvert le paquet, il a découvert que ceux-ci s'étaient transformés en or pur. « Ouah ! C'est une agréable surprise », pensa-t-il, et il en fut très content.

Parce que l'esprit fonctionne par association, les sentiments libérés lors d'une séance de régression peuvent être connectés à d'autres situations, pensées, émotions et comportements. En conséquence, le client peut être agréablement surpris de découvrir que des problèmes apparemment sans rapport sont résolus, avant même que le problème présenté n'ait trouvé une solution.

Certains des avantages secondaires inattendus signalés par les clients réels incluent :

Une personne anxieuse est étonnée de constater que son envie de chocolat s'est complètement envolée.

Un artiste bloqué commence à avoir des rêves créatifs et inspirants.

Une femme d'affaires stressée est ravie de réduire sans effort deux tailles de pantalon.

Le psychiatre d'un client en régime lui demande : « Qu'avez-vous fait ? Votre dépression disparaît ! »

Alors que je quittais ma séance de régression avec Parkhill remettant en question mon expérience, j'avais besoin de vérifier les choses dans ma vie éveillée. Je n'avais aucun souvenir conscient d'aucun des événements auxquels j'avais assisté. La première expérience s'est déroulée juste avant et pendant ma naissance. De retour à la maison, j'ai partagé ce que j'avais vécu avec ma mère. J'ai été agréablement surprise quand elle a corroboré les événements que j'avais revisités.

Une semaine plus tard, j'ai eu le plaisir de découvrir que la grosseur au sein, qui était mon problème de présentation, avait complètement disparu. Les examens médicaux ultérieurs se sont révélés indemnes. Ce truc fonctionne, les amis ! N'en doutez jamais. Il suffit de tester les résultats dans la vie quotidienne du client, car la guérison se produit. La question est : le client peut-il conserver les résultats dans la vie réelle ?

Résumé

Même si vous traitez minutieusement tous les aspects contributifs, rien ne garantit que vous ayez trouvé toutes les racines du problème du client. Des couches de vérité plus profondes peuvent être retenues jusqu'à ce que l'esprit conscient ou subconscient se sente en sécurité pour les révéler. Donc, il faut tester.

Le processus de test commence lors de l'événement de sensibilisation initial. L'examen de la situation vous permet de tester pour vous assurer qu'il est clair. Vous pouvez ensuite rassembler toutes les informations et tous les avantages du changement et les projeter tout au long du calendrier du client. À mesure que ces changements se poursuivent, l'enfant découvre ce que c'est que d'avoir ce niveau de conscience nouveau et amélioré. Au fur et à mesure qu'ils progressent dans les événements sensibilisants ultérieurs, vous pouvez tester les aspects non résolus ou résiduels et les effacer.

L'esprit subconscient généralise naturellement tout changement, de sorte que lorsque ce processus se produit, il y a un effet d'entraînement sur d'autres événements qui n'ont peut-être pas été portés à la connaissance. D'autres parties du client peuvent également bénéficier de ces changements. Cela peut entraîner de nombreux avantages secondaires inattendus du processus de guérison.

À mesure que ces changements se répercutent dans la conscience adulte du client, ils sont MAINTENANT intégrés en tant que composante de son identité. Une projection dans le futur peut être utilisée pour tester les attentes du client pour l'avenir. Le test final des résultats se fait dans sa vie de tous les jours. Le client peut-il conserver les changements ? Le temps nous le dira. D'ici là, gardez le contrat ouvert.

La volonté implique que l'on a surmonté sa résistance intérieure à la vie et que l'on s'engage à y participer - **Dr. David Hawkins**

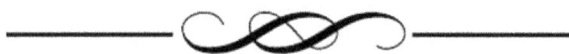

CHAPITRE 18 :
Le seul vrai test

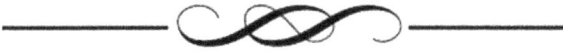

ous nous rendîmes ensuite, à la ville la plus proche, où un
aubergiste se tenait devant la porte. Quand il a vu Hans
arriver, il a été mort de peur parce que celui-ci avait l'air
affreux, pire qu'un épouvantail. « D'où viens-tu ? » a-t-il demandé.
« De l'enfer », répondit Hans. « Qui es-tu ? » demanda
l'aubergiste. « Le frère crasseux du diable, et mon propre roi
aussi », répondit Hans.

Tout comme les situations de la vie de tous les jours peuvent rappeler
des expériences du passé, les personnes de la vie quotidienne peuvent
déclencher des problèmes non résolus. Ce que le client vient de
découvrir est une projection de son critique intérieur. La projection est
un terme utilisé en psychologie pour décrire le processus consistant à
éviter des sentiments ou des impulsions inconfortables en les attribuant
à quelqu'un d'autre. Par exemple, un harceleur pourrait nier ses propres
sentiments de vulnérabilité en les rejetant sur ses victimes.

Rappelez-vous comment Hans voulait voir comment allait son père. Semblable à un père, le travail d'un aubergiste consiste à subvenir aux besoins humains fondamentaux : logement, nourriture et boisson. C'est quelqu'un dont le client dépend, d'une manière ou d'une autre. Il peut s'agir d'un parent ou d'une personne jouant un rôle de parent de substitution, comme un conjoint, un employeur, un médecin, un membre du clergé, etc., qui a le pouvoir de retenir, de bloquer ou de refuser la satisfaction de besoins importants.

Satisfaction des besoins

La hiérarchie des besoins de Maslow[16] illustre les besoins, les valeurs, les motivations et les priorités qui dominent la motivation et le comportement humains. La base de la pyramide représente les impératifs physiques fondamentaux à la survie humaine : oxygène, eau, nourriture, vêtements, abri, sexe, etc.

Lorsque, les nécessités physiques sont satisfaites, le besoin de sécurité prime et déterminera le comportement. Les exigences en matière de sécurité s'expriment par un désir de prévisibilité, d'ordre et d'équité. Ceux-ci incluent la sécurité personnelle et financière, la santé et le bien-être, ainsi que la protection contre les menaces potentielles telles qu'un accident ou une maladie, par exemple les dispositifs de sécurité de la voiture, la sécurité de l'emploi, le compte d'épargne, les polices d'assurance, le fonds de pension, etc.

Une fois, les besoins physiques et de sécurité satisfaits, les besoins émotionnels et sociaux priment. Cela comprend le besoin d'amour et d'appartenance. Lorsque le besoin d'aimer et d'être aimé n'est pas satisfait, la solitude, l'anxiété sociale et la dépression clinique peuvent

---

[16] Abraham Maslow, *motivation et personnalité* (1954).

se manifester. Ce besoin d'appartenance peut souvent l'emporter sur les besoins physiologiques et de sécurité, en fonction de la force de la pression des pairs ; un anorexique, par exemple, peut ignorer le besoin de manger et la sécurité de sa santé au profit d'un sentiment de contrôle et d'appartenance.

Au-dessus du besoin d'amour et d'appartenance se trouve celui d'estime et de respect de soi. La forme inférieure exprime le besoin d'être accepté et valorisé par les autres ; statut, reconnaissance, renommée, prestige et attention. La forme supérieure repose sur une compétence intérieure acquise grâce à l'expérience, ce qui se traduit par un sentiment de force et d'autonomisation, de maîtrise, de confiance en soi et d'indépendance.

Alors que les quatre niveaux inférieurs de la pyramide représentent les besoins de carence, le sommet de la pyramide est la réalisation de soi. Cela symbolise le désir de devenir plus soi-même et de réaliser son plein potentiel. Il est intéressant de noter que la chanson de recrutement de l'armée au cours des 20 dernières années a été : « Soyez tout ce que vous pouvez être ! » C'est la royauté psychologique. Pour atteindre ce niveau de connaissance de soi, il faut d'abord satisfaire chaque niveau de besoins précédent : physique, sécurité, amour et estime de soi.

Pour récupérer son droit à l'autonomie, l'estime de soi du client ne peut pas dépendre de l'opinion des autres. Par exemple, la cliente qui souhaite perdre du poids arrête de se punir pour son excès de poids et commence à trouver des manières de profiter de la vie tout en maigrissant. Au lieu d'attendre d'avoir tout perdu, elle se débarrasse progressivement de ses gros vêtements et les remplace par de nouvelles tenues qui sont plaisantes et confortables. Elle accepte les invitations des amis, reçoit un massage et réserve des vacances espérées depuis longtemps. Même si elle n'a pas encore atteint son objectif, elle trouve des moyens de répondre à son besoin le plus important, qui est de se sentir bien dans sa peau. En conséquence, le poids diminue.

Quand Edwin C. Barnes est descendu du train de marchandises en Orange, New Jersey, il y a plus de 50 ans, il ressemblait peut-être à un clochard, mais ses pensées étaient celles d'un roi ! – **Colline**

Napoléon

Déclenché

L'aubergiste ne voulait pas le laisser entrer, mais quand Hans lui montra son or, alors il déverrouilla lui-même la porte.

Hans commanda la plus belle chambre et le meilleur service et se mit à manger et à boire à sa faim. Il a suivi les instructions du diable, et ne s'est pas lavé ni peigné les cheveux, puis finalement, il s'est couché.

Le client adhère au contrat. Il se souvient qu'il est impliqué dans un processus de changement personnel pour récupérer son autorité sur sa propre vie. Il ne se concentre pas sur les symptômes et s'efforce de trouver des moyens de satisfaire ses besoins en honorant ses sentiments les plus sincères. Mais rappelez-vous que le problème du soldat ne suffisait pas. Le problème principal était celui de l'inutilité. La question est la suivante : le client peut-il rester conscient face à quelqu'un qui le juge comme inadéquat, inefficace et inférieur à ?

Se sentir en sécurité n'est pas la même chose que se sentir aimé. Face à la menace d'un rejet, Hans tente d'apaiser l'aubergiste en lui montrant l'or. Au moment où cela se produit, le client remet le pouvoir et l'autorité (la royauté) à la seule personne qui a la capacité de lui voler sa paix, son estime de soi, sa confiance et son bonheur. Ils ont été déclenchés !

Hans est vulnérable face à l'aubergiste parce qu'il est toujours crasseux. Il a retrouvé une certaine indépendance, mais lorsqu'il cache ses véritables sentiments, il ne lui reste plus qu'un endroit où aller : dormir. C'est la dépression. Alice Miller a écrit : « Une autonomie qui n'est pas authentique aboutit à la dépression. »

L'aubergiste est le saboteur qui apparaît sous plusieurs formes. Il pourrait s'agir des collègues qui apportent des gâteaux, des biscuits et des friandises chocolatées au travail lorsque la cliente se vante de sa nouvelle liberté vis-à-vis du chocolat. Il pourrait s'agir d'un confrère qui signale des défauts quand l'artiste présente son dernier travail en cours. Il pourrait être le médecin qui refuse un traitement à moins que le patient ne se soumette uniquement à des interventions chimiques ou chirurgicales. Il pourrait être le conjoint qui commence à cuisiner ses aliments préférés et qui font grossir tandis que la cliente perdant du poids commence à paraître en forme et mince.

Remettre un client dans un système familial toxique avant qu'il ne soit guéri signifie courir le risque de voir le problème réapparaître. Il peut être déclenché et réagir inconsciemment. Il peut connaître une rechute ou une récidive des symptômes. Quand cela arrive, il y a toujours une raison, et dans ce cas, la cause est souvent une personne.

La clé de la guérison

Pendant tout ce temps, l'aubergiste n'avait pas réussi à se sortir de la tête ce sac plein d'or. Cette pensée ne lui donnait aucune paix.

Alors finalement, tard dans la nuit, il s'est introduit dans la chambre et l'a volé.

Cette partie du conte me rappelle l'histoire de la Genèse à propos de Jacob, qui, dans sa jeunesse, utilise la tromperie pour voler le droit d'aînesse de son frère jumeau. Il part ensuite dans le monde pour réaliser tout ce qu'il veut dans la vie : épouse, famille, argent, succès, position. Cela prend 20 ans, mais, finalement, son passé le rattrape lorsque son frère arrive en ville. L'idée de devoir lui faire face remplit Jacob de peur, et, il craint pour sa vie. Il redoute de perdre sa famille, sa richesse, sa position. Cette pensée ne lui laisse aucune paix. Puis, dans son sommeil, il reçoit la visite d'un ange noir. Jacob lutte avec lui toute la nuit, et même s'il se blesse à la hanche, il refuse de lâcher prise jusqu'à ce que l'ange lui donne une bénédiction.

C'est la clé de la guérison : la bénédiction réside dans les symptômes eux-mêmes. N'oubliez pas que les symptômes ne sont pas le problème. Ils sont une communication subconsciente indiquant un problème non résolu du passé. Lorsqu'ils sont déclenchés dans la vie éveillée, l'esprit subconscient se met au travail sur le problème non réglé. Cela peut susciter des rêves inquiétants. Le subconscient ne fait pas de distinction entre le réel et l'imaginaire. Pour le subconscient, un rêve est un événement réel.

Les rêves sont le domaine naturel du subconscient. Ils peuvent vous désigner exactement ce sur quoi il travaille, et qui lui semble essentiel. C'est pourquoi il est toujours sage de prendre le temps d'y réfléchir avant de prendre une décision importante. Les rêves nous montrent ce que l'esprit conscient ne sait pas, ne peut pas réparer ou essaie d'éviter de voir. Ils révèlent des souhaits inassouvis et des besoins insatisfaits. Le problème est que, tout comme les symptômes, les rêves peuvent être inconfortables. Souvent, ils sont énigmatiques. C'est parce que l'esprit subconscient ne parle pas le même langage que le conscient. Il n'utilise pas le langage du raisonnement et de la logique des adultes. Il utilise le langage de l'enfant — imagination et émotion.

Au fil du temps, le subconscient développe un langage symbolique propre à l'individu, basé sur les expériences personnelles qui grandissent. C'est pourquoi la seule personne qui peut interpréter vos rêves, c'est vous. C'est aussi pourquoi toute guérison est une auto-guérissons. C'est votre esprit ! Si un client rapporte avoir fait un rêve perturbant entre les séances, traitez-le comme vous le feriez pour n'importe quel événement déclencheur. Invitez-le à partager son rêve avec vous. Assurez-vous qu'il utilise un langage au présent. De cette façon, pendant qu'il raconte l'histoire, il revivra son rêve avec vous. Au moment où le client rencontre un sentiment, vous disposez d'un pont vers l'événement réel responsable de la création de ce sentiment. Concentrez-vous sur ce sentiment !

Récidive des symptômes

Lorsque Hans s'est levé le lendemain matin et s'est préparé à payer l'aubergiste pour pouvoir partir, il s'est rendu compte que son sac à dos avait disparu. Il s'est dit : « J'ai des ennuis sans que ce soit de ma faute » et a immédiatement décidé quoi faire.

Que ce soit par un événement déclencheur ou par un rêve, l'aubergiste provoque une récidive des symptômes. Peut-être que le sentiment de paix, d'estime de soi et d'acceptation de soi dont le client jouissait immédiatement après la séance s'est évaporé. Peut-être qu'il se sent anxieux ou irrité. Peut-être qu'il se sent vide ou déprimé. C'est l'objectif fondamental du maintien du contrat ouvert. Le contrat est une bouée de sauvetage forgée par l'engagement à parvenir à une résolution complète du problème. Vous ne saurez pas qui ou quoi demande une résolution tant que vous n'aurez pas testé les résultats dans la vie éveillée du client.

Garder le contrat ouvert garantit que le client ne se blâmera pas. Il ne décidera pas que l'hypnose ne fonctionne pas. Il reconnaît qu'il y a encore quelque chose à résoudre. Ce n'est pas de sa faute. C'est simplement ainsi que fonctionne l'esprit. Assumer la responsabilité de votre vie ne signifie pas chercher à trouver des fautes ou des reproches[17]. Cela signifie reconnaître le moment où vous avez été déclenché et prendre la décision consciente de faire quelque chose. Le problème est que le client cherche toujours un responsable. Tout grief est comme une petite braise qui finira par s'enflammer avec le temps. Il ne peut pas connaître la vraie liberté tant que son bien-être dépend de facteurs externes tels que l'approbation, la performance, le comportement, etc. Le véritable pouvoir vient de l'intérieur.

Darlène

Trois ans avant de venir me voir, Darlene avait eu un accident de voiture. Le choc arrière a entraîné des problèmes au cou et aux jambes qui l'ont empêchée de faire de l'exercice. Deux ans plus tard, elle a de nouveau été heurtée par l'arrière, l'empêchant cette fois de travailler. Sa perte de son emploi, qui lui procurait un sentiment d'accomplissement et d'autonomie financière, a fait ressortir un profond sentiment d'inutilité.

---

[17] Vous trouverez des concepts utiles concernant la responsabilité personnelle dans le livre de Gary John Bishop, Unfuck Yourself.

Après une physiothérapie continue et une prise de poids substantielle, elle avait sombré dans la dépression et ne savait plus vers qui se tourner. C'est alors qu'elle a décidé d'essayer l'hypnothérapie.

Au cours du processus d'accueil, Darlene s'est qualifiée de « honte de la famille ». Sa mère a été décrite comme critique et désapprobatrice, et ses frères et sœurs, suivant le modèle de maman, l'ont traitée avec manque de respect. Se sentant attaquée, elle s'était éloignée de sa famille et ne parlait plus à maman.

Alors qu'elle avait toute une liste de problèmes, notamment la prise de poids, la douleur physique, le manque de sommeil, de motivation et le fait de ne pas être une parfaite épouse et une bonne mère, son objectif principal était de « se remettre ». Elle croyait que retrouver son estime de soi et sa confiance en elle lui donnerait l'impulsion dont elle avait besoin pour accomplir les choses qu'elle voulait comme, trouver un emploi, cesser d'interpréter les choses dites ou faites par les membres de sa famille de manière personnelle et se défendre quand elle était critiquée par son conjoint.

Quatrième de neuf enfants, la mère de Darlene avait toujours un bébé. L'amour s'appliquait aux enfants jusqu'à l'âge de trois ans. C'était l'âge qu'elle avait lorsque la fille aînée de maman est décédée. Dans son chagrin, maman est devenue distante et détachée d'elle.

À l'âge de 11 ans, la famille a quitté l'Europe pour le Canada. En conséquence, Darlene a manqué les cours d'éducation sexuelle, un sujet que maman évitait. Cela l'a laissé non préparée aux rencontres avec le sexe opposé à l'adolescence. La grossesse à 15 ans a ajouté de la honte à sa confusion sexuelle. Être obligée d'abandonner son bébé a provoqué de profonds sentiments de perte qui rappellent sa propre enfance. À peine trois ans après avoir donné son enfant en adoption, son frère le plus proche et le plus cher a été tué par un conducteur avec délit de fuite.

Le mariage alors qu'elle avait une vingtaine d'années et ses deux enfants lui ont apporté une grande joie. Le bonheur conjugal, cependant, s'est arrêté brutalement lorsque l'amour de sa vie a été surpris en train, d'avoir une liaison. Un horrible divorce s'ensuit et, avec lui, encore plus de chagrin. Elle s'est finalement remariée avec son mari actuel depuis 20 ans.

Après que sa première grossesse se soit terminée par une fausse couche, elle n'a pas réussi à perdre du poids. Une autre grossesse lui donna une nouvelle fille, qui devint la prunelle des yeux de son père. Les enfants qu'il avait adoptés lors de son premier mariage ne furent cependant pas aussi bien accueillis.

Le mari, un buveur social, « picolait » fréquemment avec excès. Il fumait également de la marijuana lors de soirées et parfois chez lui, dans le hangar. Darlene s'est abstenue de consommer des substances pour remplir de façon sérieuse son rôle de responsable désignée, un devoir qu'elle ressentait profondément. Ne pas pouvoir travailler à cause des accidents l'a rendue financièrement dépendante d'un conjoint qui gardait la main sur le budget.

L'aubergiste dans la vie de Darlene était son mari.

Lorsqu'un client commence à changer, le comportement du conjoint peut s'améliorer, ou empirer, ou devenir irrégulier en réponse au changement d'attitude du client. Dans le cas de Darlene, dépenser de l'argent en hypnose ne lui a pas apporté la paix. Il contestait souvent ses décisions en tentant de la faire se sentir coupable (pire qu'un épouvantail). Pour défendre ses actions, elle lui a montré à quel point elle bénéficiait de ses séances. Elle n'était plus déprimée, planifiait ses repas, marchait quotidiennement et avait déjà perdu des kilos et des centimètres.

Son mari, cependant, est devenu de plus en plus critique, soulignant les lacunes à chaque occasion. Résolu et déterminé à rétablir le statu quo, il a commencé à boire plus fréquemment. Il a fait des promesses qu'il a ensuite reniées. Il a même aménagé une chambre de garçon où lui et ses copains buveurs et fumeurs de marijuana pouvaient se réunir. Chaque fois qu'il réussissait à déclencher l'émotion de Darlene, il lui volait son or. Elle perdait son calme et était sur la défensive, voire agressive, cherchant à provoquer des disputes pour le pousser à changer. Heureusement, elle est restée fidèle à ses positions assez longtemps pour résoudre sa dépression. Se sentir mieux dans sa peau lui a permis d'obtenir un emploi bien rémunéré. Elle a retrouvé sa liberté financière en ouvrant un compte bancaire à son propre nom et a gravi les échelons de l'entreprise pour devenir formatrice.

Darlene se sent désormais bien dans sa peau et dans ses réalisations. Ses relations avec ses parents, ses frères et sœurs se sont améliorés ; elle n'est plus l'étrangère. Son ex-mari est revenu dans sa vie et, pour la première fois, il entretient un lien avec ses enfants. Elle est maintenant capable de s'exprimer, de dire ce qu'elle ressent et de demander ce qu'elle veut. Elle a retrouvé son enthousiasme et poursuit des études spirituelles, malgré la désapprobation de son mari, l'aubergiste. Il refuse de dépenser de l'argent en voyage, alors elle part sans lui pour faire des pèlerinages spirituels ou rendre visite à sa famille en Europe.

Bien qu'elle se soit remise, à bien des égards, elle n'avait toujours pas affronté l'aubergiste de sa vie. Elle avait envisagé le divorce, mais avait choisi de rester mariée à un alcoolique qui ne s'exprimait pas émotionnellement. Elle admet que, même si elle aime son mari, il ne veut pas et ne changera probablement pas. En conséquence, son existence est restée bloquée sur des montagnes russes émotionnelles, luttant pour que son mari se transforme afin qu'elle puisse être heureuse.

Le contrevenant

Toute vulnérabilité au déclenchement indique qu'il y a quelque chose qui n'est toujours pas résolu. Lorsque celui qui appuie sur le bouton est quelqu'un, la clé de la liberté réside dans le pardon.

7 raisons de pardonner

Des études récentes révèlent ce qui suit :

1. Les personnes qui pardonnent rapportent moins de problèmes de santé.
2. Le pardon conduit à moins de stress.
3. Le pardon entraîne moins de symptômes physiques liés au stress.
4. Ne pas pardonner peut contribuer aux maladies cardiaques.
5. Les personnes qui imaginent ne pas pardonner à quelqu'un présentent des changements négatifs dans leur tension artérielle, leur tension musculaire et leur réponse immunitaire.
6. Les personnes qui imaginent pardonner à leur agresseur constatent une amélioration immédiate de leur système cardiovasculaire, musculaire et nerveux.
7. Les personnes qui blâment les autres pour leurs problèmes et ne leur pardonnent pas ont une incidence plus élevée de maladies telles que les maladies cardiovasculaires et le cancer.

Le délinquant est l'individu tenu responsable de la douleur du client. Mais lorsque ce délinquant est encore dans la vie actuelle du client, le défi consiste à éteindre tout pouvoir que cette personne pourrait exercer sur elle dans le futur. Tant que Darlene exige que son mari change, arrête de boire, soit romantique, exprime ses sentiments, montre qu'il se soucie d'elle, elle répète : « J'ai des ennuis sans que ce soit de ma faute. » Autrement dit : « C'est de sa faute ! » C'est une projection.

La projection est une stratégie d'adaptation psychologique qui tente d'éviter les sentiments inconfortables associés à la culpabilité et à la honte en rejetant la responsabilité sur quelqu'un d'autre. Le problème est que cela ne résout rien. Le blâme et le ressentiment ne changeront pas les gens qui nous entourent. Et essayer de réprimer les sentiments de blessure, de chagrin, de peur, de colère ou de condamnation ne fait que les rendre plus forts, gardant la personne coincée dans la douleur du passé.

Lorsqu'une personne fait pression sur ses boutons, elle régresse. La partie enfant devient exécutive, forçant la conscience adulte à se déconnecter. Cela s'est produit au moment où Hans a montré son or à l'aubergiste. Il se sentait jugé. Il se sentait petit et vulnérable, comme un enfant, et a réagi immédiatement en tentant de plaire.

Plaire signifie faire en sorte que l'on se sente heureux et satisfait. Le terme heureux a évolué pour être associé à la chance, au succès ou au fait d'être radieux et content. Il est intéressant de noter que ce terme a le même sens que le mot placebo. Placebo signifie en latin « Je ferai plaisir ». C'est exactement ce que nous faisions quand nous étions enfants. Nous avons décidé d'être agréables à nos parents, car nous dépendions d'eux pour notre survie. Nous avions besoin qu'ils nous aiment et nous acceptent pour qu'ils prennent soin de nous. Nous voulions qu'ils nous reconnaissent et nous approuvent. Le problème est que maman et papa ne nous désiraient pas ; ils souhaitaient un gentil garçon ou une bonne fille. Alors, pour leur plaire, on coupe des parties de nous-mêmes. En conséquence, nous avons perdu notre lien avec la source du bonheur et du bien-être, notre état d'être fondamental.

Le délinquant détient un pouvoir sur le client parce que, consciemment ou inconsciemment, il est perçu comme une menace. Lorsque Hans est déclenché, il régresse et réagit comme le ferait un enfant, en faisant plaisir. Même si cela lui permet de répondre à ses besoins, cela a un coût. Hans se laisse bientôt inconsciemment aller à une influence extérieure pour lui voler les résultats.

Résumé

La seule façon de savoir avec certitude que le problème du client est complètement réglé est de tester les résultats dans sa vie quotidienne. Les situations du quotidien peuvent rappeler des expériences du passé, entraînant une récurrence des symptômes. Les gens de la vie de tous les jours peuvent servir de projections de relations non résolues du passé.

La vie quotidienne du client est une boîte de Pétri pour le problème présenté, c'est ce qui lui est familier. Toute vulnérabilité au déclenchement indique qu'il y a quelque chose qui n'est toujours pas solutionné. Lorsque celui qui appuie sur le bouton est quelqu'un, la clé de la liberté réside dans le pardon.

CHAPITRE 19 :
Travail de pardon

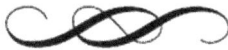

I est revenu sur ses pas et est retourné directement en enfer, où il a raconté au diable son histoire de malheur et a demandé de l'aide. Le diable lui dit : « Asseye-toi, je vais te laver. Je vais te peigner et te couper les cheveux. Je vais te couper les ongles et t'essuyer les yeux. Quand le diable eut fini, il rendit à Hans son sac à dos rempli de détritus.

Les symptômes sont une communication subconsciente. Si quelque chose se produit entre les séances et déclenche une récidive, le client revient aux quatre étapes de guérison universelle.

#1. Trouvez-le – Racontez l'histoire

Raconter l'histoire du malheur à propos d'un événement déclencheur récent fera remonter les sentiments et les émotions associés à cette expérience jusqu'à la conscience. Le sentiment fournira un pont vers l'événement causal. Suivez le sentiment jusqu'à ce que vous trouviez l'ISE.

Libérez la charge émotionnelle qui maintient l'énergie en place. Validez ce changement pour le mieux. Ensuite, changez les décisions prises au cours de cette expérience.

Il faut de la conscience pour guérir la conscience. Si quelque chose s'est produit dans le passé, nous ne pouvons pas changer cela. Nous ne devrions pas non plus essayer. Le déni ne fait que contenir la douleur du passé et la maintenir vivante. Faire face à la vérité et accepter ce qu'elle a été pour l'enfant permise au passé d'être enfin le passé, ce qui, à son tour, libère le client pour créer un avenir meilleur.

2. Ressentez-le — Laver et nettoyer

Le client ne peut pas connaître ses véritables sentiments tant qu'il n'a pas accepté complètement son enfant intérieur. L'enfant doit être lavé de tout blâme. Le travail du pardon commence toujours par l'enfant parce qu'il est irréprochable. Il n'y a rien qu'un enfant puisse faire qui mérite d'être condamné. Ainsi, le diable lave la crasse de l'auto-accusation et de la condamnation, comme, mauvaises, laid, stupide, peu aimable, paresseux, indigne, pas assez, etc.

L'enfant est restauré à son état naturel d'innocence par suggestion directe. Par exemple : « Il n'y a rien de mal chez toi. Tu n'as rien fait de mal. Tu es doué, tu es intelligent. Tu es autorisé à apprendre et à grandir grâce à cette expérience. Le délinquant a le problème ; tu n'es pas le problème. C'est toi l'enfant, ici. Tu as le droit d'être un enfant, ne connaissant que la bonté et l'amour. Cela donne le ton sur la façon dont l'enfant doit être traité par le client, avec douceur, amour, tendresse, comme une mère à l'écoute.

#3. Guérissez-le : peignez, coupez, coupez et essuyez.

Le diable passe ensuite au peigne fin les pensées de l'enfant pour lui faire prendre conscience de toutes les perceptions et pensées erronées. C'est la cause sous-jacente. Même si les sentiments peuvent être fondés sur des perceptions erronées, ils concordent toujours avec la façon dont l'événement a été interprété par l'enfant.

Une pensée est une décision de l'esprit. C'est une vérité subconsciente. Il n'y a rien de mal dans les pensées de l'enfant. Mais les pensées deviennent des croyances. Et les croyances décident de ce que nous obtenons dans la vie. Alors, demandez à l'enfant : « À quoi ressemblera la vie, après cette expérience ? » Cela révélera ce que l'enfant attend dans le futur. C'est la croyance.

Faites appel à la conscience adulte pour l'évaluer. Comment ces décisions ont-elles pu entraîner une réactivité émotionnelle ? Hyper-sensibilité ? Agression ? Des symptômes indésirables ? Le mot décidé vient du latin, qui signifie : « couper de... ». Tout couper, contrairement à l'amour, restaurera la paix et la clarté de l'esprit (des cheveux).

Il s'agit d'un processus consistant à défaire en douceur des croyances erronées, qui ont abouti à des stratégies d'adaptation défensives (clous) et à une vulnérabilité au déclenchement. Cela permettra au client de prendre de nouvelles et meilleures décisions pour lui-même, indépendamment des conditions extérieures et des opinions des autres. Le client peut décider de ce qu'il conservera. Le reste peut être abandonné.

Le pardon est un lâcher-prise. Après avoir géré ses sentiments et ses besoins, le client reconnaît qu'il n'avait d'autre choix que de se distraire ou d'éviter chaque fois qu'il se sentait bouleversé ou malheureux. C'était une question de survie pour lui en tant qu'enfants. Mais être courageux et jouer gentiment pour plaire aux autres lui a causé des ennuis (sans que ce soit de sa faute). Satisfaire les besoins inconscients de nos parents s'est fait au détriment de notre propre réalisation de soi. Faire semblant d'être un petit soldat coriace était nécessaire pour l'enfant, mais cacher nos vrais sentiments coûte cher.

Cela doit être porté à la conscience, reconnu et pleuré. Faire le deuil de la perte de l'enfance entraînera l'autocompassion afin qu'un authentique pardon de soi puisse se produire. Pardonner à l'enfant libérera le client du schéma consistant à masquer la douleur, à se cacher derrière ses réalisations, à chercher du réconfort dans des substances et à prétendre être quelqu'un qu'il n'est pas.

Restaurer l'enfant à son état naturel de bonté nettoie le client. Alors, encouragez-le à ressentir pleinement, profondément et complètement le pardon envers son jeune moi. Saturez le client de sentiments positifs de compassion envers lui-même. Ensuite, amplifiez-le avec des sentiments d'accomplissement, de paix, de gratitude, d'amour et d'appréciation et encouragez-le à s'approprier ces changements. Tu as fait ça !

4. Scellez-le — Restaurez la bonté

Un enfant n'a besoin de rien faire pour être digne d'amour et d'acceptation. Chaque enfant est intrinsèquement aimable et ne mérite qu'amour et acceptation.

Parce que l'enfant fait partie du client, l'accepter et lui pardonner est un acte de pardon à soi-même. Ainsi, le point de départ du travail de pardon est toujours avec l'enfant.

Tout pardon est un pardon de soi. Lorsque le soutien, l'amour et l'acceptation sont apportés par la partie adulte à la partie enfant, c'est un acte d'amour-propre et d'acceptation de soi. Ce pardon permettra à l'enfant de grandir librement, sachant qu'il est digne d'amour. Ce faisant, le client se donne la permission, d'avancer dans sa vie non plus définit par les choses du passé.

Les événements passés définissent qui nous pensons être. Lorsque les blessures ne sont pas pardonnées, le client se sent comme une victime des circonstances impuissant face aux blessures du passé. L'identité du survivant n'est pas une position de force. Il n'y a aucune sagesse à avoir simplement enduré une expérience traumatisante. Il faut gagner quelque chose pour avoir vécu cette expérience.

Lorsqu'un enfant est blessé, il a tendance à en assumer la responsabilité, surtout lorsque le délinquant est un parent. Blâmer le parent expose l'enfant à un risque d'abandon ou de punition. Cela génère de la peur, de la culpabilité et de la honte. Libérer la peur apportera un soulagement. Une fois la pression disparue, la tension physique commencera à se relâcher. Le client pourra enfin à nouveau respirer. Ils pourront ainsi regarder l'événement avec sérénité. Avec votre aide, il peut se rendre compte que ses sentiments n'étaient pas irrationnels. Ils étaient basés sur les perceptions, les connaissances et la compréhension d'un enfant. L'enfant manquait tout simplement de la maturité nécessaire pour faire face à la situation. C'est pardonnable.

Si l'enfant, a fait quelque chose de mal, a commis une erreur ou, se sent responsable de ce que le délinquant lui a fait, il en assumera la responsabilité. Sans nulle part où aller les sentiments, toute la douleur, la peur et la colère se retournent vers l'intérieur, semant la culpabilité.

Lorsque le blâme est tourné vers l'intérieur, les sentiments de colère, de condamnation et de rejet génèrent de l'anxiété, qui peut s'exprimer par des symptômes physiques ou émotionnels. Lorsqu'il est projeté vers l'extérieur (déni), il peut entraîner des conflits interpersonnels (guerre) et une vulnérabilité à de nouveaux déclenchements.

Si l'adulte blâme l'enfant pour ce qui s'est passé, l'enfant le ressentira, ce qui ajoutera au paquet de douleur non résolu. Ce que l'adulte doit accepter, c'est que les êtres humains apprennent en commettant des erreurs. Les êtres humains font des erreurs. Au cinéma, une erreur nécessite une refonte, pas une condamnation. Une erreur est une opportunité d'apprendre, de choisir différemment, de faire mieux et de grandir en ingéniosité, en force et en sagesse pour vivre une vie plus épanouissante.

En renonçant au besoin d'être parfait, nous acceptons notre bonté innée en tant qu'âme humaine en évolution. Donc, ce que le client doit accepter, c'est que l'enfant est irréprochable. Quoi qu'il arrive, ce n'est pas de sa faute. Il n'y a rien qu'un enfant puisse faire pour mériter d'être maltraité. Un enfant est vulnérable et dépend des autres pour sa survie. Ce dont il avait besoin dans cette situation, c'était d'amour et de protection. Cela ne s'est pas produit.

Pour guérir, l'adulte doit donner amour et acceptation à l'enfant. Avec la compréhension vient la compassion envers l'enfant. C'est le pardon. Plus la compréhension est grande, plus la compassion est ressentie. Cette expérience de pardon permettra au client de faire face et de pardonner plus facilement aux autres. Il est tout simplement plus facile de pardonner à l'enfant qu'aux personnes qui l'ont blessé. Et cela donnera au client une expérience de la façon dont il est bon de pardonner.

Les clients décrivent souvent l'expérience comme une découverte d'eux-mêmes, de gratitude, de compassion, d'acceptation et d'amour envers eux et envers les autres. Physiquement, le client peut se sentir calme et détendu. Mentalement, il peut se rendre compte d'une plus grande clarté, d'une plus grande perspicacité, d'une plus grande confiance et d'une plus grande tranquillité d'esprit. Émotionnellement, il permet peut-être à un nouveau sentiment d'optimisme, de bonheur, de liberté, de vitalité et de gratitude de les traverser. Ce sont les dons du pardon.

Friedrich Nietzsche a écrit : « Ce qui ne me tue pas me rend plus fort. » Une fois que l'enfant a été lavé et saturé d'amour et de pardon dans l'ISE, rassemblez tous les bénéfices du changement et redonnez-les au client par suggestion directe avec des déclarations « Maintenant, vous savez ». Construisez un argument solide pour avoir été transformé par cette expérience. Par exemple : « Vous avez changé. À partir de maintenant, vous avez le droit de grandir en force et en sagesse, sachant que toutes vos erreurs vous sont pardonnées. Vous vous êtes fait un merveilleux cadeau, ici, aujourd'hui. Cela vous permet d'avancer en sachant que seul ce qui est aimant est vrai. Remarquez à quel point cela fait du bien.

1. Trouve le

La sagesse a été définie comme le passé débarrassé des émotions négatives. En alchimie, on parle de transmutation du plomb en or. L'expérience doit être transformée en une expérience de croissance. La vraie force et la vraie sagesse sont un sous-produit du nettoyage du passé des émotions négatives pour retrouver les cadeaux à la poubelle.

Invitez le client à regarder cet événement une dernière fois, mais cette fois, il le verra à travers les yeux de l'amour. Ensuite, suggérez que « chaque nuage a une lueur d'espoir » ou « toute malédiction s'accompagne d'une bénédiction ». En d'autres termes, il est possible de trouver du bien dans nos expériences passées, aussi difficiles soient-elles. Quel bien le client peut-il trouver à avoir vécu cette expérience ? Qu'a-t-il appris qui pourrait l'aider à grandir en force, en sagesse et en gentillesse ? Comment le fait de savoir ce qu'il sait maintenant pourrait-il changer les choses ? Comment ces connaissances pourraient-elles lui être utiles à l'avenir ?

2. Sens le

Chaque apprentissage est une pensée qui forme une nouvelle décision sur la manière dont le client sera désormais au monde. Il n'existe pas de pensées neutres. Une pensée positive suscitera une émotion positive. Alors, qu'est-ce que cela représente pour le client ? Fais une liste ! Ce sont des pépites d'or. Rassemblez-les afin de pouvoir les restituer au client sous forme de suggestions directes.

3. Guérissez-le

Obtenez un engagement de la part du client à conserver tous ces apprentissages et ces meilleurs sentiments. Ensuite, faites grandir l'enfant jusqu'à l'âge adulte, à travers les ESS, en prenant avec lui ce nouveau niveau de sagesse et de compréhension. Seulement cette fois, l'enfant grandit en sachant ce que c'est que d'être aimé et accepté. Lorsque cela se produit, il peut se souvenir de ce qui s'est passé dans le passé, mais seuls l'amour, la force et la sagesse acquis au cours de ces expériences l'accompagnent.

Une fois que vous avez grandi l'enfant et intégré tous les changements au niveau de la conscience adulte, le client est prêt à affronter le délinquant et à reprendre son pouvoir. Il peut clairement voire comment c'était pour lui en tant qu'enfant. En tant qu'enfant, ils voyaient à travers les yeux d'un enfant. Ils pensaient comme un enfant et se sentaient comme un enfant. Mais ce n'est plus un enfant. Il est désormais un adulte, capable de prendre ses propres décisions et de vivre sa vie sans le passé.

4. Scelle-le

Faire face au délinquant nécessite la conscience d'un adulte. C'est la conscience adulte du client qui a besoin de pardonner, pas l'enfant. Alors que les expériences passées ont causé de la douleur à l'enfant, c'est l'adulte qui porte le fardeau de la souffrance, du ressentiment, de la colère et de la vengeance accumulés et non résolus. Pour vraiment pardonner, il faut la sagesse de l'adulte. Ainsi, une fois terminé le processus d'intégration et de généralisation du changement au niveau adulte, la tâche finale consiste à préparer l'adulte à faire face au délinquant et à lui pardonner.

La conscience adulte est le résultat de nombreuses années d'expérience. Maintenant que les influences passées ont été résolues, la crasse de l'auto-accusation, de la culpabilité et de la honte s'est transformée en courage et en force de caractère. Trouver du bien dans des expériences passées douloureuses entraîne un changement fondamental dans la façon dont le client se perçoit, son identité. Par exemple, lorsqu'un client accepte l'identité de non-fumeur, le comportement tabagique n'est plus conforme à la façon dont il se perçoit. Cela se traduit par une permanence sans effort du changement de comportement.

C'est à cela que sert le travail du pardon. Il s'agit d'obtenir un résultat réel et durable. En faisant le deuil des pertes de l'enfance, en éliminant l'auto-accusation et en reconnaissant comment les expériences passées ont appris au client comment être pour survivre, il n'est plus lié au passé. Il se rend compte que les personnes qui étaient censées prendre soin de lui, le protéger et le garder intact ne savaient pas comment faire une telle chose. Indépendamment de ce qui a pu arriver, cela ne change rien à ce qu'ils sont au fond.

Permettre à l'enfant à l'intérieur de l'adulte de grandir signifie qu'il existe enfin un adulte qui peut défendre l'enfant, parler en son nom, agir en son nom et exiger son droit d'être. Le client est maintenant prêt à affronter le délinquant et à affirmer sa valeur en tant qu'âme humaine digne.

Le pardon des adultes

Quand le diable eut fini, il rendit à Hans son sac à dos rempli de détritus et lui dit : « Maintenant, va dire à l'aubergiste de te rendre ton or. Dites-lui que s'il ne le fait pas, il finira par entretenir les feux à votre place.

L'aubergiste est le délinquant, «la seule personne qui a blessé le client plus que quiconque». Il s'agit généralement d'un parent, mais pas toujours. Qui qu'il en soit, le diable sait que le moindre grief que le client pourrait nourrir ne fera que le maintenir lié et, par conséquent, vulnérable au comportement, aux attitudes, aux paroles, aux critiques, etc. du délinquant.

Le pardon est la guérison. Si le délinquant n'abandonne pas son contrôle sur l'estime de soi du client, il ne lui sera pas pardonné. Dans ce cas, des travaux supplémentaires seront nécessaires pour déterminer la cause sous-jacente. Ainsi, le client se souvient de la quantité de travail qu'il a investi pour se libérer du passé. Le délinquant a le pouvoir d'influencer les sentiments du client, non à cause de ce qu'il a fait, mais parce qu'il a intériorisé cette personne. Psychologiquement, le client couche avec l'ennemi ! Mais aussi vils soient-ils, ils font toujours partie du client et, en tant que tels, méritent d'être pardonnés.

Pour être véritablement libéré du passé, il doit récupérer son pouvoir authentique en libérant son attachement émotionnel au délinquant. Pour ce faire, il doit être prêt à affronter la personne qui lui a fait du mal et à reprendre son pouvoir. Il faut un ego fort pour affronter le délinquant. La conscience adulte ne peut pas être contaminée par les peurs et les vulnérabilités de l'enfant. Des suggestions de renforcement de l'ego peuvent être proposées ici pour donner au client des ressources lui permettant de faire face à l'aubergiste.

J'ai quelques poèmes que j'aime adapter à des fins de renforcement de l'ego. L'une est Desiderata, qui déclare : « Vous êtes un enfant de l'univers, pas moins que les arbres et les étoiles. Vous avez le droit d'être ici ». L'autre est la Déclaration d'estime de soi de Virginia Satir : « Si vous êtes un « omni-gradué », vous reconnaîtrez cela comme le message, « Vous êtes, vous ». À partir de ceux-ci, j'ai créé un script que j'utilise pour mettre en place le travail de pardon.[18]

Si vous êtes comme moi, vous avez appris le protocole de pardon standard, qui met l'accent sur la nécessité de convaincre le client que le pardon est une bonne idée. Mais ce qui cause la douleur du client, ce

---

[18] Vous pouvez télécharger   une   copie ici :

https://www.tribeofhealers.com/download-devils-therapyforgiveness-script/

---

sont toutes les énergies émotionnelles non résolues emprisonnées à l'intérieur. La colère ne fait pas du bien. Et la colère réprimée est meurtrière.

Bien que comprendre des approches plus cognitives du pardon puisse certainement vous aider à préparer un client à permettre le pardon, la guérison réside dans le travail de libération émotionnelle. Le pardon n'est pas quelque chose que nous faisons. C'est quelque chose qui se produit lorsque vous abandonnez vos émotions négatives. Libérez tout, contrairement à l'amour, et vous n'aurez pas à convaincre le client de faire quoi que ce soit. Le pardon se fera automatiquement. Pour y parvenir, le client doit être prêt à libérer toute sa colère envers le délinquant.

Dans son livre « Forgive for Good[19] » (pardonner pour de bon), le Dr Fred Luskin présente neuf étapes vers le pardon. La première étape de Luskin correspond aux étapes un et deux du processus de guérison universelle : (1) sachez, exactement ce que vous ressentez à propos de ce qui s'est passé, et (2) exprimez ce qui ne va pas dans la situation. En d'autres termes, trouvez la sensation, puis ressentez-la pour la libérer. La seconde étape de Luskin consiste à reconnaître que le pardon est pour vous et pour personne d'autre. Il s'agit d'une compréhension importante, car le pardon est un choix que seul le client peut faire.

Une bataille fait rage dans l'esprit du client, générant les symptômes. La guerre est le résultat de la perception que quelqu'un a fait quelque chose d'impardonnable. Le pardon est un lâcher-prise. Lâcher prise sur la colère rétablit la paix, physiquement, mentalement et émotionnellement. Pour y parvenir, il doit comprendre ce que signifie pardonner.

---

[19] Luskin, F., Forgive for Good (2002).

Bouddha a dit que la racine de toute souffrance est l'attachement. Ce que nous jugeons bon, nous le voulons, et cela nous asservit. Ce que nous jugeons mauvais est lié à nous, par la peur, et a le pouvoir de nous contrôler. Une guérison totale nécessite un pardon complet. Un pardon partiel ou sans enthousiasme ne fera pas le travail.

Vous ne pouvez pas laisser une petite infection dans la plaie. Cela ne fera que s'envenimer. Chaque pensée de vengeance envers le délinquant devient un acte d'autopunition. La personne que le client blâme pour sa douleur, le lieutenant, le sergent, le père, la mère, le conjoint, le patron, le frère ou la sœur, etc. — est une image dans son esprit. Pardonner aux personnes qui lui ont fait du mal libérera le client du pouvoir qu'ils détenaient sur lui.

Lorsque le client peut considérer le délinquant comme pardonnable, son propre concept de soi change. N'oubliez pas que le délinquant est une représentation interne de la façon dont l'enfant perçoit le délinquant dans l'ISE. Ce qui blesse le client maintenant, c'est de s'accrocher à des griefs passés sous forme de colère, de ressentiment, de blâme et de condamnation. Il s'agit d'un programme d'autopunition. Il s'est puni lui-même, dans l'intimité de son propre esprit, en s'accrochant à la douleur du passé. Pire encore, tous les débris émotionnels toxiques non résolus du passé contaminent la vie actuelle du client et toutes ses relations !

Parce qu'il a intériorisé les personnes qui leur ont fait du mal, jusqu'à ce qu'il pardonne, il continuera à en souffrir.

Le diable restitue l'or au client en lui rappelant comment il a retrouvé tous ses bons sentiments. Il a changé. Se libérer de sentiments inconfortables, lui a permis, de se sentir à nouveau bien dans sa peau.

Ce n'est plus un enfant. En tant qu'adulte, il a le droit de ressentir tous ses sentiments et de les exprimer de manière plus saine. Ces suggestions sont conformes à l'expérience interne du processus de guérison du client. Cela les rend vrais.

Si le délinquant fait toujours partie de la vie quotidienne du client (par exemple, conjoint, parent, patron, etc.), on lui rappelle que même s'il a changé, le délinquant, lui, n'a pas changé. Le client est désormais libre de se sentir bien dans sa peau, malgré l'état du délinquant. Alors que les événements du passé l'ont amené à penser, à ressentir et à réagir d'une manière qui ne lui plaisait pas, le fait de libérer le passé le rend libre de choisir ses réponses à partir de maintenant.

Le pardon est un lâcher-prise. Lâcher prise sur le bagage émotionnel attaché au délinquant permettra au client de commencer à vivre dans un lieu de plénitude ; ou il a une vision positive de lui-même et des autres, et où, peu importe ce que la vie lui réserve, il peut se sentir bien dans sa peau, dans la vie et dans le monde qui l'entoure.

Lorsque le pardon est complet et qu'il n'y a plus rien à pardonner, il n'y a plus rien qui puisse réinfecter l'esprit ou maintenir les symptômes. En termes simples, le pardon est la guérison. Tout ce qu'il faut, c'est la volonté de pardonner. Mais pour être prêt à pardonner, le client doit comprendre ce que le pardon n'est PAS.

Ce que le pardon n'est PAS

Le pardon n'est PAS pour l'individu qui vous a blessé. L'unique personne qui en bénéficiera, c'est **vous**. Votre pardon ne change pas d'un iota la vie du délinquant. Si le délinquant est encore en vie, il doit vivre avec lui-même. Vous n'êtes plus obligé de le faire. Vous vous êtes puni assez longtemps pour les choses que vous avez faites. Permettez-vous de récupérer toute l'énergie que vous avez gaspillée en pensées et en sentiments qui ne vous font que souffrir. Le pardon signifie reprendre votre pouvoir, et autorisez l'amour à refluer dans votre vie.

S'il est décédé, la vie du délinquant est terminée. Quoi qu'il en soit, se punir avec des sentiments de regret, de vengeance, de ressentiment et d'autres émotions destructrices enracinées dans le passé ne change rien pour lui. Cela ne fait que vous maintenir coincé dans la douleur du passé. Le pardon n'est pas pour le délinquant. C'est **pour vous,** et pour personne d'autre.

Le pardon ne signifie PAS cautionner ce qui a été fait. Cela n'excuse pas un mauvais comportement ni ne minimise la façon dont vous avez été impacté. Le délinquant vous a blessé. C'était méchant. Mais choisir de s'accrocher à des sentiments qui font mal ne fait que maintenir une personne coincée dans sa propre routine, où les choses qui se sont produites dans le passé continuent de la contrôler dans sa vie quotidienne. Ce n'est pas une façon de vivre !

Les pensées de certaines personnes sont tellement concentrées sur le passé qu'elles se privent d'un véritable présent. Elles perdent tout le bonheur qui les attend parce que tous ces sentiments douloureux du passé, regret, ressentiment, haine et culpabilité continuent de les retenir en otage. En conséquence, elles se sentent impuissantes à créer un avenir meilleur et plus satisfaisant. Vous avez le choix. Le pardon ne consiste pas à cautionner ce qui s'est passé, mais permet d'accepter que ce soit fini pour que vous puissiez reprendre votre vie en main.

Le pardon ne signifie PAS nier ce qui s'est passé. Le pardon n'est pas un déni. Vivre dans la dénégation maintient une personne coincée dans l'espoir d'un avenir meilleur sans jamais prendre de mesures pour le changer. Le pardon, c'est faire face à la vérité du passé et reconnaître que l'on a assez souffert. Le passé est le passé. Et il n'y a pas de futur dans le passé.

Le pardon ne signifie PAS devoir dire au délinquant que vous lui avez pardonné. Le pardon n'est pas pour lui. C'est pour vous. Vous décidez. Il s'agit d'une compréhension, mature, de la signification de : pardonner. Le pardon **est un choix** pour mettre fin à la souffrance en se libérant. Vous n'êtes pas obligé de l'inviter à nouveau dans votre vie si vous ne le souhaitez pas. Vous n'êtes pas forcé de lui dire quoi que ce soit. La seule personne qui a besoin de savoir que vous avez pardonné, c'est vous.

Le pardon ne signifie pas oublier ce qui s'est passé. Les historiens nous disent que si nous ne parvenons pas à tirer les leçons de notre passé, nous sommes condamnés à le répéter. En conséquence, nous souffrons. Votre histoire a de la valeur en raison de ce que vous en avez retenu. Le pardon vous permet de choisir de voir le passé comme une expérience d'apprentissage, d'y trouver du bien et d'avancer dans la vie, en vous sentant plus fort et plus sage grâce à lui. Le pardon, ce n'est pas oublier. C'est se souvenir d'une manière qui vous donne du pouvoir.

Résumé

Dans « The Prospering Power of Love » (le pouvoir prospère de l'amour), Catherine Ponder a écrit que la libération et le pardon sont des aspects de l'amour. Grâce à la libération et au pardon, nous rompons, supprimons, dissolvons et sommes libérés pour toujours des attitudes négatives et des souvenirs qui nous ont limités. Elle déclare que la libération émotionnelle est l'une des formes d'amour les plus élevées.

Le vrai pardon est une expression naturelle de l'Amour. Cela commence avec l'enfant parce que, au fond, c'est ce que nous sommes : Amour. Lorsque nous revenons à l'alignement avec notre énergie fondamentale, le pardon se produit simplement. En nous libérant de nos vieux griefs, nous en arrivons à accepter les autres tels qu'ils sont, sans avoir besoin qu'ils changent, tout en conservant notre droit à la paix et à la liberté. Cela restaure notre capacité à nous aimer et à nous accepter, tels que nous sommes.

Pardonner, c'est trouver le bien. Cela se reflète dans l'histoire biblique de Joseph, qui, quels que soient les malheurs qui lui arrivaient, disait : « Dieu l'a voulu pour le bien. » C'est lorsque vous réalisez qu'aucun mal n'a été fait, que vous avez survécu, que vous pouvez commencer à chercher une lueur d'espoir. C'est un pardon qui requiert la conscience adulte. Elle repose sur la compréhension que la guérison n'empêche pas les choses de mal tourner dans la vie. Cela signifie simplement renoncer à l'histoire douloureuse de la façon dont la vie nous a traités.

Tant que le client a besoin de chanter sa chanson : « Un autre a fait du mal à quelqu'un », il reste lié au délinquant. Pour être véritablement libéré du passé, il doit abandonner la vieille histoire sur la façon dont il a été lésé. Le délinquant doit être considéré comme un simple être humain, et non comme un personnage de feuilleton ou pire encore, comme un monstre.

Lorsque vous ressentez du ressentiment contre quelqu'un, vous êtes relié à cette personne par un lien cosmique, une chaîne réelle, bien que mentale. Vous êtes lié par un lien cosmique à la chose que vous maudissez. La seule personne peut-être au monde que vous détestez le plus est celle-là même à laquelle vous vous attachez par un crochet plus solide que l'acier. — **Emmet Renard**

CHAPITRE 20 :
Libérer et récupérer

H ans a fait ce qui lui a été demandé. Il s'est approché de l'aubergiste et lui a dit : « Tu as volé mon argent. Si tu ne le rends pas, tu iras en enfer à ma place. Et tu auras l'air tout aussi horrible que moi ».

Faire face au délinquant implique de libérer le grief et de reconquérir le pouvoir en récupérant ce qui a été perdu à la suite de ces expériences. Cela commence par établir un environnement dans lequel le client peut être lui-même en toute sécurité. Par exemple, si le délinquant est un être cher, la cuisine pourrait constituer un environnement sûr.

Si le client est un jardinier ou si le délinquant est décédé, une scène de jardin fonctionne bien. Un feu de camp ou une scène de plage sont une bonne option pour les amateurs de plein air. La chambre grise est un scénario générique et unique qui peut être adapté au travail du Pardon. La chambre grise est une pièce circulaire d'un gris doux avec un plafond en forme de dôme, comme un igloo. Au centre de la pièce se trouvent deux chaises face à face. Le client est assis confortablement sur une chaise. Le délinquant est assis sur l'autre chaise. Cela met en place un processus de dialogue.

Pour commencer, le délinquant n'a pas le droit de parler. Seul le client peut parler. Si le vaurien est un personnage particulièrement méchant, vous pouvez suggérer des contentions. (J'aime les coller sur la chaise avec du ruban adhésif.) Le point important est que le client a tout le pouvoir. Le délinquant ne peut pas parler, ne peut pas bouger, ne peut rien faire. Tout ce qu'il peut faire, c'est écouter. Ce qui s'ensuit est alors un processus de blâme thérapeutique. Pour cette raison, j'aime utiliser une salle rouge, car voir du rouge suggère de la colère.

Le client est encouragé à s'affirmer en expliquant au délinquant comment ce qu'il a fait lui a fait du mal et quel impact cela a eu sur lui. Il explique ensuite au délinquant comment cette expérience l'a affecté en grandissant et dans sa vie actuelle (c.-à-d. les symptômes). Il examine les crimes du délinquant comme un procureur lors d'un procès, ce qui lui permet de s'en sortir verbalement.

Blâmer le délinquant permet de donner enfin voix à des vérités interdites. Cela fera remonter à la surface des sentiments authentiques de blessure, de colère, de tristesse et de peur où ils pourront être purgés. Ce processus pour s'en sortir implique à la fois de parler ou de crier tout en libérant la charge émotionnelle attachée au délinquant.

Dire la vérité sur ce qui s'est passé pour le client lors de chacun de ces événements validera les sentiments, encourageant davantage d'émotions à faire surface pour être libérées. Tapoter ou pomper les sensations dans un oreiller décharge l'énergie emprisonnée dans le système nerveux du corps.

Libérer le grief

Au Moyen Âge, l'église a entrepris de purger le pays des Gnostiques (ceux qui cherchent à connaître Dieu directement). En France, des nobles locaux étaient payés pour prendre les armes contre les Cathares, considérés comme une menace pour l'autorité de l'Église catholique en tant qu'intermédiaire, Dieu et homme. Le problème était que les Cathares ressemblaient à peu près à tout le monde. Il n'y avait aucun moyen de séparer les hérétiques des bons catholiques ! Une solution a été convenue. Tuez-les tous, laissez, Dieu fera le tri.

C'est précisément ce que nous devons faire : nous concentrer sur la purge de tous les sentiments qui sont restés emprisonnés à l'intérieur. Cela rend en fait le travail du pardon relativement simple. La seule décision que nous devons prendre : les sortir ! Sortez tout ! La colère a besoin d'une issue. Le ressentiment a besoin d'une issue. La déception a besoin d'une issue, tout comme la tristesse, la peur et la souffrance. Chaque sentiment inconfortable emprisonné à l'intérieur doit être pleinement ressenti et libéré. L'oreiller est l'endroit idéal pour cela. Tout sentiment d'inconfort peut être transféré dans le coussin, mais les sentiments importants comme la colère sont plus facilement libérés lorsque vous effectuez des mouvements plus importants.

La libération est une forme de pardon. — **Catherine Méditer**

Le processus de libération commence par la déclaration : « Tu m'as blessé ». Ceci est une déclaration générale de vérité. C'est un échauffement. Mais le but est de mettre en lumière des infractions précises. N'oubliez pas que le diable est dans les détails. Plus vous serez précis, meilleurs seront vos résultats. C'est ici que vos notes de session peuvent vous aider à obtenir une résolution complète du problème du client. S'il y a eu plusieurs événements impliquant le même délinquant, les SSE vous donnent une liste de griefs à résoudre. Commencez par l'ISE et progressez à travers les SSE jusqu'à nos jours.

Demandez au client de repenser à l'ISE et de déclarer : « Vous m'avez blessé, quand j'avais... [insérer l'âge] ». Demandez-lui ensuite de dire au délinquant ce qu'il a fait pour lui causer de la douleur. Libérez tout ce qui est encore piégé dans la chronologie.

Pomper la colère dans un oreiller apportera un soulagement rapide. Trouvez simplement le sentiment. Ressentez le sentiment. Et *mettez cette sensation dans le cousin,* lâchez tout.

Que s'est-il passé ? Qu'est-ce que cela a provoqué chez le client ? Qu'est-ce que cela lui a fait penser de lui-même, des autres, de la vie ? Plus il est capable d'admettre et d'éprouver ses véritables sentiments, plus il se sentira fort et cohérent. Cela lui permettra de s'exposer aux émotions qui surgissent dès sa plus tendre enfance et de vivre l'impuissance et l'incertitude de cette période de sa vie. Quelles décisions ont été prises à la suite de ces expériences ? Comment les choix faits à cette époque ont-ils entraîné des problèmes dans l'enfance ? En quoi est-ce toujours un problème pour le client ?

La libération de la colère a tendance à se produire par vagues. Le client lâchera une couche, puis se reposera brièvement avant de laisser la vague suivante se présenter. Continuez simplement à transmettre la sensation dans l'oreiller. C'est un travail inconfortable, alors, rappelez-lui qu'il n'y en a qu'une quantité limitée en lui disant de manière encourageante : « Sortez tout ! Vous allez vous sentir si bien ! »

Lorsqu'un sentiment est épuisé, quelque chose aura changé. Alors, donnez au client un moment pour se reposer et se recalibrer. Ensuite, demandez-lui d'entrer et de remarquer ce qui a changé. Faites-en prendre conscience de tout ce qui a changé, et validez-le. Chaque validation de sortie est un nettoyage. C'est la reconnaissance d'un changement qui rapportera des dividendes. Mettez-le simplement de côté, derrière la porte, en guise de versement au pardon, puis retournez à l'intérieur et vérifiez s'il reste quelque chose. Lavez, rincez, répétez.

Lorsque l'énergie est complètement épuisée, il n'y aura plus de colère envers le délinquant. Vérifiez attentivement. Est-ce que tout est parti ? Si tel est le cas, demandez au client de se concentrer sur le délinquant et de remarquer ce que lui, le client, ressent. Si le grief a été neutralisé, le client rapportera ressentir l'un des sentiments suivants :

- Neutre
- Pacifique
- Amour
- Gratitude
- Compassion
- Heureux
- Vivant

Si le client dit qu'il se sent vide ou ne dit rien, je vérifie que la charge émotionnelle a bien été neutralisée. Demandez : « Est-ce un bon sentiment de vide ou, un mauvais sentiment de vide ? » Les mauvais sentiments doivent être libérés.

S'il semble que toute l'énergie négative a été libérée, demandez-lui de se concentrer sur la sensation actuelle de son corps. La colère est-elle partie ? Est-ce que tout est parti ? Si tel est le cas, faites-lui constater ce que cela fait de dire ces mots : « Je te pardonne [le délinquant]. Je te libère. » C'est le test du pardon.

Le test du pardon

Même si libérer de profondes blessures émotionnelles peut prendre du temps, de l'intention et des efforts, le pardon peut se produire en un clin d'œil. Lorsque cela se produit, un changement d'avis se produit qui apportera au client un soulagement profond et durable. Cependant, le test du pardon ne réside pas dans les mots. Le test est de savoir ce que l'on ressent en pardonnant. Tout blocage résiduel ou grief non résolu ne fera que ressusciter le problème. La libération doit être complète.

Si la déclaration de pardon ne semble pas bonne ou vraie, il y a toujours quelque chose en suspens. Le corps ne ment pas. Si la colère persiste, continuez à relâcher en disant : « Je ressens toujours [insérer une émotion, par exemple en colère] parce que... [y mettre un terme] ». Encouragez le client à libérer chaque blocage pour permettre le pardon en rendant raisonnable le pardon du client. Par exemple :

- Pardonner signifie simplement libérer, en abandonnant ce que vous ne voulez pas (le négatif), afin que vous puissiez avoir ce que vous voulez (le positif).

- Se libérer du mauvais sentiment apporte un soulagement, permettant au bien de réapparaître dans votre vie, physiquement, mentalement et émotionnellement.

- Le pardon ne profite qu'à vous. Ce n'est pas pour le délinquant. C'est pour vous et votre guérison.

- Le manque de pardon, le blâme, la colère, la condamnation et la blessure font de l'esprit un enfer. S'accrocher à ces sentiments ne fait que vous maintenir coincé dans la douleur du passé. Sors-le. Vous saurez alors ce que cela signifie, être libre. Vous le sentirez !

- Pardonner ne tolère pas ce que le délinquant a fait. Cela ne constitue pas non plus une excuse pour son comportement. Quoi qu'il ait fait, tout ce qu'il vous a dit était faux. Mais vous n'êtes pas obligé de continuer à vous punir à cause de ces choses. Sortez-le, et c'est fini.

- Pardonner ne signifie pas que vous devez aimer cette personne. C'est une reconnaissance que la douleur qui vous a été infligée a été mise de la même manière à l'intérieur de l'agresseur. Cela ne vous appartient pas. Vous le sortez et vous êtes libre de pardonner et de vous libérer.

- Nous ne cherchons pas d'excuses pour le délinquant. Ne vous êtes-vous pas puni assez longtemps ? Le pardon est votre choix de…

  Vous libérez en ne vous punissant plus pour les choses du passé. Sortez-le et libérez-vous.

- Sortez-le, ici et maintenant, et retirez le délinquant de votre vie. Vous le sentirez ! Vous lui avez loué suffisamment d'espace dans votre esprit. Il (doit/a dû) vivre avec lui-même. Vous n'êtes plus obligé de le faire. Sortez-le et reprenez votre pouvoir pour pouvoir avancer dans votre vie.

- Pardonner vous rend plus fort. C'est renoncer à se sentir victime en vous libérant du contrôle que ces choses ont exercé sur vous toutes ces années. Vous sortez ça, et ça change tout !

- Le pardon est votre carte de sortie de prison. Cela ne change pas le passé. Cela change la façon dont vous vous sentez à l'intérieur. Le passé de personne ne doit être une peine de prison. Sortez-le et libérez-vous.

- Pardonner au délinquant vous permet de commencer un nouveau chapitre de votre vie, libre du poids/du fardeau/des bagages/de la douleur que vous portez dans votre esprit et votre corps. Sortez ça ! Vous allez vous sentir si bien !

Dans son livre « Le Tournesol », Simon Weisenthal raconte l'histoire d'un juif pendant la Seconde Guerre mondiale qui est emmenée du camp de travail au chevet d'un nazi mourant. Le nazi souhaite confesser ses péchés et recevoir le pardon d'un représentant du peuple juif. De nombreux débats s'ensuivent concernant l'autorité de pardonner au nom d'autrui. Mais la question est hors de propos. La vraie question est de savoir si vous pouvez pardonner à autrui pour vous-même ! Le besoin de comprendre et donc de qualifier votre pardon n'est qu'un outil. Ce n'est pas un prérequis. Sois-vous voulez être en paix, soit vous appréciez le grief.

Le pardon authentique fait du bien ! C'est un abandon de la douleur du passé. Malheureusement, trop peu de gens comprennent ce qu'est le véritable pardon. Ils essaient de pardonner avec l'esprit pensant. Le pardon de la tête ne fonctionne jamais. Le vrai pardon vient du cœur. C'est un sentiment. C'est ce que nous testons.

Parfois, le client pardonne, mais seulement partiellement. Parfois, il retiendra sa colère parce qu'il pense que la laisser partir le rendra vulnérable à des blessures futures. Parfois, il s'accroche à la tristesse de peur de perdre le lien avec un être cher. Mais le pardon partiel ne suffira pas à faire le travail. Le pardon complet et inconditionnel est la guérison.

Si le client dit : « Je te pardonne/Je te libère » et que cela ne vous semble pas authentique, ou si vous remarquez qu'une tension est toujours présente, utilisez l'autosuggestion pour valider la volonté du client de pardonner. Par exemple : « Je me sens mieux/J'ai le droit de pardonner et de me sentir mieux/J'apprends/Comment pardonner/Pour pouvoir me libérer/et guérir/etc. »

Ensuite, creusez plus profondément pour découvrir le blocage du pardon total. Par exemple, « Même si je te pardonne/il y a encore quelque chose que je dois pardonner/pour que je puisse être complètement libre/je ne peux toujours pas te pardonner complètement parce que [insérer une fin] ». ou « Quelque chose que je ne peux toujours pas pardonner, c'est [insérer une fin] »

Les tiges de peine supplémentaires pour découvrir des griefs envers autrui comprennent :

Quelque chose que je veux vous dire. . .

Quelque chose qui me met en colère. . .

Quelque chose pour lequel je t'en veux...

La meilleure chose dont je me souviens dans notre vie ensemble. . .

La pire chose dont je me souviens dans notre vie ensemble...

Quelque chose que je suis prêt à te pardonner...

Quelque chose que je ne suis pas prêt à te pardonner...

Quelque chose dont j'ai besoin de toi en ce moment, c'est...

Une fois la libération terminée, le client se sentira en paix. Parfois, il signalera qu'il se sent fatigué. C'est bon. Après tout, il faut de l'énergie pour libérer de l'énergie ! Vous pouvez recadrer cette perception très facilement en demandant : « Vrai ou faux — vous vous sentez en paix ? » Si c'est vrai, vous pouvez valider le travail acharné du client avec : « c'est du bon travail **que** vous avez fait là ! Remarquez à quel point ça fait du bien ! »

Tout libérer, contrairement à l'amour, crée naturellement un vide qui attend d'être comblé. Si le client dit qu'il se sent vide, assurez-vous que c'est un bon sentiment. Demandez-lui de proposer un autre mot pour décrire le vide. Parfois, cela révèle un sentiment de perte plus profond. S'il dit qu'il se sent clair, complet ou soulagé, il est temps de combler le vide en lui faisant des suggestions directes.

Récupérer la plénitude

Non seulement l'aubergiste rendit à Hans son argent, mais encore davantage, le suppliant de garder le secret et de n'en parler à personne. Ainsi, Hans est désormais un homme riche.

Tout ce que le client estime avoir perdu à cause des actions du délinquant est désormais reconnu et récupéré. Pendant le processus de mise en liberté, notez combien les actions (ou l'inaction) du délinquant ont coûté au client. Cela vous donnera une liste de qualités qu'il doit récupérer pour enfin se libérer du passé. Vous pouvez ensuite l'inviter à faire face au délinquant et à lui dire : « Je te redonne ta douleur. Je reprends mon... [remplir le vide] ».

Redonner la douleur suggère que le délinquant connaît également la douleur. Cela contribue à rendre le pardon plus raisonnable, car cette douleur devait être ressentie par l'agresseur avant de pouvoir l'infliger au client. Reprendre chaque qualité positive reconnaît la perte de plénitude subie par le client, qui peut désormais être récupérée. Les qualités positives à récupérer incluent les bons sentiments envers moi-même : pouvoir, courage, confiance, innocence, confiance, joie, estime de soi, acceptation de soi, amour, liberté (être, ressentir mes sentiments, aimer et être aimé), etc.

Il est maintenant temps de faire preuve de créativité en incorporant d'autres techniques dans votre processus. Par exemple, vous pouvez exploiter les aspects positifs, respirer chaque nouvelle qualité, lui donner de la couleur et la faire entrer dans le cœur. Utilisez tous les sens pour récupérer ce qui a été perdu et redonner au client son estime de soi et son autorité.

Une fois le processus de récupération terminé, les actions du délinquant peuvent être recadrées comme des erreurs. Les êtres humains font des erreurs. Les erreurs sont la façon dont nous apprenons. Les gens peuvent être méchants, sciemment ou inconsciemment. Des événements aléatoires se produisent, que cela nous plaise ou non. Et si la personne qui a blessé le client est toujours dans sa vie, son comportement ne changera pas soudainement juste pour qu'il soit heureux.

La guérison ne change pas là-bas. Le client doit choisir consciemment de renoncer à toute attente irréaliste selon laquelle le délinquant est différent de ce qui existe. Heureusement, le pardon n'exige pas que le délinquant change. Le pardon est le changement. C'est un changement dans la façon dont le client se sent intérieur qui vient lorsqu'il réalise que la vie n'est pas parfaite, que les êtres humains font des erreurs et que des "merdes" arrivent.

Le pardon est un lâcher prise. Lorsque la personne abandonne le besoin que les choses soient différentes de ce qu'elles étaient et accepte les choses telles qu'elles sont, elle sera libre. Ceci est important parce qu'elle doit cesser de s'en vouloir à cause des erreurs du malfrat. Lorsque le client abandonne le faux espoir qu'un jour le délinquant puisse changer, se comporter différemment ou mieux le traiter, il peut donner au délinquant la permission de vivre sa vie ; cependant, il doit le faire sans avoir à attendre ce jour pour que le délinquant retrouve sa propre paix.

Le client peut rappeler au délinquant (et à lui-même) ce qu'il lui a fallu pour trouver la paix. Mais lorsque le conjoint, le parent ou le patron fautif n'a pas encore fait face à son propre passé, il est peu probable que cette personne change jusqu'à ce qu'elle fasse son propre travail d'auto-guérissons. Cette compréhension libère le client de toute autre attente irréaliste.

Si le malfaiteur n'est pas désolé pour ce qu'il a fait, il y a toujours un problème de pouvoir. Le client s'est senti si vulnérable face à la personne qui l'a blessé qu'il ne se sent pas en sécurité de laisser tomber son grief. Libérez la peur. N'oubliez pas que même lorsque le délinquant existe dans la vie extérieure du client, il existe en tant que représentation interne dans son esprit. Inconsciemment, le client cède le pouvoir de contrôler ce qu'il ressent. Cela doit cesser. Tout ce qu'il faut pour qu'il soit libre de l'influence que le délinquant a exercée sur lui, c'est qu'il se rende compte que quoi qu'il arrive, quoi qu'on lui ait dit ou fait, ce n'était pas personnel.

Les parents ont des problèmes ; ce n'étaient pas les problèmes du client. Les conjoints ont des problèmes qui existaient bien avant même leur rencontre. Les patrons ont des problèmes qui n'ont rien à voir avec la personne, ils n'en ont jamais eu. Le seul problème est que le client se trouvait là au moment où il a eu le problème. Cette compréhension lui permettra de couper tous les liens émotionnels négatifs et, ce faisant, d'apprendre des erreurs du délinquant ainsi que des siennes.

Une fois la libération terminée, le client le ressentira. Il ressentira la paix et la liberté qui accompagnent le pardon. Vous pouvez ensuite utiliser le test de pardon pour vérifier que le pardon est complet. « Je te pardonne. Je te libère. En te libérant, je me libère moi-même ». Ensuite, ajoutez : « Je je pardonne parce que [insérer une fin] ». C'est une suggestion que vous souhaitez combiner avec puissance. Ce sont les propres raisons du client pour abandonner le problème ! Alors, invitez-le à le répéter plusieurs fois, en y mettant à chaque fois une fin différente. « Je te pardonne parce que...mettez une fin là-dessus ». Il s'agit d'utiliser la technique « Direct Drive » (transmission directe), pour renforcer l'acceptation par le client de s'être libéré.

Certaines personnes ont du mal à pardonner. Parfois, le vaurien ne montrera aucun remords. Lorsque cela se produit, vous avez du pain sur la planche. On m'a appris à envoyer le délinquant en enfer s'il ne montrait aucun remords. Dans certains cas, cela peut être une stratégie permettant au client d'exprimer sa vengeance. Mais si vous laissez le délinquant en enfer, cela ne fait qu'enterrer le problème plus profondément. Certaines personnes prennent un plaisir pervers à entretenir la colère, la haine et la condamnation. Cela leur donne un faux sentiment de pouvoir. Ils ne réalisent pas ce que le fait de retenir les pensées négatives et les énergies émotionnelles fait à l'esprit. Cela fait de l'esprit un enfer ! Même si condamner le délinquant à l'enfer peut satisfaire le besoin de vengeance du client, il se condamne lui-même à l'enfer simplement pour pouvoir continuer à rôtir le délinquant à la broche.

Le pardon est un sous-produit de la libération. Si le délinquant ne rend pas l'or en exprimant des remords, s'il n'est pas désolé pour ce qu'il a fait, trouvez un moyen de le rendre vulnérable et faible. L'état le plus faible et le plus vulnérable est celui du nourrisson. Quiconque a déjà tenu un bébé dans ses bras le sait. Si vous avez déjà allaité ou nourri un bébé au biberon, vous savez également comment les yeux d'un bébé vous regardent directement dans les yeux. Le contact visuel est le principal moyen par lequel les êtres humains communiquent leurs besoins et leurs désirs. Ces images préparent le terrain pour la technique « Windows of the soul » (les fenêtres de l'âme) de Gerald Kein, qui vous permet de rendre le délinquant petit et sans défense. Cela vous donne également un moyen de trouver du bien chez le délinquant.

Les yeux sont comparés aux fenêtres du cœur. – **Marc 7 : 20-23** (LSG)

Technique des fenêtres de l'âme

Commencez par suggérer que les yeux sont les fenêtres de l'âme. En regardant profondément dans les yeux d'une personne, vous pouvez voir son passé. Plus vous regardez profondément dans leurs yeux, plus vous remontez loin dans son histoire.

Ensuite, invitez le client à regarder si profondément dans les yeux du délinquant qu'il peut voir l'époque où il n'était qu'un bébé dans les bras de quelqu'un. Vérifiez qu'il dispose de cette image. Ensuite, mettez-vous au travail pour établir une série de truismes qui ont déjà été établis grâce au travail de régression. Par exemple, chaque nouveau-né mérite de l'amour.

Si le client peut convenir que ce bébé est adorable et que tout ce qu'un bébé veut ou a besoin, c'est d'aimer et d'être aimé, vous pouvez établir un dossier en faveur d'un pardon continu envers cette personne. Les sentiments ne sortent pas de nulle part. Il s'agit d'un principe de base que le client a déjà accepté. Par conséquent, quelque chose a dû se produire pour que cet enfant perde ses bons sentiments envers lui-même. Cela reconnaît que le délinquant a subi une perte, ce qui le rend plus pardonnable et donc meilleur.

Les choses qui ont été dites ou faites au délinquant, en grandissant, l'ont amenée à se sentir mal intérieurement. (Le client le reconnaît d'après sa propre histoire.) C'est cette douleur qui l'a poussé à agir d'une manière blessante envers le client. (Faire du délinquant une victime de son passé, vulnérable aux personnes qui l'ont blessé, le rend plus pardonnable.)

En grandissant jusqu'à l'âge adulte, le délinquant a dû porter avec lui tout le bagage émotionnel de son enfance. (Générant un peu de sympathie pour lui.) Même s'il aurait pu vouloir agir de manière aimante, il n'était tout simplement pas capable de surmonter toute la colère, la souffrance et la douleur intérieures. (Faire paraître le délinquant faible et souffrant.)

C'est toute la douleur emprisonnée à l'intérieur du délinquant qui l'a amenée à agir d'une manière peu aimante envers le client (rendre le pardon raisonnable.). Cela ne rend pas ce qu'il a fait bien. Il s'agit simplement de comprendre que ce n'était pas sa faute, quelque chose s'est produit pour qu'il agisse ainsi. Derrière chaque action se cache une intention positive. Même si l'intention sous-jacente du délinquant, aussi tordu soit-il, était de se sentir bien, il n'avait d'autre choix que d'agir conformément à sa programmation interne. (Faire du délinquant une victime.)

Lorsque le client peut regarder l'agresseur dans les yeux et voir un besoin que celui-ci espérait combler par l'intermédiaire du client, il sera en mesure de voir le délinquant comme étant faible et dans le besoin. Cela lui permettra de commencer à considérer le comportement de l'autre comme un appel à l'aide. Lorsqu'il peut voir l'appel à l'aide, il peut devenir celui qui y répond. Cela ouvre la porte au pardon.

Quand le client peut déclarer qu'il n'a plus besoin de punir le délinquant, il est libéré du passé et, par conséquent, libre de cesser de se punir dans son propre esprit. Cela le rend libre de vivre comme il le souhaite, avec ou sans cette personne. Alors que le client est autorisé à espérer le jour où le délinquant trouvera la paix, il n'attend plus que ce jour vienne pour être heureux. C'est la vraie liberté. Lorsque le délinquant exprime des remords, un véritable pardon se produit. Cela rétablit la sécurité et le mérite qui sont le véritable or du cœur.

Plus d'ailleurs. . .

Il y a une touche de Matthieu dans le conte de Grimm qui dit : « Si un homme vous demande quelque chose, donnez-lui plus que ce qu'il demande. » La raison derrière cela est que lorsque vous donnez, vous en bénéficiez. Plus vous pardonnez, plus vous êtes pardonné. Tout pardon est un pardon à soi. Si le délinquant est un être cher, demandez-lui s'il doit pardonner quelque chose au client. Même s'il n'y a rien à pardonner, guidez le délinquant pour qu'il prononce les mots : « Je te pardonne. Je te libère. Je te pardonne parce que [insérer une fin]. » Cela permet au délinquant de donner davantage en renforçant le sentiment général d'estime de soi et de mérite dans la vie du client.

L'expérience globale peut ensuite être enrichie davantage en accordant au client quelques minutes pour s'imprégner des bons sentiments résultant du pardon. Pour approfondir la transformation, interrogez le client sur ce qu'il a appris, car, souvent, ce qui suit un pardon complet est une cascade d'idées ou de réalisations qui peuvent enrichir le client d'une manière que vous n'auriez jamais imaginée ! Par exemple, le client pourrait se rendre compte que :

- Un parent violent voulait être aimant, mais ne savait pas comment.

- Le client était réellement recherché et aimé.

- Ce qui s'est passé n'était pas personnel ; c'était juste le fait qu'ils se trouvaient là.

Ce genre d'informations peut transformer la vie d'une personne pour de bon !

Pardon de soi

Je me souviens d'une scène d'un film dans laquelle Tom Selleck joue le rôle du shérif de la ville, Jesse Stone. Dans cette scène particulière, le conseil municipal a convoqué une réunion pour réprimander Stone parce qu'il désapprouve ses méthodes. La réponse de Stone ? "Vous pouvez me virer, mais vous ne pouvez pas me dire quoi faire." C'est le pouvoir authentique.

C'est reconnaître les faits de la situation sans renoncer à votre pouvoir. Il ne s'agit pas d'être meilleur ou inférieur à... Il s'agit de prendre position et de tenir bon. Le pardon restaure ce pouvoir, vous permettant d'accepter le passé en reconnaissant que tout dans votre histoire a fait de vous ce que vous êtes aujourd'hui.

Le pardon signifie être d'accord avec tout cela, tout cela. En fin de compte, il s'agit de se respecter. Lorsque vous vous aimez et que vous vous acceptez profondément et complètement, vous ne laissez pas les autres vous marcher dessus ou vous traiter comme de la saleté. Vous pouvez exiger le respect. S'ils refusent, ils peuvent aller en enfer sans que vous choisissiez de les rejoindre.

Lorsque le délinquant se repent, le client récupère ce qu'il a perdu lors de rencontres douloureuses dans le passé. Ce qu'il a perdu, c'est son respect et son estime de soi. C'est la base de la honte. La honte est la croyance que vous êtes brisé et imparfait, qu'il manque quelque chose en vous. La honte est un grand mensonge accepté par l'enfant. Le pardon est la correction.

La culpabilité dit que j'ai fait une erreur. La honte le personnalise. JE SUIS une erreur. Il s'agit d'un problème d'identité qui mérite d'être corrigé. Le pardon corrige ce lâcher-prise de fausse identification à la représentation interne. Le client est maintenant libre de se pardonner pour s'être mis en danger, d'être toujours vulnérable ou inconscient, et de faire des erreurs. En d'autres termes, pour être un enfant. Cela lui redonne son innocence. En conséquence, il peut désormais voir la Vérité.

Le client ne pouvait pas prévoir ce qui allait se passer. Rien dans la vie n'aurait pu le préparer à tout cela. Et même s'il s'est passé des choses, c'est fini. Il est ainsi plus fort et plus sage. Malgré tout, rien ne pourra jamais changer la vérité sur lui ; qu'il est, et qu'il reste, tel qu'il a été créé, une âme digne pour un voyage important. C'est ce que signifie être un homme riche.

I think it's about forgiveness, forgiveness . . .
Even if, even if, you don't love me anymore.

— Au cœur du problème par Don Henley

Résumé

Le pardon est un sous-produit naturel de la libération des émotions piégées, en particulier de la colère. La colère est bonne. La colère vous donne du pouvoir lorsque vous devez vous défendre et défendre les autres. Ce qui n'est pas bon, c'est de retenir la colère.

Lorsque la colère reste emprisonnée à l'intérieur, elle génère un mal-être. La colère est là pour vous motiver à vous protéger ainsi que les personnes ou les choses qui vous sont chères en établissant des limites saines.

La protection est la première directive du subconscient. Si le client peut consciemment assumer la responsabilité de sa propre sécurité, le subconscient n'aura pas à le faire. En conséquence, il se détendra, permettant à l'esprit conscient d'avoir ce qu'il veut : le contrôle.

Permettre à la colère d'être ressentie et exprimée donne au client l'énergie nécessaire pour défendre ses droits. Tenir tête à la personne qui vous a blessé et lui dire : « Tu ne peux pas me contrôler ! Tu n'as plus aucun pouvoir sur moi ! fait sortir la colère ». C'est une expression d'affirmation de soi qui met fin à l'identité de victime. C'est ce qu'il faut.

Comme pour chaque phase du processus de guérison, faire face au délinquant implique les quatre étapes de guérison :

1. **Trouvez-le.** Trouvez la colère.
2. **Sentez-le.** Exprimez le blâme et la colère de manière authentique, sans vous retenir.
3. **Guérissez-le.** Reprenez ce qui a été pris (pouvoir, estime de soi, respect de soi, innocence, etc.).
4. **Scellez-le.** Rendez-le permanent. En quoi le fait de le retirer enfin de votre poitrine change-t-il les choses ?

CHAPITRE 21 :
Un résultat réel et durable

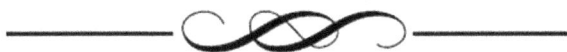

L est parti chez son père et a achetés une blouse blanche grossière.

La libération crée un espace pour que quelque chose de bon puisse entrer. Récupérer ce qui a été perdu lors de rencontres douloureuses dans le passé restitue au client ce qui lui manquait : le pouvoir de choisir. Lorsque le délinquant choisit de pardonner au client, celui-ci se donne encore plus.

Lâcher prise sur l'histoire de la douleur transforme la façon dont le client se perçoit. Parce qu'ils ne sont plus liés aux expériences et aux personnes du passé, ils ne sont plus liés à l'identité de victime qui trouve ses racines dans l'impuissance de l'enfant. Là où ils étaient autrefois des âmes perdues et sans moyens, ils sont maintenant devenus des adultes, libres de choisir consciemment une nouvelle identité et une nouvelle façon d'être au monde.

Un nouveau toi

Lorsque vous modifiez l'issue d'un événement blessant passé, cela modifie les attentes du client pour l'avenir. Ainsi, une fois le travail de pardon terminé, « Future Pacing » (alias Âge Progression) est le test final des résultats. Tout ce qui se passe dans la scène future est la promesse que le client se fait de ce qu'il vit.

S'il fait un heureux voyage vers le futur, cela lui donne une expérience de ce que se sera de vivre une vie libre du passé. La capacité de s'imaginer réagir différemment à des situations qui, dans le passé, étaient impossibles à gérer peut-être une expérience stimulante qui change la façon dont il se perçoit.

Si le problème est complètement résolu, la futurisation permettra au client de profiter à l'avance en projetant les bénéfices du changement dans le futur. Cela établit une puissante espérance de vie à laquelle cela ressemblera désormais. La sensation de traverser sans effort des situations qui, dans le passé, étaient accablantes prouve que quelque chose a changé. Vous pouvez utiliser cette réalisation pour générer des informations. Le monde n'a pas changé. Les gens autour du client n'ont pas changé. Les situations de la vie quotidienne n'ont pas changé. Ce qui a changé, c'est le client. C'est l'information que vous recherchez !

Le blanc est traditionnellement associé à la spiritualité et à la purification, ce qui indique que la nouvelle image de soi du client est réaliste. Il assume un rôle ordinaire. Il ne s'attend pas à être meilleur ou inférieur aux autres. Il est simplement lui-même. Il est d'accord avec ça. Il s'agit d'une image de soi réaliste et, par extension, d'une attente réaliste envers la vie. Maintenant que le client sait comment il en est arrivé là, il est désormais libre de tracer une nouvelle voie pour lui-même et de créer un avenir meilleur en fonction de ce qu'il a appris au cours du processus de guérison. Il n'a plus besoin de s'efforcer d'être parfait, il se suffit. Et parce que sa valeur n'est plus définie par des facteurs extérieurs, il a désormais les moyens de mieux réussir dans la vie.

> *Vous avez du pouvoir sur votre esprit, pas sur les événements extérieurs. Comprenez-le et vous trouverez de la force.*
> — **Marc Aurèle**

Jouez-le, en avant !

Tout en poursuivant son chemin, il jouait de la musique, car il avait appris comment faire cela auprès du diable en enfer.

Le diable prend plusieurs formes. L'un d'eux est Pan, le grand dieu de la nature de la Grèce antique. Le mot pan signifie « tout, chaque, tout ». Pan est né avec des sabots et des cornes, mais il n'a jamais été méchant, juste excité. C'était un esprit joueur qui vivait dans les bois. Mais si vous osiez troubler sa tranquillité pendant la sieste, ses cris de colère inspireraient la panique. Le mot pandémie renvoie également au dieu Pan. En tant que dieu du son, Pan est fréquemment représenté jouant d'un instrument qu'il a fabriqué à partir de roseaux appelés la flûte de Pan.

Dans la philosophie ancienne, le son est la base de tout dans l'univers. La musique est un son qui évoque et exprime à la fois une émotion. L'émotion est le langage du subconscient. C'est ce que le client a appris en enfer : comment ressentir ses véritables sentiments. Ils n'ont plus besoin de suppression, de répression ou de dépression pour survivre. Ce n'est pas une façon de vivre !

En tant qu'adulte autonome, le client doit assumer la responsabilité de répondre à ses propres besoins émotionnels. En s'autorisant à ressentir des émotions inconfortables comme la peur, la colère et la tristesse, il est désormais capable d'éprouver et d'exprimer le vrai bonheur. Le bonheur est la satisfaction émotionnelle de voir nos besoins satisfaits. Mais le bonheur qui dépend des autres et des choses est toujours sujet à la déception. Cela nous oblige à toujours rechercher le plaisir et à éviter la douleur.

La joie, en revanche, est un bonheur indépendant des éléments extérieurs. La joie n'est pas vraiment une émotion. C'est une énergie que nous expérimentons comme une façon d'être. En conséquence, elle peut toujours être là, même face à l'adversité. Le mentor en hypnose, Michael Ellner, a décrit cette façon d'être comme « un esprit paisible, un cœur heureux et un esprit enjoué ». C'est un flux de bien-être qui apporte plus d'amour, de sagesse ou de force.

À mesure que ces qualités deviennent plus légères et plus fortes chez le client, elles remplissent son cœur comme une chanson. Et lorsque le cœur se sent plein, il rayonne naturellement de l'énergie positive vers chaque cellule du corps. Comme le client n'exprime son amour à personne en particulier, cela se propage à l'univers entier et se répercute sur lui-même. Exprimer des sentiments positifs profite à tout le monde.

Le client est désormais libre d'être heureux ou triste chaque fois que quelque chose le rend triste ou heureux. Il n'a pas besoin d'avoir l'air joyeux pour plaire à quelqu'un d'autre. Il n'a pas besoin de réprimer ses sentiments pour répondre aux besoins des autres. Il peut ressentir de la colère en sachant que personne ne mourra à cause de cela. Il est libre d'être pleinement lui-même.

Pour être heureux, gardez votre cœur libre de la haine et votre esprit de l'inquiétude. Vivez simplement, attendez peu, donnez beaucoup, diffusez du soleil, oubliez-vous, pensez aux autres. Essayez ceci pendant une semaine et vous serez surpris. —

Norman Vincent Peale

Progression de l'âge

Il y avait dans ce pays un vieux roi devant lequel il devait jouer. Le roi était tellement ravi de son jeu qu'il promit en mariage à Hans, sa fille aînée.

Ce n'est qu'une fois que le client s'est libéré de la douleur du passé que son véritable Soi peut commencer à s'exprimer et à grandir, et a se développer de manière créative. Avec cela vient une nouvelle vitalité. Il ne s'agit cependant pas d'un retour aux sources, car ce logement n'a jamais existé pour le client. Le nouveau pays qu'il découvre maintenant devient chez lui : son Soi futur.

La progression de l'âge permet au client de rencontrer son moi futur. Tout comme l'enfant intérieur est une représentation interne, du moi plus jeune du client, à un âge spécifique, le soi futur représente son moi plus âgé dans le futur. Vous pouvez faire progresser le client de quelques semaines, mois ou mêmes années pour tester ses attentes pour l'avenir. Tout ce qui se passe dans la scène future est la promesse qu'il se fait de savoir, qui il deviendra ! Alors, invitez un dialogue entre ces deux parties du client.

N'oubliez pas que son soi futur sait désormais tout sur la vie du client. Qui devient-il ? Quels dons ou talents a-t-il développés ? Que sait-il dans le futur qu'il ne sait pas maintenant ? Quels conseils son Soi futur peut-il vous offrir ? Quelle promesse son soi futur fait-il au client ? Toute promesse faite par le soi futur au client constitue une prophétie auto-réalisatrice. Après tout, c'est la même personne !

Mais lorsque la fille apprit qu'elle allait se marier avec un homme de basse naissance, vêtu d'un grossier manteau blanc, elle déclara : « Avant de faire cela, je vais sauter dans la rivière la plus profonde. »

Remarquez qu'il s'agit d'une rediffusion de la rencontre avec l'aubergiste ? Le client est jugé pas assez bon. Ce n'est pas parce qu'il a changé que son comportement va changer ! Ainsi, s'il y a quelqu'un dans sa vie actuelle, un patron, un conjoint, un parent, dont l'opinion compte, assurez-vous de tester les réponses du client lors d'une future rencontre imaginaire avec cette personne. Par exemple, le mari de Darlene ne va probablement pas arrêter de boire.

Le client change, l'autre non. Mais les partenaires conjugaux sont souvent choisis parce qu'ils correspondent à ce qui était familier dans l'enfance. Une relation non résolue avec un parent peut se refléter dans la relation actuelle du client avec son conjoint.

Lorsque le conjoint joue le rôle de parent de substitution, le client reste coincé dans le rôle d'un enfant qui lutte pour satisfaire ses besoins. Lorsque l'ancien schéma est celui du rejet, de la critique ou de l'abus, c'est ce qui est familier. Vous devez donc tester les réactions du client face au comportement de son conjoint. Par exemple, que se passe-t-il lorsque le mari de Darlene se déchaîne ? Que se passe-t-il lorsqu'il pique une crise, émet des critiques et des dénigrements ? Est-ce qu'elle est émotionnellement déclenchée ? Est-ce qu'elle essaie de plaire ? Est-ce qu'elle s'accroche à la fausse attente selon laquelle son mari doit changer pour qu'elle puisse être heureuse ? On ne peut pas s'attendre à ce que les autres changent ; le client doit changer. N'oubliez pas que la personne qui apparaît dans une scène future n'est pas là. C'est une représentation interne. Si le client est déclenché, il reste vulnérable aux opinions des autres.

Lorsque cela se produit, retournez au travail du pardon. Mettez le critique intérieur sur la sellette et encouragez le client à lui parler attentivement. Se libérer de ce schéma d'auto-rejet, d'autocritique et d'auto-abus permettra à votre client de récupérer le pouvoir qui a été donné à cette personne.

Puissance authentique

Ainsi, le roi donne à Hans sa plus jeune fille, qui était prête à le faire pour plaire à son père.

Le client a terminé le processus de croissance. Il a affronté son passé, s'est libéré de la crasse émotionnelle et a récupéré son droit à l'autonomie. En pardonnant le passé, il est devenu son propre roi, sa propre autorité, après avoir récupéré un pouvoir authentique, le pouvoir de choisir.

Changer ses réponses a permis au client de reprendre le contrôle de sa vie. Il estime désormais qu'il mérite amour et respect. Parce qu'il est prêt à s'aimer et à s'accepter lui-même, avec ses verrues et tout le reste, il n'est plus vulnérable aux opinions des autres. Face aux critiques et au rejet, il n'y a aucune réponse émotionnelle. En conséquence, son Soi futur lui offre un meilleur choix de relations plus satisfaisantes. Il a désormais les moyens d'avancer vers un avenir plus satisfaisant et épanouissant. Il s'agit d'une promesse que le client se fait. Désormais, la vie le récompensera avec ce qu'il mérite : l'acceptation et le respect.

Dans « Power vs. Force », David Hawkins suggère que la volonté est la porte d'entrée vers des niveaux de conscience plus élevés. Mais l'émergence spirituelle nécessite un récipient approprié. Les anciens guérisseurs reconnaissaient qu'avant de pouvoir accéder à des états supérieurs, il était nécessaire de se purifier. Les perceptions négatives non résolues ne feront que contaminer le processus.

Les méthodes hypnotiques pour explorer les états de conscience supérieurs comprennent :

- Ultra-hauteur
- Ultra-profondeur
- Somnambulisme profond
- Protocole Simpson
- Régression des vies antérieures

Les tentatives pour entrer dans des états supérieurs avant de libérer les blocages internes donnent rarement plus qu'un voyage récréatif. Jusqu'à ce que le client soit capable d'intégrer les ressources spirituelles dans la vie quotidienne, les états supérieurs ont tendance à être spéciaux et égoïstes. C'est ce que représente la fille aînée.

La fille cadette, cependant, signifie un état plus éclairé. Sa volonté de plaire n'est pas basée sur la vulnérabilité ou les besoins de survie d'un enfant. Il s'agit d'une décision consciente de s'engager pour l'avenir tout en honorant le passé, à la fois l'ancien roi et le futur roi. Plaire signifie rendre heureux. Le sens originel du mot heureux était égal. Le pouvoir authentique n'est ni meilleur ni inférieur à. C'est égal, heureux, entier et complet.

Guérir, c'est rendre heureux. **–Un cours en miracles**

L'intégration

Un grand mariage a suivi. Et ainsi, le frère crasseux du diable a eu la fille du roi. À la mort du vieux roi, Hans devint roi de tout le pays.

Dans les mythes et les contes de fées, le mariage signifie : intégration. L'esprit et le corps sont désormais unis. La tête et le cœur sont désormais alignés. Penser et ressentir sont désormais congruents. Le Conscient et le Subconscient sont désormais en accord. Le client est désormais destiné à vivre selon la promesse de sa vision pour lui-même, son Soi futur.

Dans la mythologie ancienne, le roi était marié à la terre, ce qui signifiait une position de responsabilité, étant au service d'une puissance supérieure à soi. La royauté ne signifie pas contrôler ce qui est à l'extérieur. Il n'y a pas de "dehors" qui existe, seule notre perception du monde existe. L'autonomie signifie assumer la responsabilité de tout ce que vous voyez.

Le client a vu comment c'était pour lui, en tant qu'enfant. Il a vu l'histoire de sa vie, comment son expérience a façonné son identité, et il en a tiré des leçons. Il a traversé l'impuissance et la dépendance de l'enfance et a grandi. En conséquence, il s'est libéré pour être lui-même. Parce que le client réalise désormais qu'il n'est ni sa mère ni son père, son destin lui appartient. Cette conscience de soi déterminera la façon dont il vivra désormais.

La peur du rejet, la peur des critiques, la peur de se voir refuser ce que veut le client le remet sur la chaise haute, à la merci de maman et papa. Mais les rois ne veulent pas que leurs besoins soient satisfaits. Les bons rois gouvernent avec force et sagesse. Les rois remplissent une vocation plus élevée dans la vie. Une personne qui a le sens d'une mission dans la vie vit dans un état d'intégrité où le moi est aligné sur soi et où la volonté propre est au service d'une puissance supérieure. C'est la vraie royauté.

N'étant plus lié au passé, le client est désormais libre de servir un objectif plus grand que lui. Ayant guéri les blessures du passé, il est désormais psychologiquement préparé à explorer des états de conscience supérieurs. S'il le souhaite, il est désormais libre de découvrir des sources intérieures d'orientation, de but, de talents et de capacités qui ne lui ont pas encore été révélées.

CHAPITRE 22 :
C'est toute une histoire

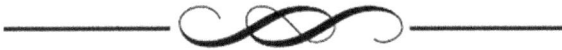

J'ai lu quelque part que l'univers est composé d'histoires. Depuis la nuit des temps, les histoires ont été utilisées à la fois pour divertir et pour préserver l'histoire culturelle et les traditions. Une tradition orale a précédé les récits écrits, et de nombreuses sociétés ont développé des systèmes de mémoire symbolique pour conserver leurs histoires pour les générations futures. Deux exemples sont, l'arbre de vie kabbaliste, et la roue médicinale amérindienne.

Autrefois, les bardes et les ménestrels errants faisaient office de journalistes itinérants. Les chansons et les contes populaires qu'ils racontaient étaient des histoires sur des lieux lointains et des événements historiques. Les contes populaires et les contes de fées ont continué à être appréciés à travers les âges et sont devenus associés aux histoires des enfants au coucher. Cependant, contrairement à nos variantes Disney modernes, les contes de fées n'étaient pas que lumière et bonté. Certains pouvaient être carrément sanglants ! En effet, le but des contes populaires était de préparer l'âme humaine aux sombres réalités de la vie sur terre.

De nombreux contes de fées ne se terminent pas bien, car, dans la vraie vie, le bonheur pour toujours n'est qu'un résultat possible. La vraie vie peut être difficile, et c'est souvent injuste. Les leçons peuvent être durement gagnées, et tout le monde n'a pas la possibilité de se retirer dans une vie de loisirs à bord de son yacht à 55 ans.

Chaque problème qu'un client vous pose est enveloppé dans une histoire. Le problème présenté par le client peut être physique, mental ou émotionnel, mais les symptômes ne constituent jamais toute l'histoire. Le reste de l'histoire est caché sous la surface de la conscience, dans la partie de l'esprit responsable de tous nos souvenirs et émotions. Chaque pensée, sentiment ou comportement indésirable provient de son histoire personnelle. C'est donc là qu'il faut aller pour trouver la solution au problème.

Les expériences négatives en grandissant peuvent avoir un effet durable en générant des symptômes indésirables, physiques, mentaux ou émotionnels. Mais le problème ne réside pas dans ce qui s'est passé lors d'un événement antérieur. C'est l'interprétation que fait le client de ce qui s'est passé à ce moment-là qui est à l'origine du problème. C'est l'histoire douloureuse du client.

L'histoire de la douleur

Ce qui fait de l'esprit un enfer vivant, c'est l'histoire de la douleur du client. C'est l'histoire du malheur que l'individu se raconte encore et encore, dans l'intimité de son propre esprit. Cette histoire peut avoir ses racines dans une expérience de vie réelle, mais, lorsque vous faites régresser votre client vers l'ISE, son subconscient ne vous montre pas un événement factuel. Il vous montre les perceptions, les pensées, les sentiments et les réactions qui ont été façonnés par cette expérience à l'âge où le souvenir s'est formé.

La mémoire n'est pas un enregistrement de la vérité ou des faits. Il s'agit d'un enregistrement de perceptions, de pensées, de sentiments et de réponses qui ont marqué le client, souvent dès son plus jeune âge. L'esprit subconscient est l'esprit émotionnel. Ainsi, ce qui rend tout événement mémorable, réel ou imaginaire, est rattaché aux émotions qui y sont liées. S'il existe une charge émotionnelle encore attachée à un événement passé, en ce qui concerne le subconscient, il s'agit d'une préoccupation très réelle et présente. En conséquence, si elle n'est pas contestée, une pensée effrayante continuera à générer des émotions négatives au niveau subconscient de l'esprit.

Les émotions sont censées nous inciter à agir pour répondre à des besoins importants. Pour chaque comportement ou réaction indésirable, il y a une émotion inconfortable qui le motive. Ce qui provoque cette émotion, c'est une pensée. Une pensée est une décision de l'esprit qui, lorsqu'elle est suffisamment renforcée, devient une croyance. Une croyance est une vérité subconsciente qui détermine la façon dont nous nous percevons ainsi que le monde des personnes et des choses qui nous entourent. Tout est basé sur une histoire.

C'est tout ce que vous changez à travers le processus de régression pour provoquer l'hypnose, l'histoire du client. L'histoire raconte comment le client a interprété une expérience. Ceci est basé sur la maturité émotionnelle du client à ce moment-là. Par conséquent, si quelque chose se produit à l'âge de deux ans et provoque de la détresse chez lui, il y a de fortes chances qu'un enfant de deux ans dirige encore une partie de sa vie.

Les souvenirs d'expériences en grandissant ne sont en réalité que des impressions stockées dans la mémoire comme si elles étaient vraies. Elles sont basées sur la conscience présente à l'âge où l'événement s'est produit. Si quelque chose s'est réellement produit, vous ne pouvez pas changer cela. Vous ne devriez pas non plus essayer. Ce que vous pouvez faire, c'est l'aider à accepter son passé. Pour ce faire, vous changez la façon dont il interprète les expériences. Vous faites cela en trouvant du bon dans l'expérience.

Chaque expérience passée a de la valeur lorsqu'elle est vue à travers le prisme de la conscience adulte. Avec sagesse, chaque chapitre douloureux de l'histoire peut être transformé en une expérience d'apprentissage qui peut ensuite être utilisée pour responsabiliser le client et soutenir le développement de l'âme.

Alchimie

Ce processus de transformation de la conscience pour le meilleur, réel ou imaginaire, s'appelle l'alchimie. L'alchimie est le processus par lequel les philosophes d'autrefois cherchaient à découvrir l'élixir d'immortalité grâce au processus de transmutation des métaux de base (plomb) en or. Le nom alchimie reflète ce thème de la transmutation, par exemple Alkamye du vieux français, du latin médiéval, de l'arabe Al kimiya (qui signifie la transmutation) et du grec tardif khemeia (qui signifie l'art de la transmutation).

L'alchimie est une forme de chimie ancienne qui, selon certains, trouve ses racines dans l'Égypte ancienne. L'Égypte était au début connu sous le nom de Khem, le mot égyptien signifiant noir, faisant référence au sol noir et fertile du Nil dont dépendait la vie dans l'Égypte ancienne. Mais là où la chimie moderne traite du domaine empirique, l'alchimie est un processus spirituel dont le but est de révéler l'essence sous-jacente de toutes choses.

Cette essence sous-jacente est souvent appelée « la beauté de toute beauté », « l'amour de tout amour » et « le Très-Haut ». Cet Ordre suprême ou divin est le but de l'alchimie. Les anciens écrits des alchimistes indiquent, cependant clairement, que la substance de la transmutation n'était pas littéralement le plomb, mais l'âme humaine.

L'alchimie pourrait être appelée la transmutation de la perception. Il s'agit d'un processus de changement de perception en transmuant le niveau de perception matériel ordinaire, semblable au plomb, au niveau de perception de la perfection dorée du plus haut ordre en toute chose, en d'autres termes, voir le Divin en toute chose. C'est l'or du cœur.

L'alchimie appartient à la réalité cachée du plus haut ordre, qui constitue l'essence sous-jacente de toutes les vérités et de toutes les religions. — **Stanislas Klossowski de Rola**

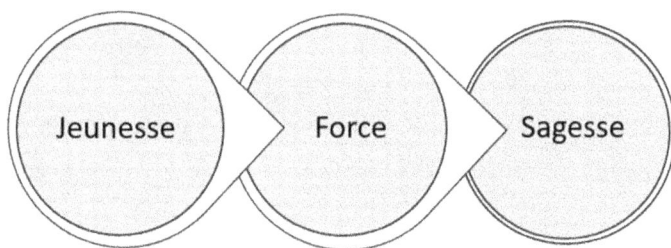

Le voyage de l'âme

D'un point de vue spirituel, le développement humain est un véhicule pour le voyage de l'âme à travers le temps et l'espace. Tout comme une chenille se transforme à travers le stade du cocon pour émerger sous forme de papillon, l'âme humaine passe par trois étapes distinctes de développement : les cycles de jeunesse, de pouvoir et de sagesse.

Frederick Nietzsche a décrit ces étapes successives de développement dans son histoire sur le chameau, le lion et l'enfant.

Le chameau dit : « Mettez-moi un fardeau. » Une fois chargé, il est envoyé dans le désert pour affronter le dragon. Chaque écaille du dragon porte les mots « tu devrais ». La tâche du chameau est d'affronter et de vaincre ce dragon. Pour ce faire, il doit se transformer en lion, et lorsque le lion sort vainqueur de ce défi, il se transforme en enfant.

Devenez comme des petits enfants. — **Matthieu 18 : 3 (LSG)**

Le cycle du pouvoir

Dans le voyage de l'âme à travers la vie, le chameau représente le cycle de la jeunesse. Le but du cycle Jeunesse est de développer un sentiment d'identité et une manière d'être au monde qui favorise la survie physique. C'est l'étape du développement humain où nous apprenons à nous frayer un chemin dans le monde en tant qu'être physique.

Les chameaux sont des bêtes de somme. Comme un chameau, un enfant assume le fardeau des croyances enracinées en acceptant les valeurs familiales et sociétales. L'enfant dit : « Enseigne-moi » et accepte, sans réserve, les croyances et les opinions de ceux qui détiennent l'autorité.

Un chameau est capable de parcourir de longues distances dans le désert, car il transporte en lui l'eau dont il a besoin. Ainsi en est-il de l'âme humaine. Ce qui soutient chacun de nous, dans le désert de la pensée rationnelle et domestique, c'est notre nature émotionnelle.

Le cycle d'alimentation

Le lion, ancien emblème solaire signifiant divinité et noblesse, représente le cycle de puissance. Le processus de transformation en lion consiste à trouver sa force intérieure et à se rebeller contre les valeurs extérieures. Nous devons faire face à nos peurs du rejet, de l'abandon, de l'opinion des autres et, parfois, même de la mort, pour accéder à notre pouvoir authentique.

Le cycle du pouvoir est conçu pour nous préparer à notre objectif dans la vie. Ce cycle est souvent déclenché par une sorte de crise qui sert à nous libérer du conditionnement culturel. Cette crise peut prendre la forme d'un divorce, d'une maladie grave, d'un accident, de la perte d'un être cher, de la carrière, etc., mais un tel événement a pour but de nous rappeler que nous sommes constitués d'une matière plus dure que la chair et les os. En remettant en question nos convictions, nous récupérons notre intégrité fondamentale. C'est ce qui permet à une personne de vivre à partir d'un lieu de pouvoir authentique tout en acceptant la vie selon ses propres conditions.

Le cycle de la sagesse

L'enfant de Nietzsche représente le cycle de la sagesse, car c'est en vivant en harmonie avec notre nature authentique que l'on réalise le vrai bonheur. Parce qu'aucune âme n'est meilleure ou inférieure à n'importe quelle autre âme, la sagesse vous permet d'accepter les autres tels qu'ils sont. C'est ainsi que vous devenez votre propre roi.

La sagesse consiste à exprimer votre intégrité fondamentale en vivant de manière authentique et créative, au service de ce qui a du cœur et du sens pour nous. Après le cycle de pouvoir, nous retournons vers le monde pour partager nos dons, nos connaissances et notre expérience pour le bien de l'humanité.

Ce concept se reflète dans la tradition orale amérindienne de la roue médicinale, qui reconnaît que, lorsqu'une société n'a pas de traces écrites, les personnes âgées comptent. Un ancien est considéré comme un dépositaire vivant de l'histoire tribale. En tant que tels, ils ont la responsabilité de transmettre ce qu'ils savent au profit de la tribu et des générations futures.

La responsabilité accordée par le cycle de la sagesse est de donner d'une manière si authentique qu'elle fait chanter le cœur. L'enseignement authentique n'est pas des mots, mais une démonstration. C'est vivre votre Vérité. Sai Baba l'a dit ainsi : « Ma vie est mon enseignement. »

Le voyage de l'âme est une histoire de sagesse. Cela sert à enseigner. Les histoires de l'Ancien Testament sur Moïse et Joseph suivent les trois cycles du voyage de l'âme. Les histoires de sagesse abondent dans toutes les cultures sous forme de contes populaires, de paraboles et de mythes. Un mythe n'est pas un récit historique d'un événement. C'est une histoire qui est vraie à l'intérieur et non à l'extérieur, comme l'est la mémoire.

Connais-toi toi-même et tu connaîtras l'univers. – **Socrate**

La thérapie du diable

Le frère crasseux du diable est une histoire de sagesse. En son sein se cachent les secrets permettant de transformer la conscience humaine pour le mieux. L'histoire commence dans le cycle de la jeunesse, qui charge chacun de nous d'un bagage émotionnel. Personne n'y échappe. Nous avons tous été conditionnés à assumer une fausse identité, victime de conditions extérieures.

Pour survivre, nous avons dû être de petits soldats coriaces. Nous avons appris à accepter et à persévérer en réprimant nos sentiments et en nous appuyant principalement sur la réflexion. Le problème est que nos meilleures pensées sont impuissantes face à la vérité de nos émotions. Ce conflit interne est à l'origine de tous les problèmes que nous rencontrons dans la vie.

Les conflits du cycle de la Jeunesse nous préparent à un voyage qui nous met au défi de récupérer notre pouvoir authentique en guérissant les blessures du passé. Le cycle de puissance est le cycle de guérison qui nous amène dans le domaine émotionnel de la conscience de l'âme. C'est le domaine du diable, le territoire du subconscient, où nous devons accomplir le travail de changement personnel.

Pour guérir, nous devons être prêts à affronter les souvenirs et les émotions non résolus du passé. La difficulté est que, garder le couvercle sur le passé a fait du subconscient un enfer vivant, et pour y aller, il faut passer un pacte avec le diable. Si elles ne sont pas résolues, ces pensées douloureuses et ces énergies émotionnelles du passé continueront de frémir et de bouillir, générant des symptômes. Donc, s'il n'y a pas d'autre moyen. . .

Le Roi pêcheur est une personne qui ne conclut jamais de pacte avec le diable. Il ne devient jamais son propre roi parce qu'il n'est pas disposé à accomplir le travail d'auto-guérison. Il est l'incarnation du patient passif. Plutôt que d'affronter les blessures de son passé, il cherche des solutions extérieures en pêchant dans les douves entourant le château. Chaque jour, une nouvelle pilule arrive sur le marché, un nouveau régime, un nouveau patch, une nouvelle thérapie prometteuse de pouvoirs magiques. Pendant ce temps, la solution est proposée quotidiennement, par analogie, dans la maladie elle-même.

Malheureusement, le conditionnement social a établi une vision mécaniste du monde dans laquelle les personnes brisées doivent être réparées. Le problème est que le modèle médical que la science nous a donné reflète une division corps-esprit qui n'existe pas réellement. La modification du comportement, la pharmacothérapie et les interventions chirurgicales ne peuvent pas guérir une maladie de l'âme. Au mieux, ils n'offrent qu'un soulagement temporaire.

Les cultures anciennes n'avaient pas une vision séparatiste de l'univers. La science et la religion ne faisaient qu'un. Le guérisseur était à la fois prêtre et médecin. Lors de la formulation d'une stratégie de traitement, le corps et l'esprit ont été pris en compte de manière égale. Alors que de nouvelles sciences émergent pour remettre en question l'ancienne vision mécaniste et matérialiste du monde, l'Univers est toujours considéré avant tout comme une grande machine composée de parties distinctes, fonctionnant toute indépendamment.

Lorsque les machines tombent en panne, il faut les réparer. Cette approche fonctionne réellement lorsqu'il s'agit de réparer des lacérations, des ligaments déchirés ou des fractures. Mais lorsqu'il s'agit de traiter des troubles physiques ou émotionnels chroniques, l'approche du corps en tant que machine échoue lamentablement. Le gars dans les bois le sait mieux. Il reconnaît que l'esprit et le corps ne fonctionnent pas indépendamment et que le corps ne peut pas prendre de décisions.

La prise de décision est une fonction de l'esprit ! Le diable sait que le subconscient est le corps-esprit et que le corps ne ment pas. Il le sait parce qu'il est Pan, le Dieu de la nature. La Thérapie du Diable travaille avec la nature parce que la nature guérit.

On ne peut pas guérir une personne. Personne ne peut. Le pouvoir de guérir est dans l'esprit du client. Pour guérir, il doit être prêt à permettre que la guérison se produise. Cela peut prendre du temps. Bien que la guérison puisse se produire en un instant, la plupart du temps, il faut un processus consistant à accumuler suffisamment de balayages pour modifier l'équilibre. Pour cette raison, la thérapie du diable n'est pas une solution miracle ; c'est une solution centrée sur le client.

La Thérapie du Diable n'est pas un processus passif, cela demande des efforts de la part du client. C'est parce qu'il faut de la conscience pour guérir la conscience. C'est ce que nous guérissons. La véritable guérison ne consiste pas à se débarrasser des symptômes. Il s'agit de libérer les obstacles qui empêchent la guérison de se produire, car si la cause de toutes les maladies se trouve à l'intérieur, le remède l'est aussi.

La guérison émotionnelle n'est pas seulement un premier secours. Des égratignures apparemment mineures survenues dans l'enfance sont traumatisantes pour l'enfant qui a dû les endurer seul. Dans l'esprit de l'enfant, il a pris une balle. Lorsque personne n'est présent pour apaiser l'enfant et panser la plaie, la balle reste douloureusement logée à l'intérieur. Au fil du temps, cela peut s'aggraver, conduisant à des comportements compulsifs, à une dépendance et à des mal-être physiques plus tard dans la vie.

La guérison émotionnelle consiste à trouver et à retirer la balle. Même si ce travail peut être délicat, surtout lorsque la balle se loge douloureusement près du cœur, la Thérapie du diable, propose une solution en vous donnant les clés d'une régression efficace pour provoquer une hypnose thérapeutique.

Votre tâche n'est pas de rechercher l'amour, mais simplement de chercher et de trouver toutes les barrières que vous avez érigées en vous contre cet amour. — **Roumi**

Phase de configuration			Phase de transformation		Phase de vérification	
1 ADMISSION	2 ÉDUQUER	3 ESSAI	4 RÉGRÈS À LA CAUSE (R2C)	5 TRAVAIL DE L'ENFANT INTÉRIEUR	6 Test	7 Le travail du pardon
Établir une relation thérapeutique	*Établir un contrat thérapeutique*	*Testez et préparez-vous pour R2C*	*Localisez la cause*	*Ré-histoire*	*Tester et intégrer les modifications*	*Permanent sans effort*
1.1 Découverte préliminaire	2.1 Accord d'hypnose	3.1 Tests d'hypnose	4.1 Trouver un pont	5.1 Travail de dialogue	6.1 Tester l'ISE	7.1 Restaurer la bonté
1.2 Identifier les clés de résolution des symptômes	2.2 Accord de régression	3.2 Tests de régression	4.2 Test pour ISE	5.2 Re-parent enfant	6.2 Tester les SSE et les modifications composées	7.2 Renonciation des griefs
		3.3 Enseigner la guérison universelle	4.3 Découvrez l'histoire	5.3 Ré-histoire de l'ISE	6.3 Tester les résultats dans la vie réelle	7.3 Test de pardon
						7.4 Récupérer la plénitude
						7.5 Progression selon l'âge

Vous pouvez télécharger une infographie gratuite du système complet sur www.devilstherapy.com

Un système complet

La Thérapie du Diable comprend un protocole en trois phases et sept étapes qui transformeront vos séances d'hypnose en programmes de guérison qui donneront des résultats réels et durables — de manière constante. Les trois phases du système servent d'échafaudage pour le protocole en sept étapes. Ensemble, ils vous donnent un guide étape par étape pour faciliter le processus de guérison de la régression conduisant à l'hypnose.

Si vous aimez ce que vous avez appris jusqu'à présent, prenez un moment pour m'écrire une critique. Vos commentaires aident les autres à décider si ce livre pourrait leur convenir.

Si vous êtes un formateur d'hypnose de régression vers la cause, ce livre peut aider à responsabiliser vos élèves dans leurs séances avec les clients. À mesure qu'ils acquerront de l'expérience, cela les aidera à approfondir leur compréhension du processus de guérison. À mesure qu'ils brillent dans le travail qu'ils effectuent avec les clients, cette lumière se reflétera sur vous.

Phase 1 : mise en place

La première phase du système se concentre sur la mise en place d'une hypnothérapie de régression vers la cause réussie. Celui-ci comprend les trois premières étapes du processus thérapeutique :

1. Le processus d'admission
2. Le pré-discours éducatif
3. La séance Prêt pour la régression

Le processus d'accueil vous aide à établir une relation thérapeutique avec l'esprit conscient et subconscient du client. Il vous fournit également les informations dont vous avez besoin pour guider le processus de guérison en vous permettant d'identifier les schémas de symptômes.

Le « pré-talk » prépare le client à participer activement à sa propre guérison en faisant de lui un partenaire du processus thérapeutique de régression pour provoquer l'hypnose.

La première séance d'hypnose agit ensuite comme un test pour garantir que vous avez un contrat contraignant tout en apprenant au client comment effectuer le travail d'auto-guérison. Cela jette les bases d'une hypnothérapie de régression efficace.

Obtenez le système complet de la première session. ici : https://www.tribeofhealers.com/ready-for-regression-first-sessioncours système/

Phase 2 : Transformer

Rien ne changera jusqu'à ce que le client soit prêt à faire face à l'histoire désagréable qu'il se raconte, sur lui-même, dans l'intimité de son propre esprit. La phase 2 est celle où l'expérience causale est localisée et transformée à travers les deux étapes suivantes :

4. Régression vers la cause (R2C)
5. Travail de l'enfant intérieur

Les deux R de R2C signifient Regress et Release (Régresse et Libère). La régression utilise des méthodes de transition et des tests pour localiser l'événement sensibilisant initial (ISE) et découvrir l'histoire émotionnelle formée par cette expérience.

La publication révèle les parties qui ont été piégées dans l'événement.

Le travail de l'intérieur comprend le travail de dialogue, la re-parentalité et la réappropriation pour transformer les perceptions, les pensées et les sentiments associés à l'événement causal et permettre la guérison.

Apprenez à localiser la racine du problème pour obtenir des résultats ici : https://www.tribeofhealers.com/root-cause-remedy-for-resultscourse

Phase 3 : Vérifier

Le but de l'hypnothérapie de régression n'est pas simplement l'amélioration. Il s'agit d'une permanence sans effort, d'une non-réactivité émotionnelle et d'une cessation permanente des symptômes. La phase 3 se concentre sur le renforcement de tous les changements et tests pour garantir que le travail de guérison est terminé. Cela implique deux étapes finales du processus thérapeutique en sept étapes :

6. Test et intégration
7. Travail de pardon

Les tests sont importants à chaque étape du processus de guérison, mais dans la phase 3, il s'agit d'une extension de l'aspect réappropriation du travail sur l'enfant intérieur. Cela implique des tests à l'ISE pour vérifier que l'événement est clair avant de faire grandir l'enfant. Tester chaque SSE au fur et à mesure que l'enfant grandit vous permet d'identifier les aspects non résolus et de généraliser tous les changements.

L'hypnothérapie de régression n'est pas une approche en une seule séance, car la seule façon de savoir si les résultats seront durables est de les tester dans la vie quotidienne du client. C'est là que les suggestions post-hypnotiques prennent effet. Le test le plus important des résultats est le temps entre les séances.

Le processus de croissance de l'enfant prépare le client au travail de pardon en lui redonnant sa bonté et sa valeur innées. Le pardon est la dernière étape du processus de guérison, car affronter et pardonner aux personnes qui nous ont blessés nécessite une conscience adulte. Libérer tous griefs envers ces personnes libérera le client de leur influence.

Lorsque le pardon est complet, le client peut revendiquer son droit de choisir son propre chemin à partir de maintenant. La progression en âge vous permet alors de tester les attentes du client pour l'avenir tout en renforçant une identité réaliste alignée avec les objectifs et les souhaits du client.

Donc voilà !

C'est à vous maintenant. Votre tâche, maintenant, est de mettre en œuvre ce que vous avez appris. Le coach formateur Hilton Johnson a déclaré : « Dans tout ce que vous décidez d'entreprendre, votre niveau de compétence dépendra uniquement de l'investissement que vous mettrez dans l'étude, la pratique et la mise en œuvre. »

Si vous prenez le temps de pratiquer et de revoir ce que vous avez appris, vous deviendrez plus cohérent dans votre approche de la guérison.

En étant structuré, vous obtiendrez des résultats plus cohérents. Suivez simplement les étapes et vous y arriverez facilement. Au fur et à mesure que vous développez vos compétences et votre confiance, vous développerez votre réputation d'obtention de résultats durables.

C'est ainsi que vous développerez une pratique de guérison basée sur les références !

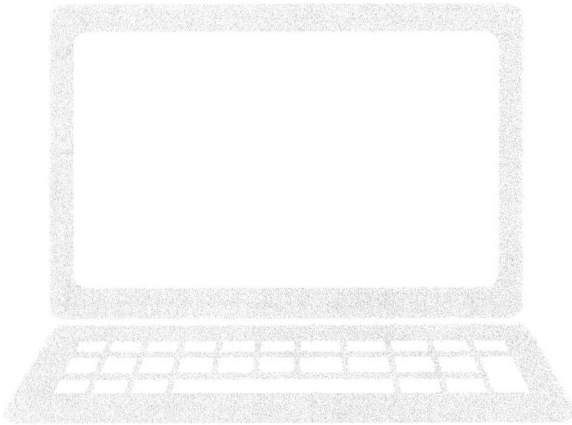

Prêt à en savoir plus ?

Rejoignez la tribu pour recevoir des mises à jour hebdomadaires sur www.tribeofhealers.com et accédez à ce superbe cours gratuit ! Le cours Hypnosis Practice Business System vous donne un aperçu de la façon de développer une pratique d'hypnothérapie de régression basée sur des références en cinq étapes simples.

Vous trouverez une liste de livres et de ressources recommandés ici : www.tribeofhealers.com/wendie-recommends

Sur Facebook? Rejoignez le groupe d'hypnothérapie de régression. C'est là que

Je traîne ! www.facebook.com/groups/32039528511828

Vous avez des questions ? Postez-le dans le groupe ou envoyez-moi un e-mail ! Je répondrai. wendie@tribeofhealers.com

Lecture recommandée

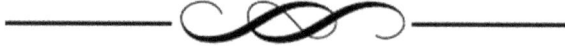

Ashleigh Brilliant a écrit : « Ma vie a été grandement influencée par de nombreux livres que je n'ai jamais lus. » Si vrai ! La liste suivante n'est en aucun cas exhaustive. Mais je les ai lus !

Compétences en conseil

Dass, Ram & Gorman, Paul. *How Can I Help?* Knopf Publishing.

Kaufman, Barry Neil. *To Love is to be Happy With.* Fawcett Books.

McKay, Matthew. Davis, Martha. Fanning, Patrick. *Messages; The Communication Skills Book.* New Harbinger Publications.

Small, Jacquelyn. *Becoming Naturally Therapeutic; A Return to the True Essence of Helping.* Bantam Books..

Travail de rêve et imagerie

Arrien, Angeles. *Signs of Life; Five Universal Shapes and How to Use Them.* Arcus Publishing Co.

Barth, Diane. *Daydreaming.* Viking Press.

Born, Margot. *Seven Ways to Look at A Dream.* Starhill Press.

Churchill, Randal. *Become the Dream; The Transforming Power of Hypnotic Dreamwork.* Transforming Press.

Day, Laura. *Practical Intuition*. Villard Publishing.

Delaney, Gayle. *Sensual Dreaming*. Fawcett Publications.

Delaney, Gayle. *Living Your Dreams*. Harper Collins.

Delaney, Gayle. *Breakthrough Dreaming*. Bantam Books.

Ellis, Leslie. *A Clinician's Guide to Dream Therapy: Implementing Simple and Effective Dreamwork*. Routledge.

Faraday, Ann. *The Dream Game*. Harper Collins.

Fezler, William. *Creative Imagery; How to Visualize in All Five Senses*. Fireside Books.

Gendlin, Eugene. *Let Your Body Interpret Your Dreams*. Chiron Publications.

Hoss, Robert J. *Dream Language; Self Understanding through Imagery and Color*.

Johnson, Robert A. *Inner Work*. Harper & Row.

Johnson, Robert. *He*. Harper & Row.

Johnson, Robert. *She*. Harper & Row.

Johnson, Robert. *We*. Harper & Row.
Jung, C.G. *Man & His Symbols*. Doubleday.

King, Serge *Kahili*. *Urban Shaman*. Fireside Books.

Kaplan-Williams, *Stephon. Dreamworking.* Journey Press.

Lusk, Julie T. *30 Scripts for Relaxation Imagery & Inner Healing.* Whole Person Associates.

Mindell, Arnold. *Dreambody; The Body's Role in Revealing the Self.* Sigo Press.

Pearson, Carol S. *The Hero Within: Six Archetypes We Live By.* Harper & Row.

Pike, Diane Kennedy. *Life As A Waking Dream.* Riverbend Books.

Schwartz, Andrew E. *Guided Imagery for Groups.* Whole Person Associates.

Vaughan-Lee, Llewellyn. *The Lover & The Serpent; Dreamwork Within a Sufi Tradition.* Element Books.

Von Franz, Marie-Louse. *The Way of the Dream.* Windrose Films Ltd.

Walker, Matthew. *Why We Sleep, Unlocking the Power of Sleep and* Dreams. Scribner.

Psychologie énergétique

Carrington, Patricia. *Try It On Everything; Discover the Power of EFT.* Try It Productions.

Craig, Gary. *EFT for PTSD.* Energy Psychology Press.

Craig, Gary. *EFT for Weight Loss.* Energy Psychology Press.
328

Feinstein, David. *Energy Psychology Interactive; Self-Help Guide.* Innersource.

Feinstein, David/Eden, Donna/Craig, Gary. *The Promise of Energy Psychology; Revolutionary Tools for Dramatic Personal Change.* Jeremy P. Tarcher/Penguin

Gallo, Fred P. Vincenzi, Harry. *Energy Tapping.* New Harbinger Publications.

Gallo, Fred P. *Energy Tapping for Trauma.* New Harbinger Publications.

Gordon, Marilyn. Extraordinary Healing. WiseWord Publishing.

Hawkins, David R. *Power vs. Force*; The Hidden Determinants of Human Behavior. Hay House.

Hartman, Silvia. Oceans of Energy; Patterns & Techniques of EmoTrance™. DragonRising.

Sparks, Loretta. Emotional Freedom Techniques Personal Peace Procedure. Emotions

Abramson, Edward. *Emotional Eating; A Practical Guide to Taking Control.* Lexington Books.

Banyan, Calvin D. *The Secret Language of Feelings.* Abbot Publishing.

Bradshaw, John. *Healing the Shame That Binds* You. Health Communications.

Bradshaw, John. *Homecoming.* Bantam Books.

Borysenko, Joan. *Guilt is the Teacher Love is the Lesson.* Warner Books.

Childre, Doc/ Rozman, Deborah. *Transforming Anger; The HeartMath Solution for Letting Go of Rage, Frustration and Irritation*. New Harbinger Publications.

Ecker, Bruce. Ticic, Robin. Hulley, Laurel. *Unlocking the Emotional Brain: Eliminating Symptoms at Their Roots Using Memory Reconsolidation*. Routledge.

Hicks, Esther and Jerry. *The Astonishing Power of Emotions*. Hay House. Gray, John. *What You Feel You Can Heal*. Heart Publishing.

Jampolsky, Gerald G. *Love Is Letting Go of Fear*. Bantam Books.

Jenson, Jean. *Reclaiming Your Life*. Dutton Books.

Lowen, Alexander. *Depression & the Body*. Penguin Books.

Luskin, Fred. *Forgive for Good*. HarperCollins.

Miller, Alice. *The Drama of the Gifted Child*. Harper. Needleman, Jacob. A Little Book on Love. Doubleday

Grandin, Temple. *Animals In Translation*. Harcourt.

Tipping, Colin C. *Radical Forgiveness*. Global 13 Publications.

Truman, Karol K. *Feelings Buried Alive Never Die* …

Vanderpol, Johanna. *Honoring Your Emotions; Why it Matters*. Nine Lives Publishing.

Whitfield, Charles L. *A Gift to Myself*. Health Communications.

Wiesenthal, Simon. *The Sunflower; On the Possibilities and Limits of Forgiveness.* Schocken books

Young, Jeffrey/ Klosko, Janet. *Reinventing Your Life.* Plume

Hypnose et hypnothérapie clinique

Banyan, Calvin & Kein, Gerald. *Hypnosis & Hypnotherapy.* Abbot Publishing House, Inc.

Barnett, E.A. *Analytical Hypnotherapy; Principles & Practice.* Westwood Publishing Co.

Battinos, Rubin, *Expectation; The Very Brief Therapy Book.* Crown Publishing.

Boyne, Gil, *Transforming Therapy; A New Approach to Hypnotherapy.* Westwood Publishing Co.

Bristol, Claude M. *The Magic of Believing; The Science of Reaching Your Goal.* Prentice Hall Press.

Churchill, Randal. Regression *Hypnotherapy: Transcripts of Transformation, Vol. 1.* Transforming Press.

Churchill, Randal., *Catharsis in Regression Hypnotherapy: The Regression Therapy Training Guide, Vol 2.* Transforming Press.

Elias, Jack. *Finding True Magic: Transpersonal Hypnotherapy.* Five Wisdoms Publications

Elman, Dave. *Hypnotherapy.* Westwood Publishing Co.

Hammond, D. Corydon. *Handbook of Hypnotic Suggestions & Metaphors.* Norton Publishing.

Hickman, Irene. *Mind Probe-Hypnosis.*

Hilgard, Ernest and Josephine. *Hypnosis in the Relief of Pain.* Routledge

Hogan, Kevin. *The New Hypnotherapy Handbook.* Network 3000 Publishing.

Hogan, Kevin. *Covert Hypnosis.* Network 3000 Publishing.

Hunter, C. Roy. *Art of Hypnosis.* Kendall/Hunt Publishing Co.

Hunter, C. Roy. *Art of Hypnotherapy.* Kendall/Hunt Publishing Co.

Kappas, John G. *Professional Hypnotism Manual.* Panorama Publishing Co.

Kappas, John G., *Relationship Strategies; The E & P Attraction.* Panorama Publishing Co.

King, Mark E., Citrenbaum, Charles M. *Existential Hypnotherapy.* Guilford Press

Lecron, Leslie & Bordeaux, Jean. *Hypnotism Today.* Wilshire Book Co.

Murphy, Joseph. *The Power of Your Subconscious* Mind. Bantam Books.

McGill, Ormond. *Professional Stage Hypnotism.* Westwood Publishing Co.

Quigley, David. *Alchemical Hypnotherapy.* Alchemy Institute of Healing Arts

Rosen, Sidney. *My Voice Will Go With You; The Teaching Tales of Milton H. Erickson*. Norton & Co.

Williams, John K. *Wisdom of Your Subconscious Mind*. Prentice Hall, Inc.

Winkler, E. Arthur Winkler, *Hypnotherapy*

Rosenthal, Allen M. *Your Mind The Magician*. DeVorss & Co.

But de la vie/Mission et maîtrise de soi

Bogart, Greg. *Finding Your Life's Calling*. Dawn Mountain Press.

Cameron, Julia. *The Artist's Way; A Spiritual Path to Higher Creativity*. Tarcher/Putnam Books.

Covey, Stephen R. *The 7 Habits of Highly Effective People*. Fireside Books.

Csikszentmihalyi, Mihaly. *Flow; the Psychology of Optimal Experience*. Harper Books.

Jarow, Rick. *Creating the Work You Love*. Destiny Books.

Leonard, George. *Mastery: The Keys to Success & Long-Term Fulfillment*. Dutton Books.

Millman, Dan. *The Life You Were Born to Live*. H.J. Kramer Ltd.

Moore, Thomas. *Care of the Soul*. Harper Books.

Needleman, Jacob. *Money & the Meaning of Life*. Doubleday.

Nemeth, Maria. *The Energy of Money*. Ballantine Wellspring.

Sher, Barbara. *I Could Do Anything* (If I Only Knew What It Was). Delacorte Press.

Spangler, David. *The Call.* Riverhead Books.

Stephan, Naomi. *Finding Your Life Mission.* Stillpoint Publishing..

Guérison corps-esprit

Achterberg, Jeanne. Dossey, Barbara. Kokmeier, Leslie. *Rituals of Healing; Using Imagery for Health & Wellness.* Bantam New Age Books.

Bays, Brandon. *The Journey; A Road Map to the Soul.* Pocket Books.

Chopra, Deepak. *Quantum Healing.* Bantam New Age Books.

Coddington, Mary. *In Search of The Healing Energy.* Destiny Books.

Davidsson, Marcy Foley/Shaffer, William L./Davidsson, Kent. *Illuminating Physical Experience.* Holistic Wellness Foundation

Dethlefsen, Thorwald. *The Healing Power of Illness; The Meaning of Symptoms & How to Interpret Them.* Element Books.

Dossey, Larry. *Reinventing Medicine.* Harper Books.

Duff, Kat. *The Alchemy of Illness.* Harmony Books.

Epstein, Gerald. *Healing Visualizations; Creating Health Through Imagery.* Bantam Books.

Goldberg, Bruce. *Soul Healing.* Llewellyn Books.

Goldberg, Bruce. *Secrets of Self-Hypnosis.* Sterling Publishing Co., Inc.

Greenwood, Michael & Nunn, Peter. *Paradox & Healing.* Meridian House.

Hamer, Ryke Geerd. *Scientific Chart of Germanic New Medicine.*

Hay, Louise L. *You Can Heal Your Life.* Hay House Publishing.

Hay, Louise L. *Heal Your Body.* Hay House Publishing.

Helmstetter, Shad. *What to Say When You Talk to Your Self.* Pocket Books.

LeShan, Lawrence. *Cancer As A Turning Point.* Penguin Books.

Liebmann-Smih, Joan, Egan, Jacqueline Nardi. *Body Signs.* Bantam Books.

Lipton, Bruce H. *The Biology of Belief.* Hay House.

Locke, Steven. Colligan, Douglas. *The Healer Within.* Dutton Books.

McTaggart, Lynne. *The Field.* Free Press

McTaggart, Lynne. *The Intention Experiment.* Free Press.

Moss, Richard. *The Black Butterfly; An Invitation to Radical Aliveness.* Celestial Arts.

Myss, Caroline. *Anatomy of the Spirit.* Harmony Books.

Myss, Caroline. *Why People Don't Heal & How They Can.* Harmony Books.

Parkhill, Stephen. *Answer Cancer.* Omni Hypnosis Publishing.

Rubin, Theodore Isaac. *The Angry Book*. Collier Books.

Rocha, Cairo P. *Anger goes up, Fear goes down – Emotions and the Hidden Link*. Authorhouse

Rossi, Ernest L., *Cheek, David B. Mind-Body Therapy; Methods of Ideodynamic Healing in Hypnosis*. Norton & Co.

Sarno, John E. *The Mindbody Prescription*. Warner Books.

Sarno, John E. *The Divided Mind; Epidemic of Mindbody Disorders*. Harper Collins

Siegel, Bernie. *Love, Medicine & Miracles*. Harper & Row.

Silva, Jose. *Silva Mind Control Method for Getting Help from Your Other Side*. Pocket Books.

Sopher, Marc. *To Be or Not To Be … Pain Free; The Mindbody Syndrome*.

Taylor, Jill Bolte. *My Stoke of Insight; A Brain Scientist's Personal Journey*. Viking

Tebbetts, *Charles. Self Hypnosis & Other Mind-Expanding Techniques*.

Westwood Publishing Co. Inc.

Walker, Morton. *The Power of Color*. Avery Publishing.

Weissman, Darren R. *The Power of Infinite Love & Gratitude; An Evolutionary Journey to Awakening Your Spirit*. Hay House.

Programmation Neurolinguistique (PNL)

Andreas, Connirae. Andreas, Tamara. *Core Transformation; Reaching the Wellspring Within*. Real People Press.

Andreas, Steve & Connirae. *Change Your Mind*. Real People Press.

Bandler, Richard & Grinder, John. *Frogs Into Princes*. Real People Press.

Bandler, Richard & Grinder, John. *Reframing*. Real People Press.

Grinder, John & Bandler, Richard, *Trance-Formations*. Real People Press.

Linden, Anne. *Mindworks*. Berkley Books.

Robbins, Anthony. *Unlimited Power*. Fawcett Press.

Thérapie des pièces

Emmerson, Gordon. *Ego State Therapy*. Crown House Publishing

Harris, Thomas A. *I'm OK – You're OK; A Practical Guide to Transactional Analysis*. Harper and Row Publishers

Hunter, C. Roy. *Hypnosis for Inner Conflict Resolution; Introducing Parts Therapy*. Crown House Publishing Ltd.

Napier, Nancy J. *Recreating Your Self; Building Self-Esteem through Imaging and Self-Hypnosis*. W.W. Norton

Parks, Penny. *The Counselors Guide to Parks Inner Child Therapy*. Human Horizons Series.

Pierrakos, Eva. *The Pathwork of Self-Transformation*. Bantam Books

Pierrakos, Eva. *Surrender to God Within; Pathwork at the Soul Level*.

Pathwork Press

Satir, Virginia. *The Satir Model; Family Therapy and Beyond.* Science & Behavior Books.

Schmidt, Shirley Jean. *The Developmental Needs Meeting Strategy: An Ego State Therapy for Healing Adults with Childhood Trauma and Attachment Wounds.* DNMS Institute.

Stone, Hal and Sidra. *Embracing Our Selves; The Voice Dialogue Manual.* Nataraj Publishing

Unterman, Debbie. *Talking to My Selves; Learning to Love the Voices in Your Head.*

Watkins, John and Helen. *Ego States; Theory and Therapy.* W.W. Norton

Whitfield, Charles L. Healing the Child Within. Health Communications.

Zimberoff, Diane. *Breaking Free from the Victim Trap.* Wellness Press.

Zinker, Joseph. *Creative Process in Gestalt Therapy..*

Thérapie de régression

Chadwick, Gloria. *Discovering Your Past Lives.* Contemporary Books.

Dethlefsen, Thorwald. *Challenge of Fate.* Element Books Ltd.

Dethlefsen, Thorwald. *Voices from Other Lives.* Evans & Co.

Grof, Stanislav. *Holotropic Mind.* Harper Collins.

Haich, Elizabeth. *Initiation.*

Lee, John. Growing *Yourself Back Up: Understanding Emotional Regression.* Harmony

Lucas, Winafred Blake. *Regression Therapy; A Handbook for Professionals.* Deep Forest Press.

Moody, Raymond A. *Life After Life.* Bantam Books.

Newton, Michael. *Journey of Souls.* Llewellyn Publications.

Snow, Chet. *Mass Dreams of the Future.* Deep Forest Press.

Stephens, Elaine. *Whispers of the Mind.* Harper & Row.

Weiss, Brian. *Many Lives, Many Masters.* Fireside Books.

Weiss, Brian. *From Time Into Healing.* Fireside Books..

Spirituel

Amen, Daniel G. Healing the Hardware of the Soul. The Free Press

Atwater, P.M.H. *Beyond the Light; The Mysteries and Revelations of Near Death Experiences.* Avon Books.

Baldwin, William. *Spirit Releasement Therapy; A Technique Manual.* Headline Books.

Fiore, Edith. *The Unquiet Dead; A Psychologist Treats Spirit Possession.* Ballantine Books.

Foundation for Inner Peace, *A Course in Miracles.*

Goldberg, Bruce. Peaceful Transition; *The Art of Conscious Dying & Liberation of the Soul.* Llewellyn Publications.

Goldberg, Bruce. *Soul Healing.* Llewellyn Publications.

Harner, Michael. *The Way of the Shaman.* HarperSanFrancisco

Ingerman, Sandra. *Soul Retrieval; Mending the Fragmented Self.* HarperSanFrancisco

Lazaris. *The Sacred Journey: You and Your Higher Self.* Concept Synergy Publishing.

Kason, Yvonne. A *Farther Shore.* Harper Collins.

Matthews, Caitlin. *Singing the Soul Back Home; Shamanism in Daily Life.* Element Books.

Modi, Shakuntala. *Remarkable Healings.* Hampton Roads.

Moody, Raymond. *Life After Life.* Bantam.

Myss, Caroline. *Sacred Contracts.* Harmony Books.

Newton, Michael. Life *Between Lives; Hypnotherapy for Spiritual Regression.* Llewellyn Books.

Newton, Michael. *Journey of Souls; Case Studies of Life Between Lives.* Llewellyn Books.

Nuland, Sherwin B. *How We Die; Reflections on Life's Final Chapter.* First Vintage Books.

Ruiz, Don Miguel. *Four Agreements Wisdom Book*. Amber Allen Publishing.

Stephens, Elaine. *Whispers of the Mind; A Complete Program for Unlocking the Secrets of Your Past Lives*. Harper & Row

Storm, Howard. *My Descent into Death*. Doubleday.

Van Bommel, Harry. *Family Hospice Care*. Saint Elizabeth Health Care Foundation.

Villodo, Alberto. *Mending the Past and Healing the Future with Soul Retrieval*. Hay House.

Vitale, Joe / Len, Ihaleakala Hew. *Zero Limits*. Wiley

Wapnick, Kenneth. *A Talk Given on A Course in Miracles*. Foundation for A Course in Miracles.

Weiss, Brian L. *Many Lives, Many Masters*. Fireside Books.

Woolger, Roger. *Other Lives, Other Selves; A Jungian Psychotherapist Discovers Past Lives*. Bantam New Age.

Woolger, Roger. *Healing Your Past Lives*. Sounds True.

Zukav, Gary. *The Seat of the Soul*. Fireside Books

Stress et traumatismes

Baum, Brent. *The Healing Dimensions; Resolving Trauma in Body, Mind and Spirit*. Healing Dimensions

Levine, Peter A. *Waking the Tiger; Healing Trauma*. North Atlantic BooksRothschild, Babette. The Body Remembers Casebook. Norton

Scaer, Robert C. *The Body Bears the Burden; Trauma, Dissociation, and Disease*. Haworth Medical Press

Scaer, Robert. *The Trauma Spectrum; Hidden Wounds and Human Resiliency*. W.W. Norton.

Talbott, Shawn. *The Cortisol Connection; Why Stress Makes You Fat and Ruins Your Health*. Hunter House.

Other

Bach, Richard. *Running from Safety; An Adventure of the Spirit*.

Bach, Richard. *Hypnotizing Maria; A Story*. Hampton Roads.

Baum, Brent. *Living As Light; The Awakening of Mystical Consciousness*. Healing Dimensions.

Barksdale, L.S. *Building Self-Esteem*. Barksdale Foundation.

Bly, Robert. *Iron John*. Addison Wesley.

Bryan, Mark & Cameron, Julia. *The Money Drunk; 90 Days to Financial Freedom*. Balentine Books.

Csikszentmihalyi, Mihaly. *Creativity*. Harper Collins.

Csikszentmihalyi, Mihaly. *Flow*. Harper Collins.

Csikszentmihalyi, Mihaly. *The Evolving Self: A Psychology for the Third Millennium*. Harper Collins.

Duerk, Judith. *Circle of Stones: Woman's Journey to Herself.* Lura Medic.

Goleman, Daniel. *Emotional Intelligence.* Bantam Books.

Hicks, Jerry & Esther. *Abraham Speaks: A New Beginning 1 & 2.* Abraham Hicks Publishing

Hill, Napoleon. *Think & Grow Rich.*

Hill, Napoleon. *Master Key to Riches.*

Hopkins, Tom. *How to Master the Art of Selling.* Warner Books.

Leidecker, Arthur. *From Scratch and on a Shoestring.*

Maurer, Robert. *The Kaizen Way.* Workman Publishing.

Satir, Virginia. *Peoplemaking.* Science & Behavior Books.

Shanor, Karen Nesbitt. *The Emerging Mind.* Renaissance Books.

Slade, Neil. *The Frontal Lobes Supercharge.* Neil Slade Music and Books.

Walker, Matthew. *Why We Sleep: Unlocking the Power of Sleep and Dreams.* Simon and Schuster.

C'est sans espoir ! Demain, il y aura encore plus de livres que j'aurais dû lire qu'aujourd'hui. -**Ashleigh Brillant**

Glossaire des termes

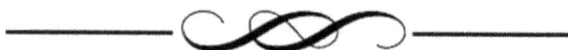

Abréaction : Un mouvement physique ou une explosion émotionnelle en réaction à une suggestion en état d'hypnose. Certaines abréactions hypnotiques sont spontanées et d'autres sont créées par l'hypnotiseur. L'abréaction hypnotique peut être utilisée pour acquérir une plus grande profondeur, provoquer une revivification ou supprimer des émotions refoulées.

Affecter le pont (AB) : La technique, développée par John G. Watkins, par laquelle le client suit un sentiment du présent jusqu'à un incident passé.

Progression en âge (AP): Également connu sous le nom de « future pacing », le client se projette dans le futur. L'AP peut être utilisé pour (a) tester les résultats attendus du client après un traitement hypno thérapeutique, (b) répéter mentalement des situations ou des événements futurs pour expérimenter l'accomplissement réussi d'une tâche, (c) créer des scénarios futurs dans le but de développer des ressources, par exemple l'affirmation de soi. Formation, (d) pour voir un résultat souhaité ou les conséquences de leur comportement destructeur actuel, par exemple, High Road, Low Road, (e) aggraver le succès en célébrant le succès dans le futur, (f) la planification stratégique en regardant en arrière vers l'avenir pour voir quelles mesures concrètes ont été prises pour réussir.

Régression d'âge (AR): Le processus consistant à faire remonter le client dans le temps, du présent à un incident passé, afin de confronter la cause du problème présenté dès son apparition.

Ancrage : Un terme de programmation neurolinguistique désignant un processus naturel par lequel une réponse conditionnée est formée. Un souvenir, un état ou un comportement est associé (ancré) à un stimulus spécifique. Des stimuli répétés renforcent alors l'association. L'ancre (c'est-à-dire le déclencheur ou le stimulus) peut être physique (par exemple le toucher ou la sensation), visuelle (par exemple la couleur rouge), auditive (par exemple la tonalité vocale), ou l'expression verbale (par exemple un mot ou une phrase que l'on se dit).), ainsi que des souvenirs ou des états émotionnels (par exemple, voir un serpent, ressentir de la peur). Voir également Conditionnement classique.

Syndrome corporel : Une manifestation physique d'un traumatisme émotionnel. Lorsqu'une émotion est retenue ou réprimée au lieu d'être traitée et libérée, l'émotion s'exprimera sous forme d'inconfort physique.

Thérapie sur chaise (CT) : Cette technique dérive de la technique de la chaise vide de la Gestalt-thérapie, développée par Fritz Perls. Grâce à cette technique, le client est invité à placer une autre personne ou une partie de lui-même (par exemple, une pensée, un sentiment, un symptôme, un aspect d'un rêve, etc.) sur une chaise en face de lui et à plusieurs mètres de lui. Le client entretient une conversation en alternant entre « l'autre » et lui-même. Ce processus permet au client de clarifier ses sentiments et ses réactions envers l'autre personne et d'accroître sa compréhension. La compréhension peut alors être utilisée pour faciliter le pardon et le changement de comportement.

Conditionnement classique : Une forme d'apprentissage associatif qui a été démontrée pour la première fois par Ivan Pavlov (1927), qui a entraîné les chiens à saliver au son d'une cloche. Le processus de conditionnement consiste à associer un stimulus à une réponse. Grâce à la répétition, les deux s'associent et la réponse devient automatique (conditionnée) (par exemple, conditionnement par la peur). Voir aussi ancrage.

Pont cognitif (CB) : Plutôt que de suivre un sentiment, le client suit une réflexion du présent vers un incident passé.

Esprit Conscient (CM): Dans la théorie psychanalytique de la personnalité de Sigmund Freud, l'esprit conscient inclut tout ce qui se trouve à l'intérieur de notre conscience. C'est l'aspect de notre traitement mental sur lequel nous pouvons penser et parler de manière rationnelle. L'esprit conscient inclut des éléments tels que des sensations, des perceptions, des souvenirs, des sentiments et des fantasmes dans notre conscience actuelle. Le préconscient est étroitement lié à l'esprit conscient, qui comprend les choses auxquelles nous ne pensons pas pour le moment mais que nous pouvons facilement attirer dans la conscience.

Convainquant : Toute méthode qui fournit au client des preuves et, par conséquent, affirme sa croyance ou son plan d'action. Par exemple, test de verrouillage oculaire, test de distorsion temporelle, SUDS.

Croyances fondamentales : Croyances installées avant l'établissement du facteur critique (généralement avant l'âge de 5 ans). Exemple : « Je ne suis pas aimable. » "Je suis stupide/moche/incapable/etc."

Fonction critique (CF) : AKA Faculté Critique. La barrière semi-perméable qui se situe entre le conscient et le subconscient agit comme un gardien à la porte pour protéger nos croyances inconsciemment. Il a le pouvoir d'accepter ou de rejeter les suggestions. Les suggestions qui ne correspondent pas à la programmation existante sont automatiquement rejetées.

Processus de mémoire profonde (DMP) : Une technique développée par Roger Woolger, Ph.D. qui combine l'analyse jungienne, le psychodrame et les techniques de guérison chamaniques pour libérer les problèmes ancestraux ou karmiques et guérir les problèmes physiques et émotionnels retenus dans le corps.

Technique d'entraînement direct (DDT) : Une technique de composition. La loi de la suggestion composée stipule qu'une fois qu'une suggestion a été acceptée par le subconscient du client, il devient plus facile d'accepter des suggestions supplémentaires. Avec ce processus, le client répète une seule suggestion à voix haute avec intention et enthousiasme (15 fois ou plus).

Entité de force obscure (DFE) : Également appelés anges déchus, ces parasites spirituels s'attachent aux humains à des fins malveillantes. Ils sont hiérarchiques, intelligents et ont pour mission d'acquérir le pouvoir en détruisant la lumière. Ils ont souvent peur de la lumière. Les DFE ont en eux une étincelle de lumière mais ont été trompés en perdant conscience de leur vraie nature. L'objectif de la Spirit Releasement Therapy (SRT) est de les aider à réaliser qu'ils sont eux-mêmes piégés afin de pouvoir être libérés vers la lumière.

Suggestion directe (DS): Aussi connue sous le nom d'autoritaire ou paternelle, cette méthode a été privilégiée par Dave Elman. Les suggestions sont données sous forme d'instructions ou de commandes, telles que « Détendez vos paupières au point qu'elles ne fonctionnent tout simplement plus. » En revanche, la suggestion indirecte, ou permissive/maternelle, était la méthode privilégiée par Milton

Erickson. Les suggestions indirectes donnent au client l'illusion du choix en décidant s'il réalisera l'action demandée par l'hypnotiseur ; par exemple : « Et vous découvrirez peut-être que vos paupières deviennent plus lourdes. » Une autre méthode qui donne l'illusion du choix est la technique du double bind, qui peut être directe ou indirecte. Par exemple : « Vous pouvez vous détendre maintenant, ou vous pouvez vous détendre plus tard… selon ce qui vous convient le mieux. » Cela donne au client l'illusion du choix mais présuppose qu'il se détende, quelle que soit l'option qu'il choisit. Cette méthode est utile pour les types analytiques qui souhaitent garder le contrôle.

Pré-exposé éducatif : Le processus d'éducation d'un client pour le préparer à l'hypnose thérapeutique.

États du moi : Divers aspects de la personnalité formés en réponse aux expériences de vie du client. Des parties saines se forment en réponse à des relations positives, aimantes et affirmées avec des modèles. Les parties blessées se forment en réponse à des traumatismes, des abus, de la négligence, du rejet et à des modèles de rôle enchevêtrés. Ces parties sont coincées dans le passé, où elles continuent à entretenir des sentiments négatifs et des croyances irrationnelles qui affectent le client dans le présent. Voir également Analyse transactionnelle.

Technique de libération émotionnelle (EFT) : Également connu sous le nom de tapotement, le principe de l'EFT est que les émotions négatives peuvent provoquer des perturbations dans le champ énergétique du corps. La théorie de l'EFT découle de principes similaires à ceux de l'acupuncture. L'EFT a été créé par Gary Craig, qui a étudié le TFT avec Roger Callahan.

Psychologie énergétique : Un groupe de méthodes thérapeutiques basées sur les méridiens qui intègrent le tapotement, le frottement ou le toucher de points d'acupression ou de chakras avec ou sans l'utilisation de suggestions. Les modalités incluent TFT, EFT, TAT, Seemorg Matrix Work, WHEE et autres. Voir également MTT.

Technique de pincement des doigts (FPT) : Le processus par lequel le frottement ou le pincement de deux doigts l'un contre l'autre est ancré à une réponse spécifique (par exemple, se sentir calme et détendu).

Pardon des autres (FOO) : Le processus consistant à se libérer du passé en libérant la colère, le blâme et la condamnation envers un délinquant et en trouvant du bien dans les transgressions passées. Cela permet à la personne qui pardonne de renoncer à son statut de victime et de choisir d'assumer la responsabilité de sa vie et de ce qu'elle ressent.

Pardon de soi (FOS) : Le processus de libération de la colère, du blâme et de la condamnation envers soi-même en recadrant les échecs ou les transgressions du passé comme des erreurs.

Stimulation future (FP) : AKA Age Progression, le processus consistant à guider le client pour qu'il imagine vivre une situation ou un événement futur afin de tester les résultats et de renforcer le changement.

Adulte (GU) : Conscience adulte du client qui peut fournir de l'amour, des informations et des conseils aux plus jeunes.

Route haute, route basse (HRLR) : Une adaptation en 5 CHEMINS du Crossroads Patter. Le client est amené à s'imaginer à la croisée des chemins. Le passé s'étend derrière eux et l'avenir s'offre à eux selon deux chemins distincts, l'un à gauche et l'autre à droite. La route « droite » est désignée High Road, tandis que la route de gauche est Low Road. Le client est ensuite invité à emprunter la Low Road pour susciter une aversion à la poursuite de son « mauvais » comportement en examinant toutes les conséquences négatives futures de la poursuite de cette voie. Le client est ensuite ramené à la croisée des chemins pour reconnaître qu'il peut encore faire le choix du changement. Ils sont ensuite guidés sur la grande route pour examiner toutes les récompenses positives de ce choix. Le Crossroads Patter peut également être utilisé après un nettoyage réussi pour permettre au client de faire l'expérience de la route sur laquelle il se trouve actuellement suite à ces changements positifs (par exemple, rythme futur).

Esprit ignorant (IS) : AKA Earthbound Spirit, fantôme affamé ou auto-stoppeur. Selon la théorie de l'attachement spirituel, lorsqu'une personne meurt et ne traverse pas la lumière, elle devient liée à la terre et s'attache à une personne vivante. Lorsque la mort survient soudainement, l'EI peut être confus et ne pas se rendre compte qu'il est mort. S'il ne veut pas abandonner son existence physique, il peut éviter d'aller dans la lumière au moment de sa mort. Il peut avoir peur d'aller en enfer à cause de méfaits commis au cours de sa vie. Ou bien, estimant que rien ne suit la mort, il peut tenter de rester parmi les vivants. Lorsqu'un SI s'attache à quelqu'un, c'est généralement par ignorance plutôt que par méchanceté. Il peut se lier à quelqu'un avec qui il a des affaires inachevées. Un proche en deuil peut inciter le SI à s'attacher à lui dans le but de le réconforter. Les toxicomanes peuvent s'attacher à des consommateurs vivants pour tenter de nourrir leur dépendance (fantômes affamés). Un enfant peut rechercher de la compagnie avec un autre enfant pour ne pas se retrouver seul.

Événement de sensibilisation initial (ISE) : Également connu sous le nom d'événement de plantation de graines ou d'événement causal. Le premier événement qui a généré les perceptions sous-jacentes au problème présenté par le client se produit généralement dans l'enfance. L'événement est rarement connu de l'esprit conscient. Cet événement, même s'il a eu un impact émotionnel sur le moment, peut avoir été traumatisant ou non. Chaque événement ultérieur, qui ressemble d'une certaine manière à la première fois, sert alors à relancer le modèle établi dans l'ISE, ajoutant ainsi sa force. Recadrer l'ISE modifiera les perceptions sous-jacentes au problème, permettant un soulagement des symptômes.

Enfant intérieur (IC) : Le client à un plus jeune âge. Également appelé le petit ou l'enfant.

Processus d'admission : L'entretien préliminaire au cours duquel un historique du problème présenté par le client est pris.

Répétition mentale : le processus d'imagination ou de pratique mentale pour accomplir une tâche par opposition à la pratique réelle.

Méridiens : Lignes d'énergie biologique dans les corps identifiés par les Chinois

Médecine il y a des milliers d'années. Dans cette optique se trouvent des points sensibles (points d'acupuncture) qui peuvent être stimulés pour libérer les blocages et stimuler le flux de bioénergies dans le corps à des fins de guérison.

Technique de tapotement méridien (MTT) : MTT est le terme générique désignant toutes les techniques qui utilisent des points d'acupression pour réduire ou résoudre les émotions négatives et les problèmes physiques qui y sont associés. Les praticiens du tapping utilisent le MTT pour libérer les blocages du flux d'énergie naturel du corps. Libérer les blocages permet au système énergétique de se rééquilibrer au niveau corps-esprit. Les points d'acupression sont situés là où les méridiens sont les plus proches de la surface de la peau. Les techniques de tapotement des méridiens s'adressent au système énergétique du corps en tapotant ou en touchant un certain nombre de ces points méridiens. Les méthodes MTT comprennent la thérapie du champ de pensée (TFT), la technique de liberté émotionnelle (EFT), le toucher et la respiration (TAB), Be Set Free Fast (BSFF), la thérapie de synchronisation de l'énergie de la pensée (TEST), la méthode d'effacement des effets négatifs (NAEM), l'énergie individualisée. Psychothérapie (IEP), Matrix Re-Imprinting et autres.

Test de réponse musculaire (MRT) : AKA tests musculaires ou kinésiologie. Un groupe de méthodes utilisées pour susciter des réponses inconscientes (idéomotrices) à travers le corps. Développée par le Dr George Goodheart comme moyen de corriger les déséquilibres structurels, la MRT est utilisée pour récupérer des informations du subconscient par le biais de déclarations oui/non ou vrai/faux. Il existe différentes méthodes, notamment le test de balancement, le test du bras de base, la méthode Hand Solo, la méthode Falling Log, la méthode Hole-In-One et la méthode Linked Rings. La MRT est utilisée dans l'approche classique de l'EFT. Le Dr David Hawkins a utilisé la MRT pour calibrer les énergies émotionnelles. Il écrit à ce sujet dans son livre Power Vs. Forcer.

Les pièces: Voir États du Moi. Les principales parties utilisées dans les séances d'hypnothérapie de régression sont la partie intérieure de l'enfant, la partie adulte, la partie parent et le délinquant.

Thérapie des pièces (PT) : AKA Thérapie de l'État du Moi, Travail de sous-personnalité, Thérapie de médiation des parties. Cette méthode trouve ses racines dans la Gestalt-thérapie. Les parties en conflit sont identifiées puis communiquées pour parvenir à une résolution. La thérapie par pièces a été lancée par Charles Tebbetts. Son travail est poursuivi aujourd'hui par C. Roy Hunter.

Régression des vies antérieures (PLR) : Régression vers un événement dans une incarnation précédente. La croyance aux vies antérieures est commune à de nombreux systèmes spirituels, y compris le christianisme primitif, qui croyait en la nature éternelle de l'âme, qui se réincarne. Les Yoga Sutras de Patanjali discutent du concept de karma. Le karma est essentiellement le concept de libre arbitre ; les humains ont le libre arbitre de choisir le bien ou le mal et subissent ensuite les conséquences de leurs choix. On pense que l'âme est chargée d'une accumulation d'impressions héritées de vies antérieures.

Relaxation Progressive (RP) : La Relaxation Progressive s'applique généralement à une induction de relaxation. Il est demandé au client de se concentrer à l'intérieur du corps et, en commençant par le haut de la tête ou par les pieds, d'imaginer détendre divers muscles de manière séquentielle. Initialement connue sous le nom de relaxation musculaire progressive (PMR), cette technique a été développée par Edmund Jacobson au début des années 1920 comme moyen de soulager l'anxiété. Jacobson croyait que puisque la tension musculaire accompagne l'anxiété, on peut réduire l'anxiété en relâchant la tension musculaire. En tendant et en relaxant successivement les muscles des jambes, de l'abdomen, de la poitrine, des bras et du visage, l'anxiété est donc systématiquement réduite. Jacobson a découvert que cette technique est également efficace contre les ulcères, l'insomnie et l'hypertension.

Déclaration de configuration : Une déclaration précise utilisée pour concentrer l'esprit sur les pensées, les sentiments et les souvenirs associés à un problème avant une série de libérations.

Pont somatique : Plutôt que de suivre un sentiment ou une pensée, le client se concentre sur une sensation physique et la suit du présent jusqu'à un incident passé.

Somnambulisme: Considéré comme une profondeur de travail de l'hypnose pour le travail de régression. Ce niveau est facile à tester et fournit un résultat très clair et mesurable. Les tests incluent le défi des nombres (perdre les chiffres), le test de fractionnement oculaire, le test de pincement pour l'analgésie, l'hallucination par suggestion.

Thérapie de libération spirituelle (SRT) : Parfois appelée « une approche clinique de la dépossession », la SRT a été développée par le regretté Dr William Baldwin et est traitée en profondeur dans son livre Spirit Releasement Therapy..

Subconscient (SCM/SM) : AKA l'esprit émotionnel. La partie de l'esprit qui se trouve en dessous du seuil de conscience. Le SCM est responsable des sentiments, de l'intuition, de l'imagination et détient tous les souvenirs. Elle est le siège de nos émotions et est le moteur de notre être.

Échelle d'unité subjective de détresse (SUDS) : Également connue sous le nom d'échelle d'unités subjectives de perturbation. Le client évalue son niveau d'inconfort à l'aide d'une échelle d'intensité ; généralement, de 0 à 10, où 10 est « le pire que cela n'ait jamais été » et 0 est zéro détresse ou « paisible et confortable ». Cet outil d'auto-évaluation guide l'Hypnothérapeute tout en fournissant au client des preuves convaincantes d'amélioration. Le SUDS peut être utilisé avant la publication ainsi que rétroactivement.

Événement de sensibilisation ultérieur (ESS): Événements postérieurs à l'ISE, qui renforcent l'événement causal générant un schéma de comportement et/ou de survie. Lorsque les événements de la vie correspondent à l'ISE, le modèle de comportement/survie est renforcé et le stress interne augmente.

Événement produisant des symptômes (SPE): L'ESS le plus récent au cours duquel le problème sous-jacent a commencé à s'exprimer sous forme de symptômes (par exemple, le client a commencé à fumer ou à trop manger, l'éruption cutanée est apparue, etc.).

Analyse transactionnelle (AT) : Les états d'ego d'Eric Berne ; Parent, Adulte et Enfant sont les trois parties de base avec lesquelles on travaille pendant la régression. TA explique pourquoi les gens réagissent comme ils le font à diverses situations (c'est-à-dire les modèles de comportement).

Inconscient (UCM): Également connu sous le nom de Body Mind. La couche la plus profonde du subconscient responsable des fonctions automatiques du corps telles que la fréquence cardiaque, la respiration, la digestion, l'élimination, la transpiration, etc.

Ultra-profondeur (UD) : Également connu sous le nom d'État Sichort. Pour atteindre cette profonde profondeur de conscience et d'attention, l'individu doit être conditionné pour atteindre d'abord un somnambulisme profond. L'individu doit ensuite être conditionné à l'état d'Esdaile (état de coma) et être testé par des réponses catatoniques. Enfin, l'individu doit atteindre l'état de Sichort où il est possible d'induire instantanément une analgésie, une anesthésie locale ou générale adaptée à la chirurgie. Les régressions dans l'État de Sichort font ressortir la personnalité passée réelle. Dans la plupart des cas, le sujet n'en aura aucun souvenir conscient. C'est le même état atteint par Edgar Cayce dans le but de canaliser la transe. Le seul niveau de profondeur en dessous de l'état de Sichort est le sommeil profond naturel. James Ramey poursuit l'œuvre de Walter Sichort.

Ultra-hauteur (UH) : Une méthode créée par Gerald F. Kein qui permet au client d'atteindre des niveaux de conscience élargis où il peut facilement acquérir des connaissances et un aperçu de ses problèmes physiques, mentaux et/ou émotionnels. Pour atteindre cet état, le client est d'abord guidé vers un état de somnambulisme. Il est ensuite guidé plus profondément dans l'État d'Esdaile (état de coma). Une fois l'état d'Esdaile atteint, le client est guidé pour permettre à l'esprit de flotter librement hors du corps et de dériver vers des plans de conscience de plus en plus élevés. Cet état accru de conscience et de clarté mentale peut être utilisé pour identifier la cause profonde d'un problème ainsi que la solution, rechercher des conseils, accéder aux connaissances et parvenir à la guérison.

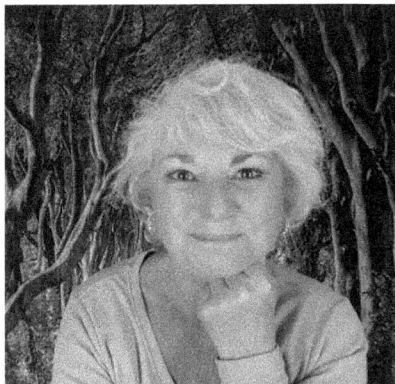

Wendie Webber

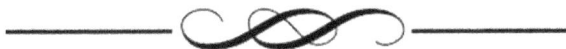

Avec plus de trente ans d'expérience en tant que praticienne de la guérison, Wendie apporte un large éventail de compétences à son approche unique de la régression pour provoquer l'hypnose.

Elle est diplômée en omni-hypnose, praticienne des 5 voies, hypnothérapeute transactionnelle, hypnothérapeute alchimique, thérapeute systémique transformationnelle satirique et participante au camp d'entraînement d'hypnothérapie de régression.

Avant l'hypnose, Wendie possédait une librairie d'entraide où elle explorait la spiritualité, la psychologie et la guérison basée sur l'énergie.

Wendie est récipiendaire du prix de leadership 5-PATH 2006 et du prix Gerald F. Kein OMNI 2019 pour l'excellence en hypnotisme.

Elle bénéficie d'un style de vie éclectique sur l'île de Vancouver, en Colombie-Britannique, au Canada, entourée de nature, d'oracles et de chats. Ses cours sont disponibles sur Tribeofhealers.com

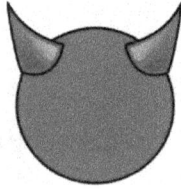

www.devilstherapy.com